U0808572

"十二五"职业教育国家规划教材
经全国职业教育教材审定委员会审定

供口腔医学、口腔医学技术、口腔修复工艺专业使用

口腔颌面外科学

（第2版）

主　编　范珍明　张心明
副主编　赵洪波　刘俊红　邹得平
编　者　（按姓氏笔画排序）
刘俊红（沧州医学高等专科学校）
刘瑞红（河南护理职业学院）
邹得平（南昌大学抚州医学分院）
张心明（开封大学医学部）
范珍明（益阳医学高等专科学校）
房洪波（开封大学医学部）
赵洪波（山西医科大学汾阳学院）
蒋新来（益阳医学高等专科学校）

科学出版社
北　京

内　容　简　介

本教材以口腔颌面外科临床基本技能为重点,以基础理论知识为基础,由浅入深、由易到难,向学生阐述口腔颌面外科的教学内容:口腔颌面外科基础知识、局部麻醉、牙及牙槽外科、种植外科、口腔颌面部感染、损伤、肿瘤、涎腺疾病、颞下颌关节疾病、颌面部先天畸形、牙颌面畸形、口腔颌面部X线投照技术等。重点介绍了口腔颌面外科常见病的发病病因、临床表现特点、诊断依据、治疗方法等内容,以满足学生们今后工作实践的需要。

本教材供口腔医学类专业教学使用,也可供各级口腔临床医师参考。

图书在版编目(CIP)数据

口腔颌面外科学 / 范珍明,张心明主编. —2版. —北京:科学出版社,2014.6
"十二五"职业教育国家规划教材
ISBN 978-7-03-040695-8

Ⅰ. 口…　Ⅱ. ①范…　②张…　Ⅲ. 口腔颌面部疾病-口腔外科学-高等职业教育-教材　Ⅳ. R782

中国版本图书馆CIP数据核字(2014)第105353号

责任编辑:邱　波　秦致中 / 责任校对:张怡君
责任印制:李　彤 / 封面设计:范璧合

科学出版社 出版
北京东黄城根北街16号
邮政编码:100717
http://www.sciencep.com
北京中科印刷有限公司 印刷
科学出版社发行　各地新华书店经销
*
2005年8月第　一　版　　开本:787×1092　1/16
2014年6月第　二　版　　印张:13 1/2
2023年3月第十六次印刷　　字数:319 000
定价:39.00元
(如有印装质量问题,我社负责调换)

前　　言

依照教育部有关文件精神要求，结合我国高职高专医学教育的发展特点，根据教学大纲和课程特点，我们对《口腔颌面外科学》第一版教材进行了改版修订。

《口腔颌面外科学》是一门重要的口腔临床课程，其任务是使学生学习后具备口腔颌面外科基本理论知识、基本实践技能和基本思维方法。本教材在修编过程中广泛听取了第一版教材使用者的意见，从定位和内容上力求符合大专层次学生的培养目标和要求。强调以常见病、多发病作为教学的重点，着重阐述了口腔颌面外科常见病的发病病因、临床表现特点、诊断依据、治疗方法，突出专业特性和需要，兼顾了学生毕业后参加国家口腔助理执业医师考试的需求，注意整体素质的培养与提高，力求理论联系实际，适当介绍本学科成熟的新知识、新技术，既做到概念清楚、言之有据，又达到少而精的要求。

本教材编者均为具有多年口腔颌面外科教学、临床工作经验和一定教材编写经验的教师，但由于编者水平有限，难免存在缺点和不足，敬请广大师生、读者提出宝贵意见。

本教材在编写过程中，得到了益阳医学高等专科学校及各参编单位的大力支持，益阳医学高等专科学校的黄宁益老师在校对和统稿方面给予了帮助，在此一并致谢！

编　者

2014年2月

目 录

第 1 章
绪　　论

学习要点

1. 口腔颌面外科学的定义、任务、内容和在口腔医学中的地位。
2. 口腔颌面外科学的历史和发展动态。
3. 口腔颌面外科学与其他学科的关系和学习方法。

口腔颌面外科学是在长期的临床实践中逐步形成和发展的一个医学分科，它既是口腔医学的重要组成部分，也是临床医学的一个重要分支。口腔颌面外科学是以研究口腔器官（牙、牙槽骨、唇、颊、舌、腭、咽），面部软组织，颌面诸骨（上颌骨、下颌骨、颧骨），颞下颌关节，唾液腺以及颈部某些疾病，如炎症、囊肿、肿瘤、发育畸形等疾病的防治为主要内容的学科。

国外医学早在古埃及、古印度、古希腊、古罗马及阿拉伯的医学著作中，就有关于口腔颌面外科内容的记载。公元前 2 世纪，古印度的浮雕中就有巨人为人们拔牙的描述；公元前 4 世纪，古希腊有著作关于颌骨骨折、脱位的处理和拔牙手术的处理；11 世纪，阿拉伯著作中有描述和设计了整套的牙科手术器械；公元 16～18 世纪法国的外科医生对拔牙适应证及拔牙方法作了记载。到 19 世纪，随着工业技术和医学技术的发展，口腔颌面外科也有了飞跃的发展。之后，随着口腔颌面外科理论与实践的不断完善，逐渐形成了现代的口腔颌面外科学。

国内医学早在公元前 3 世纪，最早的医学文献《内经》中就有口腔生理、病理与全身关系的记述。西晋（公元 265～316 年）史书已有唇裂修复术的记载，唐朝医书《千金方》（公元 652 年）有口腔脓肿切开引流术和对颞下颌关节脱位手法复位的记述。宋朝（公元 960～1279 年）医书《太平圣惠方》、《圣济总录》中已有牙再植术的内容。回顾历史，可以看出我国古代医生在同疾病做斗争的实践过程中，对口腔颌面外科的发展与进步做出了应有的努力和贡献。

在新中国成立之前，我国还没有形成独立的口腔颌面外科，口腔颌面外科的工作分别由牙科、耳鼻喉科以及普外科担当。新中国成立后，在 20 世纪 50 年代我国先后在四川、北京、上海等地高等医学院校成立了口腔医学系，同时也在临床科室中将口腔颌面外科分离出来，成立了专门的口腔颌面外科教研室和临床口腔颌面外科，主要开展口腔颌面外科教学、科研、疾病的防治等，为口腔颌面外科的发展奠定了基础。

新中国成立 60 多年来，由于广大口腔颌面外科医务工作者的共同努力，我国的口腔颌面外科事业取得很大成就。有些方面达到世界先进水平。我国口腔癌治疗的平均生存率已达到 64%，唇腭裂手术病例居世界之最，中医学的结合及参与被国际上称为“中国式的口腔颌面外科学”。但是，由于我国口腔颌面外科发展较晚，受条件等方面的限制，在某些方面与世界先进水平仍存在一定的差距。

口腔颌面外科是一门独立的学科，但又与其他学科是不可分割的，在口腔学科领域它与口腔内科、修复科、正畸科有着密切的联系。多数口腔颌面部感染与龋病、根尖病、牙周病有关，有些颞下颌关节疾病是由于不良修复体造成的，某些口腔黏膜病可能是肿瘤的早期病变，部分颌骨畸形的病例需要术前术后的正畸治疗，以及唇裂、腭裂的系统治疗等，都需要其他口腔专科的协同合作。

同时口腔颌面外科又与普通外科、儿科、内科、麻醉科等有很多联系。了解和学习这些学科的一些基础知识，在临床工作中很有必要。如拔牙和口腔颌面外科手术的禁忌证，都与内科有关；唇、腭裂的手术需要小儿用药方面的常识，以及手术后水、电解质平衡等。口腔颌面外科医生要确保在临床工作中不出差错，就应该不断学习、不断探索，要正视人体是一个有机的整体，熟悉人体基本解剖结构，正确地理解局部与整体的统一。

在学习口腔颌面外科学时，要特别重视临床思维能力的培养，注重理论与实践的结合，只有理论没有实践的医生不能称为口腔颌面外科医生，反之，只会一些手术操作技能，没有理论知识的指导，外科水平也不可能得到有效的提高。

目前口腔颌面外科学发展迅速，基础理论的研究与疾病的防治水平都有了进一步的提高。在基础理论研究上，以遗传与基因研究为主的分子生物学已经开始，生物医学工程学及材料学方面的研究我国已经广泛开展，并取得了不少成果。药物方面的开发及临床应用效果方面的研究也有一定进展。这些基础理论的研究，促进了口腔颌面外科学的发展，提高了口腔颌面外科疾病的防治水平。今后应努力将口腔颌面外科从以手术为主的科室，转变为多学科协作的综合序列治疗专科。并通过不同形式扩大宣传，提倡预防为主。

现在医学的发展使学科越来越专业化，分科越来越细，但各学科之间的联系也越来越多，每个学科的发展都需要多个学科配合。虽然口腔颌面外科的专业有特殊性，但现在医学学科之间相互渗透已成为必然趋势，口腔颌面外科专业的范围与其他科室的专业范围也不是由本专业自行能规定的。与之相互渗透的学科如肿瘤科、耳鼻咽喉科、小儿外科、神经外科、整形科等科室。其他专业科室对口腔颌面外科的渗透，无疑对口腔颌面外科的发展起到了积极的促进作用，同时也对口腔颌面外科的发展提出了更高的要求。

口腔颌面外科科室未来的发展可能要越来越集中，数量越来越少，所以要求口腔颌面外科医生必须加强理论学习，在学好本专业的同时，要掌握更多的其他相关学科知识，发挥自身优势，为口腔颌面外科的发展多做贡献。并且要不断加强医德、医风方面的自身培养，做一名合格的口腔颌面外科医生。

第 2 章

口腔颌面外科基本知识与基本操作

学习要点

1. 口腔颌面外科的检查方法。
2. 口腔颌面外科病历的书写格式和要求。
3. 口腔颌面外科消毒灭菌的方法进行消毒灭菌。
4. 口腔颌面外科手术的基本操作技术。
5. 口腔颌面部创口处理方法。

第 1 节　口腔颌面外科病史记录

病史记录是临床医疗工作的全面记录，包括疾病检查、诊断、治疗等内容，可用于探索疾病的发生、发展及变化规律，以便对疾病做出正确的诊断，实施有效的治疗。病史记录的结果就是病历。病历是治疗水平和学术水平的体现，还是临床经验和实践的总结，也是医学研究和处理医疗纠纷的原始资料。病史记录一定要客观、真实、准确、及时、完整、规范、文字通顺、书写工整，按一定顺序、一定格式书写。病史记录包括门诊病历和住院病历。

一、门 诊 病 历

门诊病历书写要简明扼要，重点突出。

（一）首诊病历

1. 主诉　患者就诊时所诉说的主要症状和要求，记录时要包括患病部位、主要症状、发病时间三个方面，一般不超过 20 个字。

2. 现病史　包括发病时间、发病情况、相关因素、病情演变、治疗方法和疗效，以及目前主要症状等。

3. 与本病有关的既往史、家族史、生活史等

4. 检查　以口腔颌面部为主，如全身疾病对诊断有帮助或对治疗有影响的应予以检查并记录检查结果，如血压、血糖、血常规、X 线检查等。

口腔颌面外科检查应遵循由外及内、由前向后、由颌面至颈部、由浅入深的顺序进行（见第 2 节）。口腔内科检查结果也应记录，主要包括：牙列情况、牙体组织疾病、牙周疾病、黏膜疾病等。

5. 诊断　根据病史及临床检查做出初步诊断，必要时可做 X 线等辅助检查以帮助诊断，有多项诊断的可按主次逐一记录，如有疑问可记录为印象诊断。

6. 处理或建议 对疾病是否做进一步检查以及对疾病的治疗方案提出计划或进行处置,处置后的医嘱,如2~3日后复诊等。

7. 医师签名 要求字迹清晰可辨。

（二）复诊病历主要包括的内容

1. 目前的主诉、症状。

2. 上次就诊后治疗的效果及病情变化。

3. 记录本次的检查结果,并注意与上次就诊情况进行比较,分析病情是否好转,有无变化或恶化。

4. 对上次就诊未能确诊或诊断有误的,应将新获得的诊断依据加以记录,以便确诊或者更正诊断。

5. 根据以上所记录的病情及诊断结果,提出治疗计划或进行处置。

6. 医师签名 注意字迹清晰可辨。

二、入院记录

入院记录应在患者住院后24小时内完成。目前很多医院应用电子计算机进行记录,住院医生主要描述主诉、现病史、专科检查部分,一般记录及体格检查以填空的方式完成,加快了医生对病史的记录速度。

（一）一般记录

一般记录包括姓名、性别、年龄、籍贯、民族、职业、住址、婚姻状况、入院日期、住院号、记录时间、病史陈述者及可信程度等。

（二）主诉

主诉同门诊病历要求。

（三）现病史

患者本次疾病的发生、演变、诊疗等方面的详细情况,应按时间顺序书写。三要包括发病情况、主要症状特点及其发展变化情况、伴随症状、发病后诊疗经过及结果、睡眠和饮食等一般情况的变化,以及与鉴别诊断有关的阳性或阴性资料等。

（四）既往史

以往的健康情况,有无系统性疾病或慢性病,有无外伤史、手术史、输血史、预防接种史、食物药物过敏史。

（五）个人史

出生地区、生长地区、生活习惯、工作环境,有无烟、酒或其他特殊嗜好,冶游史。

（六）婚育史、月经史

婚姻状况、结婚年龄、配偶健康状况、有无子女。女性患者应记录月经初潮年龄、经期规律、末次月经时间(或绝经时间)、妊娠及分娩次数,是否有早产、流产史。

（七）家族史

父母、兄弟、姐妹的健康情况,家族中有无与患者相类似疾病。先天性畸形或肿瘤患者,更应仔细询问并记录。

（八）体格检查

1. 全身检查

（1）一般检查：记录体温、脉搏、呼吸、血压、身高、体重、神志、表情、精神状态、面色、体位、步态、营养发育状况等。

（2）皮肤黏膜：色泽、弹性、皮疹、温度、湿度、有无出血点、淤血、淤斑、发绀、蜘蛛痣及瘢痕等。

（3）淋巴结：全身浅表淋巴结，锁骨上、腋下、腹股沟等处有无肿大淋巴结。面颈部淋巴结列入专科检查范围。应描述其位置、大小、数目、硬度、活动度、压痛、有无粘连等。

（4）头部：大小、是否对称，有无畸形，毛发生长情况，婴幼儿应记录囟门情况。

（5）眼：视力是否正常，结膜是否充血，巩膜是否黄染，角膜是否透明，有无眼球突出、复视等。瞳孔大小、形状、对光反射。

（6）耳：耳郭有无畸形、听力是否正常、外耳道有无异常分泌物、乳突是否有压痛。

（7）鼻：有无畸形、有无鼻翼扇动、有无鼻阻塞及分泌物、有无鼻息肉、鼻中隔是否偏曲、鼻是否通畅。

（8）颈部：有无颈强直、颈静脉有无怒张、颈动脉有无异常搏动、气管是否居中、甲状腺有无肿大。

（9）胸部：分心、肺，按视、触、叩、听四诊进行记录。

1）心脏：

视诊：心前区有无隆起及异常搏动，心尖搏动的位置、范围、强度。

触诊：心尖搏动性质、范围、位置及最强部位。

叩诊：确定心界范围、大小、形态。

听诊：心率次数是否正常，心律是否规则，各瓣膜区有无杂音。

2）肺：

视诊：双侧呼吸运动是否一致，肋间隙有无增宽及变窄。

触诊：胸膜摩擦感及语颤。

叩诊：叩诊音、肺下界、肺下界移动度。

听诊：呼吸音是否正常，有无胸膜摩擦音及性质、部位。

（10）腹部：

视诊：两侧是否对称、平坦，是否可见肠蠕动波及肠型，腹壁静脉有无曲张。

触诊：柔软或紧张度，有无包块、压痛或反跳痛，肝脾是否扪及，大小及质地。

叩诊：鼓音或浊音以及肝脾界限，有无移动性浊音。

听诊：有无肠鸣音亢进或消失、有无血管杂音。

（11）脊柱和四肢：脊柱生理弯曲是否正常、棘突是否有压痛，四肢有无畸形，功能活动有无障碍。

（12）神经系统：主要检查膝腱反射有无异常，腹壁反射是否正常，巴宾斯基征是否存在，脑膜刺激征是否存在，其他神经检查可根据需要进行。

（13）肛门及外生殖器：可依病情决定是否需要检查。

2. 专科检查　详见本章第 2 节。

3. 辅助检查　应将各种检查结果按时间顺序粘贴于检查结果粘贴页，便于查看。

（九）诊断

应按主次列出诊断，主要诊断只能为一项，次要诊断可以有多项。

（十）治疗计划

按顺序列出治疗措施，如需手术者，应初步写出手术方案。

（十一）签名

书写病历者签名，要求字迹清晰。

三、病程记录

病程记录的目的是通过记录病情的变化，总结治疗效果，进行病情评估，寻找更恰当的治疗措施，提高医疗疗效及质量。病程记录的次数应视病情变化而定，危重病人应随时记录，慢性病及病情变化不大者最长不超过3天记录一次，长期住院者应每个月书写一次阶段小结。病程记录应条理清晰，有记录、有评估、有分析、有健康教育。包括的内容如下：

（一）首次病程记录

应在入院后6小时内完成，主要以记录病史及专科检查为主，还要记录部分辅助检查的结果，提出诊断和治疗计划。

（二）一般病程记录

包括以下几项：

1. 病情的演变 包括主诉及检查结果，病情讨论及对诊断的修正、补充，换药和创口的变化，他科的会诊及转科意见等。

2. 手术前、后重要的化验、X线片、病理及相关检查的结果。

3. 术前讨论、手术经过及术后情况。

4. 上级医生查房、病情分析、诊断，以及提出的治疗指导。

第2节 口腔颌面外科临床检查

口腔颌面外科检查是诊断和治疗本科疾病的前提和基础，检查结果的正确与否直接关系到疾病诊断和治疗的成败。因此，临床医生必须对检查予以高度重视，应该按照一定顺序、认真细致、准确无误地进行，不能有阳性体征的遗漏。

一、口腔检查

口腔检查包括口腔前庭、固有口腔、牙齿、牙列及咬合的检查，检查时应有良好的照明，正确的体位，利用口镜、镊子、探针等器械协助进行。检查顺序应为由外向内、由前向后、由浅至深。

（一）口腔前庭

依次检查唇、颊、牙龈、前庭沟及唇颊系带的情况。注意有无色泽异常，质地改变、溃疡、瘘管、伪膜、组织坏死、增生等变化。检查腮腺导管口有否红、肿、溢脓等改变。

（二）固有口腔

腭：注意硬腭、软腭、悬雍垂、舌腭弓等处黏膜有无充血，有无裂隙、缺损，发音时有无腭裂语音,有无肿胀及肿块。

舌:观察舌体、舌背、舌腹、舌根黏膜有无异常,舌体是否活动受限,舌系带附着位置是否正常。

口底:检查时嘱患者抬舌尖向上腭卷起,观察口底黏膜有无改变,下颌下腺导管口及导管口有无红肿,导管口有无溢脓。

口咽:包括咽后壁、咽侧壁、扁桃体等。检查时可用压舌板压住舌体,然后用口镜观察上述部位有无变化。

以上各部位检查时,如疑有肿物可采取扪诊或双合诊进行检查,以确定肿物的质地、界限、活动度、有否压痛、有否浸润等。

(三)牙及咬合检查

牙的检查常结合探诊、叩诊检查牙体硬组织、牙周及根尖等病变。是否有龋病、缺损、探痛及松动。

咬合关系检查,咬合错乱常与外伤造成的颌骨骨折、颌骨发育畸形、颌骨肿瘤以及颞下颌关节等疾病有关。

张口度的检查是鉴别咀嚼功能及是否有颞下颌关节疾病的一项重要体征,张口受限常表明升颌肌群或颞下颌关节受累,或者是由于颧弓骨折阻挡下颌喙突运动以及颜面瘢痕挛缩所致。

张口受限的分度:

轻度张口受限:上下中切牙切缘间距可置入二横指,间距 2 ~2.5cm。

中度张口受限:上下中切牙切缘间距可置入一横指,间距 1 ~2cm。

重度张口受限:上下中切牙切缘间距不足一横指,约 1cm 以内。

完全张口受限:又称牙关紧闭,完全不能张口。

二、颌面部检查

(一)表情及意识神态的检查

颌面部表情及意识神态的变化是全身疾病的反映,通过观察患者面容表情的变化,可以了解伤患者的意识状态和病情的轻重。如颅脑损伤的患者可出现意识神志或瞳孔的变化。面神经麻痹的患者则主要出现额纹消失,眼睑闭合不全,口角歪斜等体征。

(二)颜面外形与色泽检查

面部外形是否对称,比例是否协调,有无隆起及凹陷,有无瘢痕。皮肤的色泽、皱纹、弹性、表面温度等,对诊断某些疾病有一定帮助。如血管瘤、色素痣、神经纤维瘤等病变均有皮肤颜色的变化。

(三)颌面部器官检查

眼、耳、鼻等面部器官与口腔颌面部疾病关系密切,应一并检查。

1. 眼 注意角膜是否透明,结膜有无裂伤,瞳孔大小是否正常,双侧瞳孔是否对称,对光反射是否正常,有无复视,眼球活动是否受限制,眼睑闭合是否自如等。颧骨骨折患者常出现复视症状。

2. 耳 耳郭有无畸形,乳突有无压痛,听力是否正常,外耳道有无异常分泌物。髁突骨折如伴有外耳道破裂会导致外耳道出血或渗血;中颅底骨折可致脑脊液耳漏。

3. 鼻 鼻翼是否扇动，鼻中隔有无偏曲，鼻是否通畅。前颅底骨折常有脑脊液鼻漏；上颌窦癌会有鼻阻塞症状。

上述检查必有时可请相关科室会诊，协助检查。

（四）颌面部肌肉的检查

一般在运动状态下进行，两侧对比，如嘱患者做咬合运动以手指扪触可以对比两侧咀嚼肌的肌力。再结合开口度的变化检查肌的功能及病变。

（五）颌面骨的检查

主要检查对称性，有无台阶感或缺损，有无压痛、骨摩擦音或异常活动。骨面有无乒乓球样感或波动感。

（六）语音和听诊检查

语音和听诊检查有助于某些疾病的诊断。腭裂患者有特殊的“腭裂语音”；舌根部肿块患者的语音为“含橄榄语音”；颞颌关节紊乱病患者可在关节区进行听诊；血管瘤患者可在瘤体表面及周围区域进行听诊。

三、颈部检查

主要检查皮肤色泽、颈部轮廓、活动度是否异常、颈部是否对称、有无斜颈、是否有溃疡和瘘管等。下颌下、颏下、胸锁乳突肌两侧及锁骨上窝是否有肿大的淋巴结。检查淋巴结时，患者取坐位，头稍低，略偏向检查侧，检查者以手指紧贴检查部位按一定顺序由上及下、由浅入深触诊。检查时应注意淋巴结的部位、大小、数目、硬度、活动度，有无压痛及波动感等情况，注意要两侧对比进行检查。

检查淋巴结的手法一般用示、中、无名三指平行扪触，对于较深部位的淋巴结也可利用拇指进行扪触。

四、颞下颌关节检查

检查关节区有无压痛，有无弹响及杂音，两侧关节动度是否一致，有无张口度及张口型变化。检查关节动度可采用耳屏前扪诊法或外耳道指诊法。

1. 耳屏前扪诊法 以双手食指分别置于患者耳屏前髁状突的外侧面，嘱患者做开闭口运动来感觉髁状突的活动，以判断关节的运动情况。

2. 外耳道指诊法 用两手小指末端伸入两侧外耳道内，紧贴外耳道前壁进行触诊，嘱患者做开闭口运动和侧方运动以判断髁状突的活动及冲击感。

五、唾液腺检查

唾液腺检查主要检查三对大唾液腺，即腮腺、下颌下腺、舌下腺。腮腺和下颌下腺的检查主要采用扪诊的检查方法。一般以食、中、无名三指平行扪触，以确定腺体有无肿块，肿块的界限、大小、硬度和活动情况。

下颌下腺及其导管和舌下腺检查，可采用双手双合诊检查。下颌下腺导管主要检查有无结石，导管粗细和质地变化。

唾液腺分泌功能检查对诊断唾液腺疾病有很大帮助。定性检查主要确定腺体分泌功能是否丧失，将酸性物质，如2%或1%枸橼酸置于患者舌尖，使腺体分泌反射性增强，根据腺体本身变化，以及分泌情况判断腺体分泌功能和导管的通畅程度。经实验后导管口有大量唾液排出，证明腺体功能存在，导管畅通。如导管口分泌很少或无唾液溢出，同时被检腺体迅速增大，说明腺体功能存在，但有阻塞病变。如既无唾液溢出，被检腺体也无胀大，说明腺体分泌功能可能丧失。定量检查实验方法同定性检查，但需定时实验，一般每 15 秒实验一次，然后测定每次唾液的流量，最后判定唾液的分泌功能。正常成人每日唾液量为 1000 ~ 1500ml。

六、辅 助 检 查

1. 化验检查　包括临床检验、生物化学检验、细菌及血清学检验等。它不但对疾病诊断有帮助，也是颌面外科手术之前对患者身体情况进行检测和评估的重要方法。

2. 穿刺检查　主要用于囊性肿块，通过穿刺可以抽吸出肿块的内容物，了解内容物的颜色、透明度、性质，可进一步协助诊断。例如：脓肿可抽出脓液，囊肿可抽出囊液，血管瘤可抽出血液，临床上疑为炎症可选用 8 号针头，疑为血管瘤和囊肿可选用 7 号针头。脓肿的穿刺液可送细菌室进行细菌培养及药物敏感试验，结果报回后可进行针对性用药。

3. 活体组织检查　是指从病变部位与正常组织交界处取一小块组织制成切片，在显微镜下观察细胞的形态和结构，以确定病变性质，肿瘤的类型及分化程度。这是目前诊断最可靠的方法。但也要与临床检查及其他辅助检查一起进行综合分析，才能得出正确诊断。

4. X 线检查　人体各类组织及器官的厚度、密度不同，吸收以及透射 X 线的量也不同，在 X 线底片上就形成了不同密度的对比，器官及组织有病变时，其密度也发生改变，这样就可以确定病变的部位、大小和性质。X 线检查包括 X 线平片、X 线体层摄影及 X 线造影检查。

X 线平片：主要检查牙及牙齿支持组织、上颌骨、下颌骨、其他面骨及颅底的改变。

X 线体层摄影：能检查上、下颌骨、下颌关节及全部牙齿是否有病变。主要优点是能消除 X 线平片的重叠影像。

X 线造影检查：主要用于口腔颌面部软组织病变的检查，将吸收 X 线的造影剂，如碘油、泛影葡胺注入组织中进行摄片来检查病变部位、大小及性质。它主要用于唾液腺、血管瘤、囊肿、窦道、瘘管等的检查。

5. 电子计算机 X 线体层摄影检查(CT)　利用电子计算机控制的 X 线断层检查技术，具有很高的分辨能力，能很好地使软组织显影，对颌面部肿瘤及其他病变，特别是深部组织的病变能提供较准确的诊断依据，口腔颌面部结构复杂，传统 X 线检查有时很难提供更确切的信息，因此，目前 CT 检查在口腔外科应用相当广泛。颌面骨的 CT 三维重建可直观地观察到颌面部骨折位置、类型、程度及移位情况等。

6. 磁共振成像检查(MRI)　MRI 检查是利用收集磁共振现象所产生的信号而重建图像的成像技术，对人体无放射性损害。其特点是显示的解剖结构更清晰，能使血管显影，对软组织病变的检查更优于 CT。

7. 超声检查　将雷达技术与声学原理结合起来，应用于临床医学进行检查的一种方法，主要是根据人体组织器官的密度不同，以及正常组织与病理组织的区别，产生的声阻抗就有一定的差别，从而可有不同的声波波形、曲线和图像。根据区别确定病变的大小、部位、质地等。超声波在口腔颌面部主要用于腮腺、唾液腺、下颌下腺及颈部的肿块检查，可明确有无占位性病变，是囊性还是实质性的。对囊肿、淋巴管瘤、血管瘤以及肿物周围邻近的重要血管情况等方面的判定有较高的准确率。

8. 放射性核素检查 根据肿瘤与正常组织代谢有区别，核素的分布有所不同，给患者注射或口服放射性核素后，可应用扫描或计数以测定放射性物质的分布情况来进行诊断和鉴别诊断。目前应用半衰期短和低能量的核素如^{99m}Tc、^{131}I、^{32}P、^{67}Ga等。主要用于唾液腺和颌骨的恶性肿瘤的检查。

第3节 口腔颌面外科消毒和灭菌

颌面外科的手术必须遵循无菌的原则，防止术后感染和交叉感染。在这个区域内进行手术，如不彻底消毒，容易感染，将会增加病人的痛苦、费用并延误治疗。

一、室内空气消毒

室内空气消毒：包括手术室、处置室、换药室、供应室无菌区及诊疗室，可采用以下消毒方式：

1. 循环风紫外线空气消毒 由高强度紫外线和过滤系统组成，可有效地滤除空气中的尘埃，并可将进入消毒器中的微生物杀死。开机30分钟后即可达到消毒要求。适用于手术室及其他各类室内消毒。

2. 静电吸附式空气消毒 采用静电吸附式原理，加过滤系统，不仅可过滤和吸附空气中带菌的尘埃，也可吸附微生物。开机30分钟即可达到消毒要求，适用于手术室以及其他室内消毒。

3. 紫外线消毒 选用产生较高浓度的紫外线灯，固定式、移动式均可，紫外线的辐射强度不低于$70\mu m/cm^2$。开灯照射时间1小时以上，室内不得有人。适用于门诊手术室、换药室、处置室、诊疗室的消毒。

4. 过氧乙酸消毒 将0.5%～1.0%的过氧乙酸水溶液在室内加热蒸发2小时可达到消毒目的。适用于门诊手术室、换药室、处置室等的消毒。

5. 臭氧消毒 使用臭氧发生器，要求室内浓度$20mg/m^3$，RH≥70%条件下，消毒时间30分钟即可。室内不得留人，关机后30分钟后才可进入。适用于处置室、换药室等的消毒。

二、手术器械及敷料的消毒

1. 高压蒸汽灭菌法 是最可靠的灭菌法，有手提式压力灭菌器和卧式压力灭菌器。还有预真空压力灭菌器。手提式压力灭菌器和卧式压力灭菌器，一般使用时压力升至102.9kPa，温度升至121℃，时间20～30分钟即可达到灭菌效果。预真空灭菌器压力需要达到205kPa，温度达到132℃以上开始灭菌，达到灭菌时间后，抽真空干燥，整个过程需25分钟左右。高压灭菌，适用于手术衣、敷料、橡胶物品、布类、玻璃器皿及各种金属手术器械。

2. 煮沸灭菌消毒法 适用于耐热、耐湿的物品，如玻璃器皿及金属器械。将物品置没于水中加热，煮沸后30分钟。如消毒金属器械时需加2%碳酸氢钠，以防止金属生锈。此法目前只在医疗条件差的偏远山区及农村应用，或手术室个别器具的应急消毒。

3. 干热灭菌法 应用电热恒温箱，调动温控开关至160℃，加热至120分钟；可杀灭乙型肝炎病毒及各类细菌。常用于门诊拔牙钳、牙挺、镊子、探针、挖匙、金属器械盘等的消毒。

4. 化学消毒法　适用于锐利的器械，如刀、剪、凿等，将这类器械置于抗菌谱广、毒性低、性能稳定、无腐蚀的化学消毒液中进行浸泡，以达到消毒的目的。较常用的消毒液有：

（1）75% 乙醇溶液：乙醇杀菌作用快，将器械置于 75% 乙醇液中，容器上加盖，浸泡 10 分钟可达到消毒目的。

（2）2% 戊二醛溶液：浸泡 2 分钟可杀灭细菌，10 分钟可杀灭真菌、结核杆菌，30 分钟可杀灭乙型肝炎病毒。戊二醛对金属器械有腐蚀性，使用前可先加入 0.5% 的亚硝酸钠防锈。对皮肤、黏膜有刺激性，接触时应戴橡胶手套。

（3）碘伏：能杀灭各种细菌、真菌和病毒，为广谱消毒剂。消毒器械可用含 1 ~ 2mg/ml 有效碘乙醇液浸泡 1 ~ 2 小时。

（4）过氧乙酸：常用浸泡器械的浓度为 0.2% ~ 0.5%，容器要加盖，时间为 30 分钟，可杀灭细菌、芽孢，对乙型肝炎病毒亦有杀灭作用。

（5）氯己定：低效、低毒，对金属无腐蚀，稳定性好，常用浸泡浓度为 0.5%。

（6）40% 甲醛溶液（福尔马林）蒸汽消毒：将 40% 甲醛液储于玻璃罐内对器械进行熏消，时间为 12 小时，使用时相对湿度不能小于 60%，还应加适量的高锰酸钾，储罐应紧密不可漏气，主要用于电钻的索臂以及电源线等的消毒。

三、手术者的消毒

手术者的消毒应包括换鞋，更换手术室的衣、裤，戴口罩、帽子，洗手，无菌刷洗手液刷手，刷手时应从手指的指尖、指缝刷向臂肘以上 10cm，应刷三遍，不能有遗漏，然后用无菌巾擦干，再用碘伏或其他消毒液涂刷过的部位。最后穿手术衣戴无菌手套。

四、手术区的消毒

（一）术前准备

口周备皮，即剪掉手术区附近的毛发、鼻毛。同时口腔内应该洁牙，充填龋齿，拔掉残根。并用 0.1% 氯己定溶液或 1% 过氧化氢溶液及其他含漱液漱口。如全麻需置导尿管的病人应做会阴部备皮，植皮的病人应做供皮区的准备。

（二）手术区的常用消毒药物

1. 碘伏　含有效碘为 0.5% 的水溶液，可用于皮肤和手的消毒，亦可用于口腔黏膜的消毒。

2. 75% 乙醇溶液　是常用的消毒液，可作为碘酊消毒后脱碘以及口周皮肤的消毒。

3. 氯己定液　是一种广谱消毒液，刺激性小，常用皮肤消毒浓度为 0.5%，可用于眼部皮肤及口腔黏膜的消毒，如含漱时浓度为 0.1%。

4. 碘酊　杀菌力强，刺激性大，常用浓度口内为 1% ~ 2%，颌面颈部为 2%，皮肤消毒后应用 75% 乙醇溶液脱碘，碘过敏者禁用。

（三）消毒方法及范围

消毒应从中心开始，向周围环绕扩展涂消毒剂，感染创口应从周围向创口处涂消毒剂，不可遗留空白。口腔内手术应先消毒颌面部口周，后消毒口内，眼部消毒时应尽量用刺激性小的消毒药物，消毒范围应在手术切口周围至少15cm以上。

（四）无菌巾铺置法

口腔颌面部因有腔、道、孔、裂、毛发等，故手术铺巾有其特殊性。

1. 包头法 局麻时患者可主动抬头，全麻时由巡回护士帮助将患者头抬起，将两块无菌巾重叠铺于头部下手术台上，待头部放下后，再用双手分别将上层无菌巾根据手术要求，自两侧耳前或耳后区包向中央，用巾钳固定。

2. 三角巾铺巾法 用三块无菌巾呈三角形遮盖于手术区周围皮肤，以巾钳固定，适用于口腔、鼻及唇颊等部位手术。

3. 四边形手术野铺巾法 用四块无菌巾呈四边形遮盖术区周围皮肤，以巾钳固定，适用于腮腺区、下颌下区及颈部手术。

4. 洞巾铺巾法 在上述铺巾完成后，取洞巾铺巾，洞巾的要求是洞巾的面积要大于上述各铺法所铺定的无菌区的面积，洞巾的洞要小于等于上述各铺法铺巾后所留下的术区面积。一般门诊小手术不用其他铺巾法，只铺洞巾就可以了。

第4节 口腔颌面外科手术基本操作

口腔颌面外科手术与其他外科基本操作类似可分为显露、止血、解剖分离、缝合、打结、引流等方面。

一、显 露

手术野的充分显露是能否顺利进行手术的先决条件。它与体位、照明、切口的设计有直接关系。术野的显露常常需要借助拉钩、手术钳（止血钳、组织钳）、口腔术野需要开口器等器械。

1. 体位 选择有利于手术野暴露的体位。如做下颌下、颈部及腮腺区的手术常规垫高肩部，头偏向健侧，才能使术区凸向外充分显露。

2. 照明 能使手术野更清楚，尤其口腔内的手术灯光照明尤为重要。

3. 切口的设计 切口设计以充分显露手术视野为原则，要求避开重要的血管神经，以免损伤，同时尽量隐蔽。如下颌下腺手术时采用距下颌骨下缘下1.5～2cm平行于下颌骨下缘切口，目的是防止损伤面神经下颌缘支。切口的长度根据手术需要而定。

二、止 血

在手术中有效地止血，能使患者减少出血，同时能使手术野清楚以利于手术的顺利进行。常用的止血方法有以下几种：

1. 压迫止血法 使用外力压迫局部，使血管闭塞，达到止血目的。术中常用无菌纱布压迫止血。

2. 钳夹、结扎止血法 为手术中最常用的止血方法，用止血钳钳夹出血点或血管，然后用丝线结扎。

3. 缝合结扎止血法 即缝合出血点周围的组织，以达到止血的目的，本法适用于出血点不明确难以用丝线结扎的部位，同时对较大的血管结扎时为防止单纯结扎后结扎线脱落，可以缝合血管后再结扎。

4. 药物止血 全身药物止血:常用止血药物有氨甲苯酸(止血芳酸)、酚磺乙胺(止血敏)、巴曲酶(立止血)等。局部药物止血:常用药物有明胶海绵、止血粉、骨蜡等。

三、解剖分离

解剖分离的目的是为了显露和切除病变组织,保护正常组织。操作者必须熟悉解剖层次及其组织结构,不要误伤不该损伤的组织。它包括锐性分离和钝性分离。

锐性分离:常用手术刀及手术剪进行,用于精细的层次解剖,如皮脂腺囊肿、黏液腺囊肿等手术分离,或严重的瘢痕粘连的组织用钝性分离困难时应采用锐性分离。在使用锐性分离时应在直视下进行,动作要精巧,以免损伤重要的神经和血管。

钝性分离:常用止血钳、手指、纱布等进行,主要用于分离肌肉正常组织间隙,有被膜的良性肿瘤,钝性分离在含有重要神经血管的区域使用时是比较安全的。

四、缝合

缝合是将创口对位缝合在一起,以达到一期愈合的目的。

(一)缝合的基本要求

创缘要正确对位,有良好的接触。分层缝合,消除死腔。应在无张力或最小张力下进行缝合,张力过大时应做潜行分离,以免创口裂开或愈合后瘢痕过粗。两切缘如一侧固定一侧游离时,应先缝游离侧,后缝固定侧。

颜面部缝合时,应防止创缘内卷,但也不能过度外翻,一般创缘对齐即可,即皮肤切口两侧进出针的间距等于或略小于皮下间距。缝合打结的松紧度应适中,过紧压迫创缘影响血供,过松创缘接触不良,出现渗血、感染、疤痕明显。

(二)缝合的基本方法

1. 间断缝合 是口腔外科最常用的缝合方法,缝合时一般进出针点距创口的距离为3~4mm,两针之间的距离为5~10mm,缝合皮下组织时可采用扣结在下的反缝合法,使扣结埋入深层组织,以减轻局部的炎症反应。

2. 褥式缝合 此法特点使创缘组织面有更多的接触,有利于创缘的愈合,但由于创缘对位不齐愈合瘢痕较大,所以一般不做颜面部皮肤的缝合。口腔内的手术尤其在前庭沟的切口,一般由于唇侧创缘皆内卷,间断缝合效果差,而采用褥式缝合,使两侧创缘接触面积大,且不内卷,有利于创口的愈合。

3. 连续皮内缝合 是在皮下缝合完成后,创缘无明显张力情况下进行,将缝合线固定在创口的一端,然后在两侧创缘皮内呈连续S形向前。缝合至另一端,打结固定。此法的优点是拆线容易,另外没有间断缝合的横向痕迹,一般不出现似蜈蚣腿式的瘢痕。适用于直线切口或切口弯曲不大的创口。

4. 减张缝合法 当组织发生缺损时,如不经处理勉强缝合,由于张力过大,可能形成感染、创口愈合不良或创口裂开。因此要进行适当的处理再缝合即减张缝合。

(1)潜行分离减张法:适用于组织缺损少,张力小的创口。在切口两侧缘的皮下组织层,用组织剪或手术刀做潜行分离,使皮肤与深层组织分开,利用皮肤的弹性使创缘靠拢,然后在无张力或小张力的情况下缝合。潜行分离的范围与创口张力大小有关,张力越大分离范围越大。

(2) 辅加切口减张法：当组织缺损过多，即使广泛的潜行分离，仍不能在无张力或少张力的情况下缝合时，可用辅加切口（又称松弛切口）来减少张力，如三度唇裂，裂隙两侧前庭沟的辅加切口，以及腭裂修复时两侧的松弛切口等。

五、打　　结

在结扎止血或缝合时都需要打结。打结有持针器打结和手打结，打结要求速度快、质量好。速度慢延误手术时间，质量不好，结易滑脱，可出现出血或创口裂开等并发症。皮肤创口缝合常规为打双结，口腔内创口缝合时常规需要打三个结。

六、引　　流

引流的目的是使组织间隙及创口内的脓液、渗出物、血液等排出体外，从而保证创口正常愈合。

（一）适应证

1. 感染或污染的创口　如脓肿切开，必须放置引流物，以使腔内的脓液得以排出体外。切口有严重污染或手术本身属于污染创口，为防止感染，也可以考虑放置引流物。

2. 留有死腔　手术中无法完全消灭的死腔，应放置引流物，以免形成积液。如颌骨囊肿摘除以及肿瘤的切除等。

3. 止血不全　手术创口止血不够彻底或创口较大等，各种原因不能彻底止血时，为防止血肿形成也要放置引流物。

（二）方法和种类

引流物的选择可根据不同需要而决定，口腔外科常用引流物有以下几种：

1. 橡皮片引流　长短及宽窄可根据脓腔或死腔的大小而定，因其光滑，引流作用好，但易滑脱，为防止其滑脱或滑入腔内可在其边缘两侧剪成锯齿状，或在手术缝合时用缝合线固定。

2. 纱条引流　一般多用油纱条或碘仿纱条，可用于口外脓肿切开引流，但引流作用不如胶条光滑顺利效果好。因此，多用于上颌窦手术时经下鼻道开窗从鼻腔引流，这样既填塞了上颌窦防止出血，又起到引流作用。

3. 管状引流　常用乳胶管、导尿管等，引流的作用好，适用于口外创口和脓肿切开后的引流。

4. 负压引流　是用乳胶管、塑料管、导尿管等自创口引出，接于负压引流器上，使创口内产生负压，可使引流物排出，同时也可以使创面在不加压包扎的情况下，创面之间紧密接触，以利于创口的愈合。如颈淋巴结清扫术、下颌骨切除术等较大手术后多采用负压引流。

负压引流因创口是密合的故也称为闭式引流，其他引流创口不是密闭的称开放式引流。

（三）注意事项

1. 引流时间　脓肿切开放置的引流物，应每 24 ~ 48 小时更换一次，直至脓液全部引出。污染创口、死腔，为防止积血、积液，可在 24 ~ 28 小时拔除引流物，不再更换。负压引流以引流量为准，24 小时引流量不超过 20 ~ 30ml 时可拔除引流管。

2. 引流部位　除负压引流外，引流物应放置在创口的最低处，引流口大小要适宜。

3. 引流物的放置　应将引流物放在脓腔内或死腔内，引流物不能扭转或打折，否则妨碍引流。

4. 引流物的固定　引流物要固定好，防止脱出或滑入腔内，尤其口腔内应用胶片引流物时更应注意，最好的固定方法是在引流口附近用缝合线将引流物固定。

5. 负压引流的装置　引流管与负压引流器连接时不可接错，否则可引起皮下气肿或感染。每日应观察引流量。

第 5 节　口腔颌面外科创口处理

一、创口分类、愈合及处理原则

（一）创口的分类

1. 无菌创口　指未经细菌侵入的创口。

2. 污染创口　指有细菌侵入，但又未引起化脓性感染的创口，主要指与口、鼻腔相通的手术创口，如各类面部损伤以及口腔内切口的创口。

3. 感染创口　指细菌侵入、繁殖并引起组织急性炎症，化脓、坏死的创口，如脓肿切开引流，颌骨骨髓炎的病灶切除等。

（二）创口的愈合

1. 一期愈合　指在 7 ~ 10 天临床创口全部愈合。这类创口多为无菌创口或污染创口经过适当的处理后。

2. 二期愈合　又称为延期愈合，愈合时间较长甚至需要多次换药才能愈合的创口，如创面较大或感染的创口。

（三）创口的处理原则

1. 无菌创口的处理　无菌创口如无组织缺损可直接严密缝合，组织缺损不多可做减张缝合，缺损过多可行皮片或皮瓣移植。对术后可能发生感染或术后渗血较多的创口，应引流 24 ~ 48 小时。面部无菌创口可在 5 ~ 7 天拆线，张力过大或用电刀切开时可稍推迟拆线日期。

2. 污染创口的处理　污染创口尽量做初期缝合。由外伤引起的创口应行彻底清创处理后再做初期缝合。可能发生感染者，应先放置引流条于创口内，抽出时间应根据各类手术要求而定。

污染创口的拆线时间：口外创口与无菌创口时间相同，口内创口一般 7 ~ 10 天拆线。污染创口应给予抗生素预防感染。

3. 感染创口的处理　感染创口一般不做初期缝合，应控制感染清除病灶后方可考虑缝合。首先，应在感染创口处放置引流条，经反复更换引流条冲洗，直至创口周围无脓、感染被控制后，在局麻下清除创缘的肉芽组织，再进行缝合。缝合不宜过紧，应置引流条于创口内。

组织缺损被感染的创面，表面可见大量的肉芽组织脓性分泌物，应首先用抗菌纱布进行湿敷，如用 0.1% 呋喃西林、0.2% ~ 0.5% 庆大霉素湿纱布，疑为厌氧菌感染可用 3% 过氧化氢纱布、0.2% 甲硝唑湿纱布等敷于创面上，每 24 小时更换一次，大面积创面感染可被控制，但如有残留肉芽组织水肿时，可用高渗盐水纱布湿敷，经处理后的无菌肉芽创面，可立即行皮片移植，使其尽快愈合。感染创口进行局部处理的同时，可根据情况全身应用抗生素和进行支持疗法，有利于促进创口早期愈合。抗生素的选用应该根据创口细菌培养及药敏试验的结果。

二、换药的基本原则和注意事项

换药的目的主要是为了保证和促进创口的正常愈合。

（一）换药的目的

1. 无菌或污染创口为了拔出引流物或怀疑有感染时。
2. 检查创口的变化及观察皮瓣的营养情况。
3. 清洁创口，促进愈合。
4. 创口有大量脓性分泌物或血性分泌物渗出时。
5. 包扎过紧或创口敷料滑脱不能保护创口时。

（二）换药的注意事项

换药应该遵照无菌操作的原则进行。能走动的病人应尽可能地在规定的换药室或处置室换药。不适合移动的病人可在病房换药。换药的动作要轻巧、细致、不可粗暴，如遇到敷料与脓、血痂相粘时，不可强拉，可先用盐水湿润使其松脱，再慢慢撤掉。消毒时避免用刺激性的药物涂擦暴露的创面，换药时医生拿消毒药物不是在患者创口周围擦而是蘸。换药时，无菌的器械与有菌器械要严格分开，在拆除旧敷料时用过的器械更换新的敷料时不可再用。换药次序应先换无菌创口、再换污染创口，最后换感染创口。每换一人后医生必须重新洗手，必要时戴无菌手套，要防止交叉感染的发生。

（三）拆线

创口已经愈合时即行拆线，拆线时应先用碘酊或酒精消毒，再用镊子将线头提起，剪刀紧贴皮肤剪断缝线，向伤口方向拉出缝合线即可，如觉得创口愈合不良，可间断拆线，根据情况第二天或隔一天全部拆除缝合线。如创口有张力，拆完线后用胶布和纱布减张 1 ~ 2 天。

三、绷 带 包 扎

绷带包扎是手术后及换药过程中经常应用的一种敷料固定方法。正确的包扎可以达到固定敷料、保护创口、防止出血、减轻水肿、预防感染、保温及制动颌骨的目的。

（一）绷带包扎的基本原则

1. 力求稳定、舒适、清洁、美观。
2. 压力均匀、松紧适度。
3. 消灭死腔、防止出血。
4. 如发现绷带松动、脱落或伤口渗出较多时应予更换。

（二）常用绷带类型、主要用途：

1. 四尾带　常用一段绷带将两端剪开一定长度，形成四个头，长度约 70cm。

（1）包扎下颌、颏部创口：用四尾带中间兜住颏部，上方两头分左右绕至枕下打结，下方两头分别向上经过下颌与前者交叉后绕至头顶打结，可达到下颌制动的目的。

(2) 压迫术后创面：在四尾带中份包纱布，卷成圆柱状，置于创口区，带头仍在头顶及枕部打结。有止血、减轻水肿的作用。

2. 交叉十字绷带　用绷带先由额部至枕部环绕两周，继而在一侧向上做90°反折（助手压住反折处），经颞部、头顶部至对侧耳后向下，经颏部绕至同侧耳前与反折处交叉后做180°反折，再经颌下、颏部至对侧耳前，如此反复缠绕，最后在额部90°反折后做环形包扎，末端胶布固定。注意耳根不要直接压迫，可在耳前后垫纱布后加压。这种绷带技术广泛应用于颌面和上颈部术后和外伤的包扎。

3. 回返绷带（头部绷带）　需两人配合进行。绷带先由额部至枕部环绕两周，自头部中线一侧的额前反折向枕部，至枕部后再反折向前至另一侧额部，按此顺序反复向两侧枕部来回进行，每次反折的绷带要盖住前一次反折绷带的1/3～1/2宽度，每次反折至额部或枕部时由术者本人或助手用手压住以免松脱。还可以同时用两卷纱布，一卷额枕来回反折，另一卷做额枕环绕，额枕反折之前均用额枕环绕压住后再反折。整个头部反折包扎完毕后，绷带做额枕环形包扎，最后胶布固定。适用于头皮手术、皮瓣转移、颅颌根治术等。

4. 颈部绷带　在颈部用绷带做螺旋形环绕数周即可，每一层覆盖部分前一层。注意松紧要适度，防止压迫气道，引起呼吸困难。

5. 颅颌弹性绷带　有网状弹性绷带、自黏性弹性绷带等。先将手术创口或需要压迫的部位包扎好后，用弹性绷带沿颏下经两侧耳部至颅顶点绕头部一周，加以适当伸展力，使松紧适度。使用时注意弹性绷带上下部分别固定于颅顶及颏部；耳根不能直接压迫，可在耳前后垫纱布后加压。

目标检测

一、A1 型题

1. 对常用的手术器械最可靠的消毒灭菌方法是
   A. 高压灭菌　B. 煮沸灭菌
   C. 36% 甲醛熏蒸　D. 过氧乙酸液浸泡
2. 临床上重度张口受限是指上下切牙切缘间距在
   A. 1cm 以内（不到一横指）　B. 1～2cm（约一横指）
   C. 2～3cm（约二横指）　D. 3～4cm（约三横指）
3. 不做初期缝合的创口是
   A. 无菌创口　B. 污染创口
   C. 感染创口　D. 切开拔牙创口
4. 哪种情况可不放引流条
   A. 脓肿切开
   B. 手术中无法消灭的死腔
   C. 一般表浅的无菌切口
   D. 止血不全
5. 闭合引流是指
   A. 纱条引流　B. 管状引流
   C. 负压引流　D. 片状引流
6. 使用碘酊消毒时口腔内部浓度为
   A. 1%～2%　B. 2%～3%
   C. 3%～4%　D. 4%～5%
7. 口腔门诊小手术铺巾法最常采用
   A. 包头法　B. 三角巾铺巾法
   C. 四边形铺巾法　D. 洞巾铺巾法
8. 手术中最常用的止血方法为
   A. 压迫止血法　B. 钳夹、结扎止血法
   C. 缝合止血法　D. 药物止血法
9. 组织发生缺损时应选用哪种缝合方法
   A. 间断缝合　B. 褥式缝合
   C. 连续缝合　D. 减张缝合

二、名词解释

1. 无菌创口　2. 污染创口　3. 感染创口

三、问答题

1. 简述术后放置引流的适应证。
2. 在什么情况下要换药？有哪些注意事项？

第3章

口腔颌面外科局部麻醉

学习要点

1. 常见局麻醉药物的药理特点。
2. 常见局麻醉药物的常用浓度和剂量。
3. 口腔颌面部常用局部麻醉的操作和效果评判。
4. 局部麻醉常见并发症的发生原因、防治手段及处理措施。

麻醉是指用药物或其他方法,使患者整个机体或部分机体暂时失去知觉,以达到无痛的目的,用于手术或某些疼痛的治疗。手术是外科的核心,麻醉是手术的前提和条件。

局部麻醉,简称局麻,是指利用局麻药物或其他手法,有选择地暂时阻断机体一定区域内神经末梢和纤维的感觉传导,从而使该区域痛觉消失。局麻无须特殊设备,无须专业麻醉师,患者保持清醒状态,安全性相对较大,局麻药中加入适量血管收缩剂,减少出血,便于手术操作。但对于不合作的病人及有炎症的部位,局麻有局限性。

链接

局部麻醉药物应具备的药理性质

1. 产生切实可靠的麻醉效果,麻醉作用完全。
2. 对注射区的组织无刺激性,不会造成神经结构的不可逆破坏。
3. 麻醉显效快、持续时间长、安全范围大,吸收后无明显毒副作用。
4. 易溶于水,性质稳定,便于制剂、消毒和保存。

第1节　口腔颌面外科常用局部麻醉药物

一、局部麻醉药物

分为酯类(普鲁卡因、丁卡因)和酰胺类(利多卡因、布比卡因、阿替卡因)。

1. 普鲁卡因　又名奴佛卡因。麻醉效果较好,毒副作用较小。曾经是临床应用较广的一种麻醉药。但有明显的扩张血管的副作用,常需与少量肾上腺素混用。普鲁卡因等酯类麻醉药偶尔会产生过敏反应,使用时需做过敏试验,目前已逐步弃用。

2. 丁卡因　又名潘托卡因。易溶于水,组织渗透能力强,临床上主要用于表面麻醉。毒性较大,是普鲁卡因的10倍,一般不用做浸润麻醉和阻滞麻醉。

3. 利多卡因　又名赛罗卡因。局麻作用比普鲁卡因强,持续时间也较长,毒性较普鲁卡因大,有较强的组织渗透性,可用于表面麻醉,是目前临床上应用较广泛的一种麻醉药。有抗室性心律失常作用,因而对室性心动过速的患者常作为首选。但禁用于有严重房室传导阻滞者。

4. 布比卡因 又名麻卡因。麻醉强度是利多卡因的 3 ~ 4 倍，麻醉持续时间较长，可达 6 小时以上，特别适合于费时较长的手术。术后镇痛时间也较长。

5. 阿替卡因 商品名为碧兰麻。组织穿透性和扩散性较强，麻醉显效快，含 1 ∶ 100000 肾上腺素的阿替卡因牙髓的麻醉时间为 60 ~ 70 分钟，软组织可达 3 小时以上，临床上已广泛应用，但其毒性与普鲁卡因相当，有抑制房室传导的作用，严重房室传导阻滞者应禁用，且 4 岁以下儿童不宜使用。

常用局麻醉药物的比较见表 3-1。

表 3-1 常用局麻药物比较表

药名	普鲁卡因	布比卡因	利多卡因	阿替卡因
类型	酯类	酰胺类	酰胺类	酰胺类
效能强度	1	8	2	1.9
毒性强度	1	4	2	1 ~ 1.5
显效时间（分钟）	6 ~ 10	6 ~ 10	2 ~ 3	2
维持时间（分钟）	45 ~ 60	180 ~ 480	90 ~ 120	120 ~ 150
阻滞麻醉浓度（%）	2	0.5	2	4
一次最大剂量（mg/kg）	6.6	1.3	4.4 ~ 6.6	5 ~ 7

二、血管收缩剂在局部麻醉药中的应用

有些麻醉药能使局部血管扩张，导致吸收加快，从而使麻醉药在局部的浓度下降，存留时间缩短。为了减缓麻醉药吸收，增强麻醉效果，延长麻醉时间，减少毒性反应，减少术后出血，使手术野清晰，通常在局麻醉药中加入适量血管收缩剂来拮抗血管扩张。最常使用的血管收缩剂是肾上腺素。

麻醉药加入肾上腺素的安全有效浓度为：1 ∶ 100000 ~ 1 ∶ 200000，健康成人注射含 1 ∶ 100000 肾上腺素的利多卡因每次最大剂量为 20ml（肾上腺素 0.2mg）。

肾上腺素使用的注意事项：①严重的高血压和心脏病者应慎用。②严重的糖尿病和甲亢者应忌用。③两周内使用过单胺氧化酶抑制剂或三环类抗抑郁药者忌用。④青光眼患者禁用。⑤注射时注意回抽针栓，避免将麻药注入血管。

三、局部麻醉药物的过敏试验

酯类麻醉药分解后产生对氨基苯甲酸（PABA）和乙二胺乙醇，PABA 以及麻醉药中添加的防腐剂可引起过敏反应。酰胺类麻醉药也有引起过敏反应的报道。因此，酯类麻醉药使用前要做过敏试验（皮试），对过敏体质的患者，酰胺类麻醉药也要做过敏试验。

普鲁卡因皮内试验：1% 普鲁卡因 0.1ml 稀释至 1ml，皮内注射 0.1ml。20 分钟后，局部红晕直径超过 1cm 者为阳性。

普鲁卡因黏膜实验：如上稀释液涂布一侧鼻腔黏膜，每隔 2 分钟检查局部反应，黏膜充血肿胀，甚至该侧鼻孔完全阻塞者为阳性。

利多卡因皮内试验：1% 利多卡因 0.1ml 稀释至 1ml，皮内注射 0.1ml。观察 20 分钟，阳性标准同普鲁卡因。

第2节　口腔颌面外科常用局麻方法

一、表面麻醉

表面麻醉是将麻醉剂涂布或喷射到局部区域的表面，麻醉该区域的神经末梢，使浅层组织暂时痛觉消失的麻醉方法。适用于表浅脓肿切开引流，松动的乳牙或恒牙拔除。

常用的表面麻醉药物有：1% ~2% 丁卡因、2% 利多卡因、4% 阿替卡因。利多卡因和阿替卡因的使用效果均不及丁卡因，但丁卡因毒性大，表面麻醉时剂量不能超过 1ml。

二、浸润麻醉

浸润麻醉是将麻醉药注射到组织内，以作用于神经末梢，使之失去传导痛觉的能力而产生麻醉的效果（图 3-1）。

拔牙时以黏膜下、骨膜上浸润麻醉使用比较广泛。

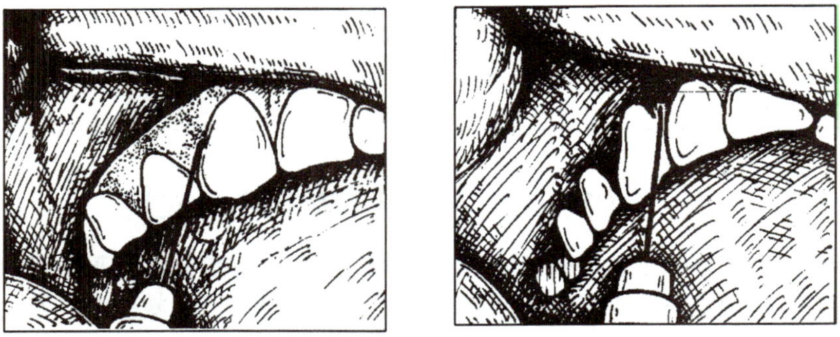

图 3-1　牙周韧带浸润麻醉

1. 黏膜下、骨膜上浸润　1% ~2% 利多卡因或碧兰麻（复方盐酸阿替卡因注射剂）。刺入点在患牙唇颊侧的前庭沟黏膜转折处，上颌腭侧刺入点是距牙龈缘 0.5 ~1cm 处。左手拉开口角，右手执笔式持注射器，针尖斜面对着骨面，刺入黏膜下。先注入少许麻醉药，然后使针在骨膜上滑行到所拔牙的根尖部，注射麻醉药 0.5 ~2ml。若需要麻醉相邻几个牙的区域，不必将针全拔出，只需退针至黏膜下，改变注射方向，即可完成麻醉。

2. 牙周膜浸润　用特制的短而细的注射针头，自牙的近中和远中侧刺入要拔牙的牙周膜内，深约 0.5cm，分别注入局麻醉药 0.2ml 即可麻醉该牙的牙周组织。

特点是损伤小，出血少，不易产生并发症，但注射时要提前告知患者疼痛明显。

三、阻滞麻醉

将麻醉药注射到神经干或主要的神经分支周围，以阻断神经末梢传入的刺激，使该神经所支配的区域痛觉消失。

阻滞麻醉具有麻醉强度大、麻醉药用量小、麻醉范围广的优点，也有操作较难、注射较深、使用麻醉药浓度高，易产生并发症等缺点。

（一）上牙槽后神经阻滞麻醉

将麻醉药注射到上颌结节后上方，以麻醉上牙槽后神经，又称上颌结节注射法。本法适用于上颌磨牙的拔除以及相应的颊侧牙龈黏膜和上颌结节部的手术(图 3-2)。

注射方法

1. 口内注射法　一般以上颌第二磨牙远中颊根相对应的口腔前庭沟处为进针点;上颌第二磨牙尚未萌出者,则以第一磨牙的远中颊根相对应的前庭沟处作为进针点;在上颌磨牙已缺失的患者,则以颧牙槽嵴为标志,从其远中的前庭沟处进针。注射时,患者采取坐位,头微后仰,上颌牙𬌗平面与地平面成 45°,半张口,术者用口镜将口角向后上方牵开,以显露进针点。注射器与上颌牙的长轴成 45°,向上、后、内方向推进,进针时针尖沿着上颌结节弧形表面滑动,深约 2cm。回抽无血,即可注入麻醉药液 1.5~2ml。

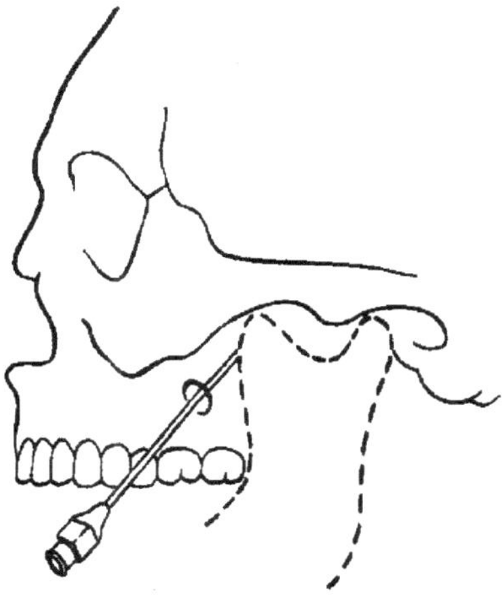

图 3-2　上牙槽后神经阻滞

2. 口外注射法　用手指在颊部扪出颧牙槽嵴,指示颧骨下缘与上颌骨颧突形成的交角,选用 4~5cm 长的注射针,刺入皮肤直达骨面,然后向上、后、内方向推进约 2cm,可注射麻药 2~3ml。

麻醉区域及效果　同侧磨牙、牙槽突及其颊侧牙周组织、骨膜、龈黏膜,第一磨牙的近中颊根除外。一般 5~10 分钟后产生麻醉效果。

注意事项:针尖刺入不宜过深,以免刺破上颌结节后方的翼静脉丛引起血肿。

(二) 眶下神经阻滞麻醉(眶下孔或眶下管注射法)

将麻醉药注入眶下孔或眶下管,以麻醉眶下神经及其分支。麻醉药注入眶下管后可麻醉上牙槽前、中神经及眶下神经末梢支。本法适用于同侧上颌前牙至前磨牙的拔除,牙槽突修整及囊肿、唇裂等手术。

1. 口外注射法　眶下孔位于眶下缘中点下方 0.5~1cm 处。注射时用左手食指扪出眶下缘,右手持注射器,注射针自同侧鼻翼根部外侧约 1cm 处刺入皮肤注入少量麻药;然后使注射针与皮肤呈 45°,向上后外方向进针约 1.5cm,可直接刺入眶下孔,有时针尖抵触骨面不能进入管孔,可注射少量麻醉药,然后移动针尖寻探眶下孔,直到有落空感,表明已经进入孔内。回抽无血,即可注射麻醉药 1~1.5ml。一般 3~5 分钟后即显麻醉效果(图 3-3)。

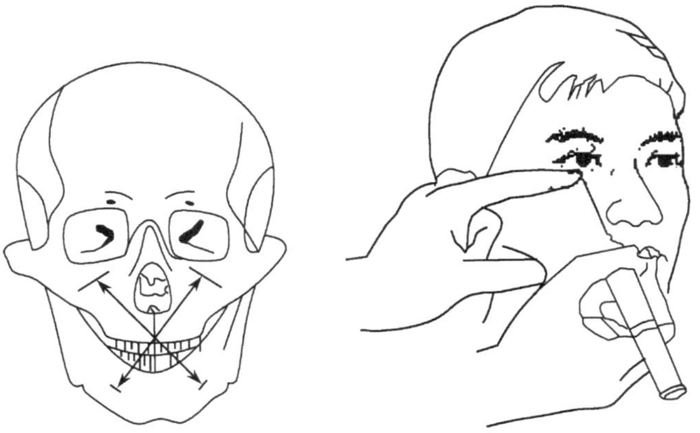

(1)进针方向　(2)口外注射位置

图 3-3　眶下神经阻滞麻醉

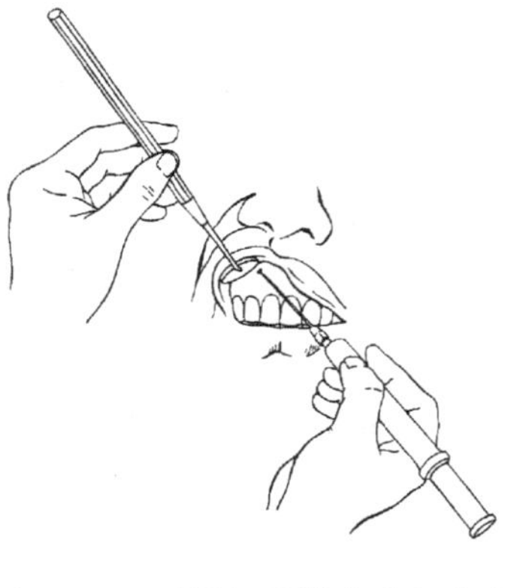

图 3-4 眶下神经阻滞麻醉口内法

2. 口内注射法 患者头稍后仰，术者以左手食指扪得眶下孔，牵引上唇向前上方，注射针与上颌中线成45°，向上于侧切牙根尖相应部位的口腔前庭沟底刺入，向上后外进针，即可到达眶下孔，有时不易进入眶下管（图 3-4）。

麻醉区域及效果：麻醉药注入眶下管内的麻醉效果较眶下孔注射为好，麻醉区域亦较广泛。可以麻醉同侧下睑、鼻、眶下区、上唇、上颌前牙、前磨牙，以及这些牙的唇侧或颊侧的牙槽骨、骨膜、牙龈和黏膜等组织。

注意事项：注射针进入眶下管不可过深，以防损伤眼球；注药量不可太大，以免麻醉眼肌造成复视。

（三）腭前神经阻滞麻醉

将麻醉药注射到腭大孔前缘以麻醉腭前神经，故又称腭大孔注射法。

麻醉方法：患者头后仰，大张口，上颌牙䝟平面与地平面成60°角。腭大孔的体表投影在最后磨牙的腭侧龈缘与腭中缝连线的中、外1/3交点上，此处即为进针点。注射器放置在对侧下颌尖牙与第一前磨牙处，从进针点刺入，往上后方推进0.3～0.5cm，回抽无血，注射麻醉药0.3～0.5ml(图 3-5)。

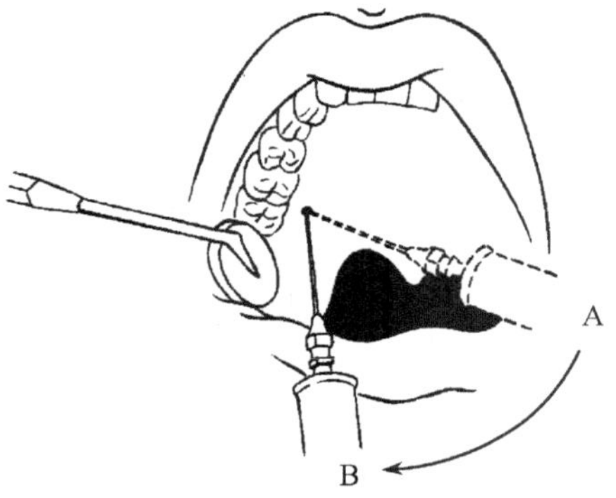

图 3-5 腭前神经阻滞麻醉

麻醉区域及效果：同侧磨牙，前磨牙腭侧的黏骨膜，牙龈及牙槽骨等组织。

注意事项：行腭大孔注射时，注射麻醉药不可过量，注射点不可偏后，以免同时麻醉腭中、腭后神经，引起单侧软腭麻醉而致恶心或呕吐。腭大神经与鼻腭神经在尖牙腭侧相吻合，如手术涉及尖牙腭侧组织时，应同时行鼻腭神经麻醉，或行尖牙腭侧黏骨膜局部浸润麻醉。

（四）鼻腭神经阻滞麻醉

将麻醉药注入切牙孔，以麻醉鼻腭神经，故又称为切牙孔注射法。

切牙孔的解剖位置在左右尖牙腭侧龈缘连线与腭中线的交点上。表面有梭形的腭乳头覆盖。前牙缺失者，以唇系带为准，越过牙槽突往后0.5cm即为腭乳头。

注射方法：患者头向后仰，大张口，注射针自腭乳头侧缘刺入黏膜，然后将针牵向中线，使之与中切牙的长轴平行，向后上方推进约0.5cm，可进入切牙孔。该处组织致密，注射麻醉时需要较大压力，一般注入麻醉药0.25～0.5ml。

麻醉区域及效果：两侧尖牙腭侧连线前方的牙龈、腭侧黏骨膜和牙槽骨突。

注意事项：腭乳头处神经丰富，避免直接从腭乳头刺入以减轻疼痛；尖牙腭侧远中的组织因有腭大神经交叉分布，所以，该处不能获得完全的麻醉效果，必要时应辅以局部浸润麻醉或腭前神经阻滞麻醉。

（五）下牙槽神经阻滞麻醉

将麻醉药注射到翼下颌间隙内，故亦称翼下颌注射法或下颌孔注射法。针尖一般应达到下颌小舌平面以上的下颌神经沟附近，麻醉药扩散后可麻醉下牙槽神经。

1. 口内注射法　患者大张口，下颌殆平面与地面平行。将注射器放在对侧口角，即第一、二前磨牙间，与中线成 45°。注射针应高于下颌牙殆平面 1cm 并与之平行。从翼下颌皱襞中点外侧 3～4mm 处进针，深 2.5cm 左右，触及骨壁即到达下颌骨内面的下颌神经沟。回抽无血，注射麻醉药 1～1.5ml（图 3-6）。

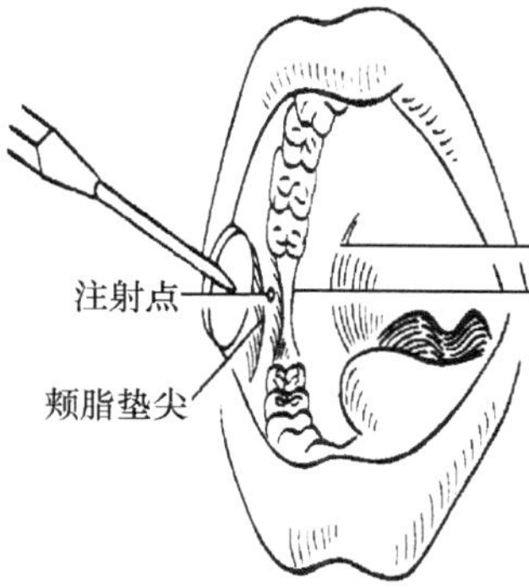

图 3-6　下牙槽神经阻滞麻醉（口内法）

2. 口外注射法　在张口受限，或口内进针区有化脓性感染及肿瘤的患者，可采用本法。注射标志：自耳屏前至咬肌前缘与下颌骨下缘相交点作连线，连线的中点即大致为下牙槽神经沟的投影位置，亦即麻醉药的注药点。在下颌下缘内侧，自下颌角至咬肌前缘的中点为刺入点。在刺入点至注射点之间的连线，即指示针刺入后的行径和深度，用消毒橡皮片，按刺入点至注射点的长度作标记。由刺入点进针，紧贴下颌骨升支内侧，沿指示线推进至标记的深度。回抽无血即注射麻醉药 2～4ml（图 3-7）。

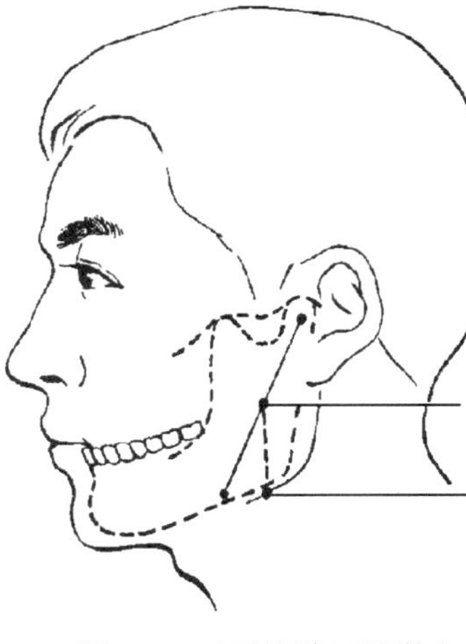

图 3-7　下牙槽神经阻滞麻醉（口外法注射标志）

麻醉区域及效果：麻醉同侧下颌骨、下颌牙、牙周膜、前磨牙至中切牙唇（颊）侧牙龈、黏骨膜及下唇部。约 5 分钟后，患者即感同侧下唇口角麻木、肿胀、探刺无痛。

注意事项：行口内法注射时，为了防止注射失败，在注射麻醉药之前，应注意观察下颌骨形态。可能影响下颌孔位置的因素有：

（1）下颌支的宽度越大，下颌孔到下颌支前缘的距离越大，进针深度应增加。

（2）下颌骨弓越宽，注射针筒应尽量往对侧的磨牙区后靠，即加大与中线所成的夹角角度，以使针头避开下颌骨内斜嵴的阻挡，容易到达下颌孔区。

（3）下颌角的角度越大，下颌孔的位置相应变高，注射时进针点适当上移。

（4）颊部脂肪堆积较多的肥胖患者，需适当加大进针深度，才能触及骨壁。

（六）舌神经阻滞麻醉

舌神经自下颌神经分出后与下牙槽神经向前下方并行；经过翼内肌与翼外肌之间，在相当于下颌神经沟的水平时，舌神经位于下牙槽神经的前内方约 1cm 处。

注射方法：在下牙槽神经阻滞口内法注射后，退针 1cm，注射麻醉药 0.5～1ml，即可麻醉舌神经；或在退针时，边退边注射麻醉药，直到针尖退至黏膜下为止。

在下颌最后磨牙舌侧的后下方 1cm 处注射麻醉药 1～2ml，也能完成舌神经的阻滞麻醉。

麻醉区域及效果：可麻醉同侧下颌舌侧牙龈、黏骨膜、口底黏膜及舌前 2/3 部分。舌有烧灼、肿胀、麻木感，尤以舌尖部更为明显。同时行下牙槽神经麻醉者，一般舌神经麻醉征较下牙槽神经出现早。

（七）颊（颊长）神经阻滞麻醉

颊神经自下颌神经分出后向前下行，在颞肌止端上份进入颞肌鞘膜；在下颌支前缘内侧，与颞肌腱纤维平行往下。大约在相当于下颌磨牙殆面，颊神经离开鞘膜，即呈终末支分布于颊部及下颌磨牙颊侧牙龈、骨膜及附近的黏膜组织。

注射方法：由于行下牙槽神经麻醉的针刺点位于翼下颌韧带中点外侧 3～4mm 处，此进针点周围正是颊神经分布的区域，并接近颊神经干。所以，可在下牙槽神经阻滞麻醉过程中，针尖退至肌层、黏膜下时注射麻醉药 0.5～1ml；还可以在拟拔除磨牙的远中根颊侧黏膜转折处行局部浸润麻醉。

麻醉区域及效果：同侧下颌磨牙的颊侧牙龈、黏骨膜、颊部黏膜、肌和皮肤可被麻醉。局部有肿胀、麻木感。

注意事项：由于颊神经变异较大，阻滞麻醉有时会出现麻醉不全。拔牙需麻醉颊侧牙龈时，临床上常在要拔牙颊侧做浸润麻醉。

第 3 节　口腔颌面外科局部麻醉的并发症

1. 晕厥　晕厥是由神经反射引起的一时性中枢缺血所致的短暂的意识障碍过程。可因紧张恐惧、饥饿低血糖、体弱以及体位不良、闷热、疼痛和出血等引起。

临床表现：头晕、心慌、胸闷、面色苍白、出冷汗、四肢厥冷、脉快而弱、呼吸急促、恶心、短暂的意识障碍或意识丧失，有时还可有心率减慢及血压暂时性下降。

防治原则：麻醉前做好解释工作，消除患者恐惧心理，避免空腹时注射麻醉药。

治疗方法：立即停止注射，迅速放平椅位或置患者于头低位，增加头部血液供应；松解衣领，保持呼吸通畅，用酒精或稀氨溶液刺激呼吸；针刺或指压人中穴；吸氧和静脉注射高渗葡萄糖。

2. 过敏反应　主要是注射酯类麻醉药后，此病不多见，

类型：①即刻过敏反应：少量用药后，立即表现为惊厥、昏迷、呼吸心跳骤停，甚至死亡。②延迟过敏反应：主要症状常见于血管神经性水肿、偶见荨麻疹、药疹、水疱、哮喘及过敏性紫癜。

预防：过敏反应的预防只能是皮试。目前是否在麻醉药使用前常规皮试，还存在争议。中国药典里没有强制要求，但对于有其他药物过敏史或过敏体质的患者，最好选用酰胺类麻醉药，并做术前皮试。

治疗：①急性过敏性休克：较少见。立即吸氧、升高血压、强心、兴奋呼吸、镇静等抗休克治疗。②迟缓性过敏反应：应给予抗组胺类药物和钙剂，如氯苯那敏（扑尔敏）、苯海拉明、钙片等；也可给肾上腺糖皮质激素类药物，如地塞米松口服。

3. 中毒　单位时间内进入血液内的麻醉药量超过分解速度，血液内麻醉药浓度过高而引发的毒性反应。临床发生中毒的常见原因是患者对麻醉药高度敏感和麻醉药在注射时直接注入血管内而引起。

中毒的临床表现可归纳为兴奋型和抑制型。兴奋型表现为：烦躁不安、多话、颤抖、恶心呕吐、呼吸急促、多汗、血压上升，继而出现抽搐、发绀、脉细而数。抑制型：脉搏细弱、血压下降、意识障碍、呼吸困难、心跳慢或停止，直至死亡。

预防：选用毒性较小的麻醉药，了解一次最大用量；深部注射，注射前一定要回抽，防止直接注入血管内。

治疗：轻度中毒者可取平卧位，通畅呼吸、吸氧等。重者应采取吸氧、抗惊厥、补液、升高血压、应用激素等抢救措施。

上述晕厥、过敏、中毒反应，临床上有时应与肾上腺素反应、癔症等相鉴别。

肾上腺素反应：头昏、头痛、口唇苍白、血压升高、脉快而有力。

癔症：有反复发作史，无末梢循环衰竭的症状，可有昏迷，易受暗示等。

注意事项：在排除其他反应之前，切勿轻率诊断为癔症，即使是癔症性昏迷，也要按晕厥处理。

4. 血肿　注射时注射器穿破静脉血管所致，尤其刺破静脉丛更为明显。好发于上牙槽后神经阻滞麻醉、眶下神经阻滞麻醉者。表现为肿胀、黏膜下或皮下出现淤斑，开始为紫色，逐渐变浅呈黄绿色，2～3周才能完全消除。

防治：注意针尖不能有倒钩，注射时不能反复穿刺，以免增加刺破血管的机会，针斜面贴着骨膜滑行，不能进针太深等。血肿发生后应马上冷敷，局部压迫止血。48小时后改为热敷或理疗，以促使血肿吸收。酌情给予抗生素预防感染。

5. 感染　注射针头被污染、进针点消毒不严格、麻醉药感染问题或注射进针过程中穿过感染灶，均可引起感染。最常发生在下牙槽神经阻滞麻醉时，引起翼下颌间隙感染。一般注射后1～5天出现红肿、疼痛、张口受限和吞咽困难。可有低热、乏力、不适等中毒症状。

防治：使用的器械和药品一定要严格灭菌，进针点消毒要完善，避免在进针或抽吸麻醉药时污染针头，不要直接穿刺炎症区域或在炎症区内注射麻醉药。已感染者应尽快抗感染治疗。

6. 暂时性面瘫　下牙槽神经阻滞麻醉口内进针时，由于进针不准确，致使注射针偏向内后不能触及骨壁，或者是超过乙状切迹，直接进入腮腺组织内。若这时注射麻醉药，就会麻醉走行于腮腺内的面神经，从而发生暂时性面瘫。

暂时性面瘫一般不会对患者造成生理损伤，只需等待麻醉作用消失后就能恢复，无需特殊处理。但由于患者医学知识局限，对患者的心理损伤不容忽视。要做好对患者的安慰和解释工作，以免引起纠纷。

预防：下牙槽神经阻滞麻醉一定要触及骨壁，就能有效避免暂时性面瘫的发生。

目标检测

一、A1型题

1. 上牙槽后神经阻滞麻醉口内注射法，进针深度约为
   A. 0.5cm　B. 1cm
   C. 2cm　D. 3cm
   E. 4cm
2. 眶下神经阻滞麻醉口外注射法进针点是
   A. 眶下缘中点下方0.5～1cm
   B. 眶下缘内侧下方0.5～1cm
   C. 眶下缘外侧下方0.5～1cm
   D. 同侧鼻翼旁约1cm
   E. 同侧鼻翼旁约2cm
3. 眶下神经阻滞麻醉口内注射法进针点是
   A. 上颌中切牙根尖部前庭沟顶
   B. 上颌侧切牙根尖部前庭沟顶
   C. 上颌尖牙根尖部前庭沟顶
   D. 上颌第一前磨牙根尖部前庭沟顶
   E. 上颌第二前磨牙根尖部前庭沟顶
4. 腭前神经阻滞麻醉适宜的麻药量是
   A. 0.3～0.5ml　B. 0.5～1ml
   C. 1～1.5ml　D. 1.5～2ml
   E. 2～3ml

5. 牙列完整的患者腭大孔的位置在
   A. 上颌第一磨牙腭侧龈缘至腭中线连线的中外1/3交界处
   B. 双侧上颌第一磨牙腭侧龈缘连线的1/3处
   C. 上颌第三磨牙腭侧龈缘至腭中线连线的中外1/3交界处
   D. 双侧上颌第二磨牙腭侧龈缘至腭连线的1/3处
   E. 双侧尖牙连线与腭中线的交点处
6. 口内法进行下牙槽神经阻滞麻醉时,进针标志点为
   A. 翼下颌韧带中点稍外与颊脂垫尖端交汇处
   B. 腮腺导管口下后1cm处
   C. 下颌磨牙颌平面上1cm
   D. 磨牙后三角区
   E. 翼下颌韧带中点稍内侧

二、名词解释

1. 局部麻醉　2. 阻滞麻醉　3. 晕厥
4. 麻醉药中毒

三、填空题

1. 口腔颌面外科常用的麻醉药分为________和________两类,常用的局麻药物有________、________、________、________、________。
2. 常用的局麻方法包括________、________、________。

四、问答题

1. 常用的局麻药物有哪些？其药理特性如何？一次最大用量是多少？
2. 下牙槽神经、舌神经、颊神经一次阻滞麻醉有何优点及缺点？
3. 试述上牙槽后神经的麻醉方法。
4. 什么是局麻晕厥？如何防治？
5. 什么是局麻中毒？如何防治？
6. 什么是局麻过敏反应？如何防治？
7. 局麻时为什么会出现暂时性面瘫？
8. 局麻时出现血肿常见于何种麻醉方法？如何防治？

第 4 章

牙与牙槽外科

学习要点

1. 牙拔除术的适应证、禁忌证、手术前准备和手术后处理。
2. 牙、牙根、阻生牙拔除术。
3. 牙拔除术常见并发症的发生原因、临床表现和防治方法。
4. 牙槽外科小手术(牙槽突修整术、系带矫正术等)的适应证和手术方法。

第 1 节　牙拔除术的基本知识

一、概　　述

牙拔除术是口腔颌面外科最普通和最基本的手术,是治疗牙病和许多相关疾病的一种古老手段。任何手术都是"双刃剑",在获得治疗作用的同时,也给机体带来损伤。拔牙能造成出血、屏障破坏、引起菌血症,造成牙列的缺损或缺失,影响口腔功能。拔牙过程中还可能产生许多并发症,有些并发症可带来严重后果。手术医生不仅要会熟练操作,还要了解全身疾病对拔牙术的影响,以及拔除后可能带来的全身反应。

注射和拔牙都能使患者产生明显的心理恐惧。解读患者的心理状况,缓解患者精神紧张和拔牙恐惧心理是医生应尽的责任。口腔内有大量病源微生物,拔牙属于污染手术,所以一定要无菌操作,避免感染或交叉感染。

二、牙拔除术的适应证

牙拔除术的适应证是相对的。随着口腔医学的进展,过去很多属于拔牙适应证的病牙,现在已能保留。作为口腔医师,首先要考虑牙的保存,必要时请有关科室会诊,以最大限度地保持功能及美观。

1. 龋病　严重龋坏,用现有的修复方法已无法修复的患牙可拔除。但牙根及根周情况良好,可保留牙根。根管治疗后以桩核、根帽修复,或做覆盖义齿。牙根保留有利于保持牙槽嵴的丰满度,有利于义齿固位和承托。

2. 根尖周病　根尖周病变广泛,已不能用根管治疗、根尖切除等方法保留者。

3. 牙周病　晚期牙周病,患牙牙周支持组织大部丧失,患牙非常松动,采用普通和手术治疗均无法取得患牙的稳固和功能者。

4. 牙外伤　冠折通常可以保存。冠根折应根据劈裂线的位置和患牙牙周情况综合考虑是否保留;根纵折、根中 1/3 以上折断后患牙松动,或保守治疗无法进行者一般为拔牙的适应证。牙体组织基本完整的脱位或半脱位患牙均应复位保留。

5. 埋伏牙 埋伏牙如引起邻牙疼痛和压迫吸收时,在邻牙可以保留的情况下,应予拔除。埋伏牙牙囊间隙增宽,有可能形成囊肿者也应拔除。

6. 阻生牙 反复发生冠周炎,引起邻牙牙根吸收或龋坏,阻生牙本身龋坏时则应拔除。

7. 额外牙 额外牙使邻牙迟萌、牙根吸收或错位萌出,或导致牙列拥挤,或影响面容美观者均应拔除。

8. 滞留乳牙 影响恒牙萌出者应拔除。如恒牙先天缺失或恒牙阻生时可保留。

9. 错位牙 致软组织创伤而又不能用正畸方法矫正者应拔除。

10. 骨折波及的牙 位于骨折线上,影响复位和愈合的应予以拔除。

11. 治疗需要 因正畸治疗需要进行减数的牙;因义齿修复需要拔除的牙;恶性肿瘤进行放射治疗前为预防严重并发症而需要拔除的牙;以及良性肿瘤累及的牙均为拔除的适应证。

三、牙拔除术的禁忌证与术前评估

(一) 牙拔除术的禁忌证

拔牙术的禁忌证不是绝对的,应根据病情及拔牙是否会引起严重的并发症等全面考虑。必要时,需请有关科室医生会诊后决定,术前作好周密的准备与可能发生情况的处理对策。各种原因引起的意识障碍或精神障碍者均不适易拔牙。

1. 高血压 有明显症状或合并心、脑、肾等损害的高血压患者,应禁忌拔牙。无症状与合并症者,可以拔牙。如血压高于24/13.3kPa(180/100mmHg)时,应先行内科治疗,待血压接近正常或稳定后再拔牙。术前应消除患者的恐惧和紧张情绪,在术前1小时可给予适量的镇静剂;术中保证无痛,局麻药选用利多卡因为宜,尽量减少手术创伤及注意局部止血;术后继续用降压药物。

2. 心脏病 心脏病患者如有下列情况之一者应禁忌拔牙:①6个月内发生过急性心肌梗死或有不稳定的心绞痛;②有端坐呼吸、发绀、颈静脉曲张及下肢浮肿等心功能衰竭的症状;③不能控制的心律失常;④明显不能控制的高血压;⑤有三度或二度Ⅱ型房室传导阻滞、双束支阻滞者。

对心功能代偿较好的患者,一般可以耐受拔牙。对冠状动脉粥样硬化性心脏病患者,术前应给予扩张冠状动脉的药物,有助于预防并发症的发生。对风湿性心瓣膜病、先天性心血管病及心瓣膜术后的患者,为预防细菌性心内膜炎,须在术前5~15分钟肌内注射青霉素G 80万U,并于术后继续用药每日2次,至少3日。为方便临床应用,现在多使用阿莫西林(成人2g,儿童50mg/kg)术前1小时口服为标准预防用药。对青霉素过敏者,可选用其他合适的抗生素,如红霉素、克拉霉素等。术前消除患者的紧张与恐惧心理,局麻药宜用2%利多卡因,确保手术无痛。对病情较重的心脏病患者,应请内科医生会诊作适当治疗,有条件者应在心电监护下拔牙。

3. 血液病

(1) 贫血:急性再生障碍性贫血患者禁忌拔牙;慢性再生障碍性贫血患者,应经内科治疗,待病情好转稳定后方可拔牙。轻度贫血的患者,如血红蛋白不低于80g/L,血细胞比容在30%以上,一般可以拔牙。应预防术后出血和术后感染。

(2) 白血病:按病情分为急、慢性两类。急性者应禁忌拔牙。慢性者壮年人居多,有贫血与出血,肝脾、淋巴结肿大,胸骨压痛,血象、骨髓象异常等。如需拔牙应经内科治疗病情缓解后进行,并作好预防出血和感染的准备方可拔牙。

（3）血小板减少性紫癜：主要表现为皮肤或黏膜有淤点、淤斑及内脏出血，常有鼻出血及牙龈、口腔黏膜出血。女性患者可有经血过多的现象。血液检查血小板减少并有形态异常，出血时间延长及血块退缩不良等。如需拔牙，术前先用止血药物，必要时输新鲜血，待血液检查接近正常值后再拔牙。注意术中止血及术后继续用止血药物。

（4）血友病：遗传性血液病，甲乙型均为男性，丙型为男女共患。大多为抗血友病球蛋白（第Ⅷ因子）缺乏，活性凝血活酶生成障碍。轻微损伤即引起难以制止的出血，出血可达数小时至数周。血液检查凝血时间显著延长，但出血时间、血小板计数、血块退缩试验、凝血酶原消耗试验等均正常。血友病患者一般应尽量避免损伤及施行手术。对必须拔牙者，术前应收住院，先输入新鲜血或新鲜血浆或抗血友病球蛋白，使凝血时间接近正常后再拔牙。手术时尽量减少损伤，创口内填置明胶海绵等止血药物后，牙龈拉拢缝合缩小创口。术后继续输入抗血友病球蛋白或新鲜血，直至创口愈合。

4. 肝病　急性肝炎及慢性肝炎活动期，肝功能有明显损害的患者，不应拔牙。因肝不能利用维生素 K 合成有关凝血因子，缺少凝血酶原及纤维蛋白原而致拔牙后易出血。必须拔牙时，术前应作血液凝血功能检查，凝血功能正常可以拔牙。否则应在术前 2～3 日起给予足量的维生素 K、C 及其他保肝药物等；术中加用止血药物；术后仍继续用药。

对肝炎特别是乙型肝炎患者拔牙，应注意病毒防护，避免院内感染。术中应严格无菌措施，术后将用过的器械、布类等用品均须严密消毒。

5. 肾病　急性肾炎和慢性肾炎重证者，不宜拔牙。严重肾病或肾衰竭者，禁忌拔牙。慢性肾炎轻症患者，肌酐清除率大于 50%，血肌酐小于 132.6μmol/L，临床无症状，一般可以拔牙，但在手术前后应注射足量的抗生素，以预防术后发生暂时性菌血症，导致肾病恶化。

6. 糖尿病　糖尿病患者尿糖试验阳性，血糖增高，对感染抵抗力较差，而感染又会加重糖尿病病情。因此，未控制的糖尿病患者不应拔牙。如需要拔牙，空腹血糖应控制在 8.9mmol/L（160mg/dl）以内，手术前后均应给予足量抗生素预防感染。

7. 甲状腺功能亢进　甲亢患者基础代谢率增高，甲状腺肿大，眼球突出，双手震颤，心率加快。重症患者禁忌拔牙，以免引起甲状腺危象。如需拔牙，须经治疗后基础代谢率控制在+20%以内，心率低于 100 次/分时进行。术前消除患者紧张、焦虑情绪，不用含肾上腺素的局麻药物，术前、术中、术后应监测血压，注意预防术后感染。

8. 月经期　患者在月经期拔牙，可引发代偿性出血。一般不主张在月经期拔牙。

9. 妊娠期　在妊娠期的前 3 个月或 6 个月以后拔牙，有可能导致流产或早产，应避免拔牙。如必须拔牙，宜在妊娠期的第 4、5、6 个月时拔除，术前要给予适量的镇静剂和黄体酮等药物，可增加安全性。

10. 口腔恶性肿瘤　肿瘤区内或肿瘤邻近的牙禁忌拔除，应与肿瘤一并行根治性手术，以免肿瘤扩散。位于放疗野中必须拔除的牙，可在化疗药物配合下，在放疗 2 周前拔除。在放疗期间和放疗后的 3～5 年内，不应拔牙，以免引起放射性颌骨坏死。如必须拔牙，手术前后应给予大量抗生素控制感染，并尽量减少手术创伤。

11. 急性炎症期　应根据患者全身状况、炎症发展阶段、手术难易程度等全面考虑决定能否拔牙。如急性炎症已自根尖周扩散波及颌周间隙或颌骨，全身情况较差，或手术复杂，损伤大，拔牙可使感染加重或扩散，应暂缓拔牙。如患者全身状况良好，炎症已局限，手术创伤小，此时在抗菌药物有效控制下拔除病原牙，有利于脓液引流，缩短病程和减少并发症的发生。在急性炎症期拔牙后，须继续加强抗感染措施，预防感染的加重或扩散。

（二）术前评估

禁忌证的大量存在使得很多患牙不能及时拔除，术前安全评估可以使对禁忌证的把握更加准确。

1. 详细询问病史，全面术前检查，关注患牙局部情况的同时，对可能影响拔牙手术实施及预后的各种系统性疾病作出深入的了解和分析。对于患有全身疾病的患者，既要了解所患疾病的类型，更要知道所患疾病的病程和病期，疾病目前控制水平，以便确定当前情况下是否适宜进行手术。同时对疾病发病的前驱症状，应急药物的种类和效果加以记录，以提前发现术中病情的不良逆转，及时有效地采取调控措施。对患者的现用药物逐一筛查，特别注意对拔牙可能产生影响的药物，如抗凝剂等。

基本的检查包括血压，脉搏等生命体征，必要时作心电图，血液生化检查。

链接

美国麻醉医师协会（ASA）术前评估分级

美国麻醉师协会（ASA）于麻醉前根据病人体质状况和对手术危险性进行分类，共将病人分为六级。

ASA 分级标准是：

第一级：体格健康，发育营养良好，各器官功能正常。围手术期死亡率 0.06%～0.08%。

第二级：除外科疾病外，有轻度并存病，功能代偿健全。围手术期死亡率 0.27%～0.40%。

第三级：并存病情严重，体力活动受限，但尚能应付日常活动。围手术期死亡率 1.82%～4.30%。

第四级：并存病严重，丧失日常活动能力，经常面临生命威胁。围手术期死亡率 7.80%～23.0%。

第五级：无论手术与否，生命难以维持24小时的濒死病人。围手术期死亡率 9.40%～50.7%。

第六级：确证为脑死亡，其器官拟用于器官移植手术。

一、二级病人麻醉和手术耐受力良好，麻醉经过平稳。三级病人麻醉有一定危险，麻醉前准备要充分，对麻醉期间可能发生的并发症要采取有效措施，积极预防。四级病人麻醉危险性极大，即使术前准备充分，围手术期死亡率仍很高。五级为濒死病人，麻醉和手术都异常危险，不宜行择期手术。

2. 对口腔情况作全面细致检查，尤其要注意黏膜的色素变化以及牙龈和舌的溃疡或新生物形成。患牙的检查要弄清楚牙体的破坏程度，牙周组织状态，有无瘘管，是否存在增生物。必要时做 X 线检查，充分了解患牙的状况和牙周组织变化，为顺利拔牙做好准备。

四、术前准备

（一）患者术前的思想准备

医师通常会针对患者的病情而进行各种准备，但往往忽视患者心理准备。

一般人都对自己所患疾病有忧虑及焦急心理。多数患者对于拔牙有恐惧心理。此类情况如发生于伴有其他系统疾病的患者，可使伴发疾病因拔牙而加重，甚至产生严重并发症。故应高度重视患者术前的思想准备，以加强患者对治疗的信心及保持情绪上的平衡与稳定。

术前的准备包括应对医院及诊室环境有所布置，使患者一进医院及诊室即有良好的印象。与患者接触的一切工作人员皆应亲切、和蔼、耐心，对患者关心、体贴、同情，耐心听患者叙述病情，并对患者的疑问作出细致的解释，这可增强接受治疗的信心，而这种信心常成为治疗计划能否成功实现的先决因素。

牙拔除术和口腔常用手术，大多在局麻下进行，需要患者的合作及主动配合，故术前应耐心解释。应向患者介绍病情，手术对治疗疾病的必要性，准备进行的手术，术中的感觉，术中应注意的情况及如何配合，估计在术中可能发生的情况，术后应注意的事项等。使患者对治疗有充分的了解，积极主动地配合手术全过程，使手术顺利进行。

（二）术前检查

1. 拔牙前必须对患者的情况有全面的了解，故术前首先要详细询问病史。包括：拔牙或其他手术史特别注意对局麻药的反应，术中及术后的出血情况等；对女性患者还要注意是否是妊娠期和月经期；注意患者的全身情况，特别是对前述有关拔牙禁忌证的情况等。必要时应做各种检查，包括胸透、化验等。

2. 对口腔情况作全面细致检查，然后检查将要拔除的牙，肯定所要拔除的牙符合拔牙适应证。并告知患者以取得患者的同意。

注意将拔除的牙有无龋病，龋坏的大小，是否作过根冠治疗，是否为死髓牙，有无大的充填体及人工冠牙的大小、形态。牙根的数目及有无弯曲或变异（通过 X 线片检查），有无骨质增生，牙及牙根与邻牙的关系如何，等等。

牙周组织情况，有无炎症、肿胀、牙石，牙槽骨的情况，如唇颊及舌侧骨板的厚度，骨的致密度等。

以上检查的目的是要明确下列各问题：拔哪个牙，为什么拔，现在能不能拔，麻醉方法和药物，术中可能出现的情况及对策，准备用什么器械，用什么方法拔除。如果有多个牙需要拔除，应做出全面计划。一般情况下，一次可以拔除一侧的牙。1 周后，如肿胀及不适已消失，可以再拔另一侧的牙。一次能拔多少个牙，要根据具体的情况决定。病牙的分布情况，牙周组织情况，拔牙的困难程度，手术所需的时间，出血量的多少，是否需要作牙槽突修整，患者的身体健康状况以及对创伤的耐受程度等，皆应在术前全面考虑。

拔牙的顺序应根据具体情况决定。如果一次要拔多个牙，一般应先上牙后下牙，先远中后近中。

（三）患者体位

拔牙时可采用坐位或半卧位。拔上牙时，患者头部应稍后仰，使张口时上颌牙的䯅平面与地平面成 45°～90°。手术椅的高度大约为患者的上颌与术者的肩部在同一水平，这可使医师上臂自然下垂，便于用力并避免疲劳。拔除下颌牙时，应使患者大张口时下颌牙䯅平面与地面平行，下颌骨与术者的肘关节在同一高度或更低。术者一般应为右前位，拔下前牙时，应为右后位。

（四）手术区准备

口腔内有多种细菌存在，很难达到无菌的程度，但绝不能因此而忽视无菌操作的重要性。所有应用的器械和敷料均应经严格的灭菌处理。在准备手术野前，应嘱患者取出口内的活动义齿。如牙石较多，应先行洁治。口腔内，特别是术区，可用漱口水冲洗或含漱。如为拔除阻生牙、埋伏牙，或需翻瓣去骨的手术，则口周和面部的皮肤应以 0.5% 碘伏消毒，或用 75% 乙醇擦拭消毒至少 2 次，然后包头，在颌下胸前铺无菌布，或铺孔巾，以覆盖整个面部。口内术区及麻醉穿刺区现在多用 0.5% 碘伏消毒，很少再用 1% 碘酊消毒。可以在口内放置灭菌纱布或棉卷，以隔离手术区，使区内干燥，且可将舌隔开，不致妨碍操作；四只手操作的可由助手吸取唾液及血液，并防止牙及各种碎片滑入咽腔。如有中心吸引的连续吸引装置则更佳。

术者应常规标准手法洗手，流动水冲洗，并戴无菌乳胶手套操作。

（五）器械准备

根据所拔牙位选择拔牙钳及牙挺，并准备牙龈分离器、刮匙。准备作翻瓣、去骨并修整牙槽突时，应准备手术刀、骨膜分离器、骨凿、骨钳、骨锉、持针器、组织镊、剪及缝针、缝线等。总之，应根据手术准备相应的器械。

五、拔牙器械

拔牙器械分为主要器械和辅助器械。主要器械包括牙钳和牙挺。

1. 牙钳 结构是由钳柄、关节和钳喙构成。

分类：按钳喙的不同设计可分为前牙钳、前磨牙钳、磨牙钳、第三磨牙钳、根钳和牛角钳。

链接

牙钳的特点

1. 上颌牙钳的钳柄与钳喙成一条直线或平行线。
2. 下颌牙钳设计的钳柄与钳喙成接近90°夹角。
3. 所有牙钳的弯曲设计都是为了避开口角、颌骨和对殆牙的阻挡，便于牙钳的安放。
4. 牙钳与患牙接触面积大，夹持紧，拔牙成功率高。但比较死板，要求患牙必须能够耐受夹持。

2. 牙挺 牙挺由挺柄、挺杆、挺刃三部分组成。

（1）分类：根据用途及形状可分为直挺、弯挺、根尖挺和三角挺。

（2）特点

1）牙挺使用时与患牙接触面小，易滑脱造成意外损伤，应注意。

2）牙挺的使用有较大的机械效率。

3）牙挺不需患牙完整，只要有可靠支点就行。

4）牙挺使用比较灵活多样，相应的技术性较高。

（3）牙挺的工作原理：

1）杠杆原理：牙挺类似杠杆，支点在重点和力点之间，力臂越长，重臂越短，则重点所获的力越大（图4-1）。

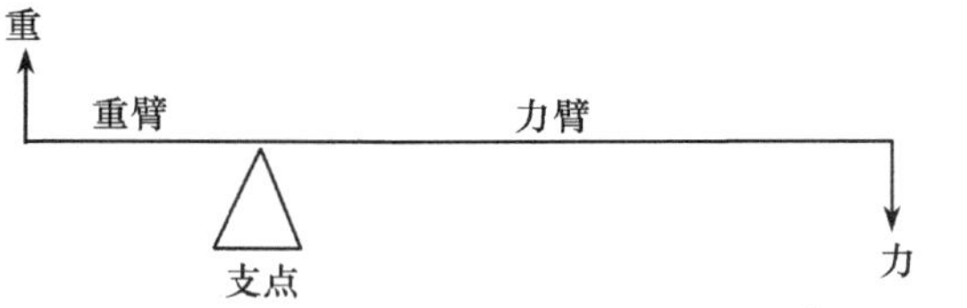

(1) 杠杆原理示意

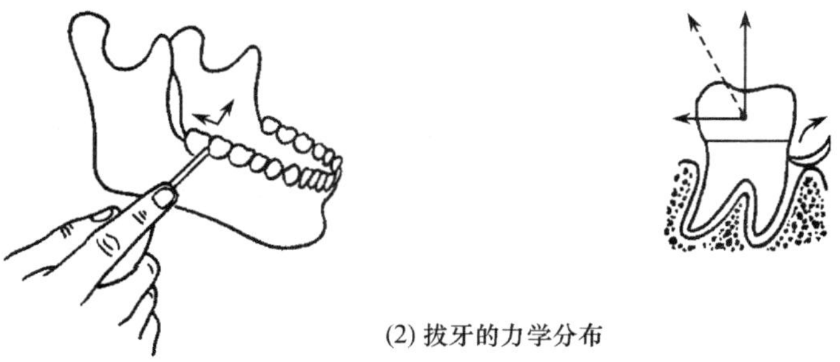

(2) 拔牙的力学分布

图4-1　牙挺力学原理之一

2）轮轴原理：原理与杠杆原理相似，公式为：力×轮半径＝重×轴半径。轮半径越大，轴半径越小，越省力，轮轴原理常与楔力和杠杆原理结合应用（图 4-2）。

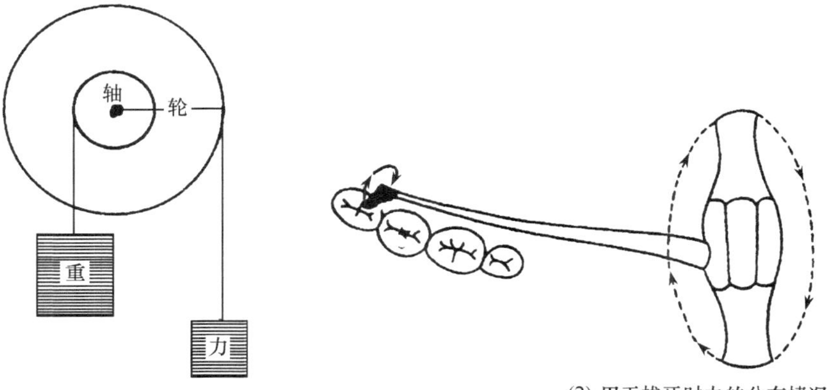

(1) 轮轴原理示意　(2) 用于拔牙时力的分布情况

图 4-2　牙挺力学原理之二

3）楔的原理：牙挺刃在牙根与牙槽嵴之间楔入，此时垂直于挺的力有楔力的作用（图 4-3）。

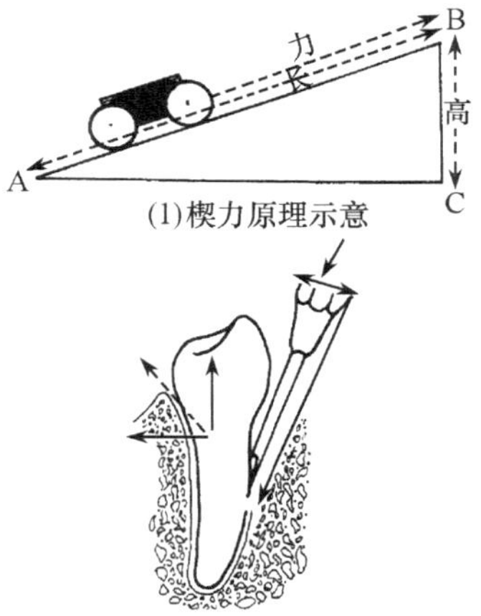

(1) 楔力原理示意

(2) 用于拔牙时力的分布情况

图 4-3　牙挺力学原理之三

（4）牙挺使用时的注意事项

1）绝不能以邻牙为支点，以免挺松邻牙。

2）除拔除阻生牙或颊侧去骨者外，龈缘水平的颊侧骨板不能作为支点。

3）龈缘水平处的舌侧骨板也不应作为支点。

4）挺刃的方向要正确，用力必须控制，要以手指加以保护，防止牙挺滑脱。

3. 辅助器械　主要有刮匙、牙龈分离器、手术刀、骨膜剥离子、骨凿、锤子、持针器、止血钳、缝针、缝线等。

4. 微创拔牙工具　主要有颊拉钩、强力吸引器管、45°角直喷水高速涡轮手机、分牙长裂钻、橡皮咬合垫等。

六、牙拔除术的基本方法和步骤

完成各项术前检查及准备，并且证实麻醉显效后，即可按下列步骤进行操作。

1. 分离牙龈　牙龈上皮紧密地附着在牙颈部，必须完全分离，否则拔牙时易撕裂牙龈，造成牙龈撕裂伤，导致术后出血和术后疼痛。

2. 挺松患牙　对于死髓牙、较牢固的牙、冠部有缺损或充填过的牙，应先用牙挺挺松后再用牙钳，否则，易将患牙拔断。

3. 安放拔牙钳　安放拔牙钳时应注意：①正确选用拔牙钳。②正确安放拔牙钳。③钳喙要夹紧牙体，喙尖要靠近颈部以下的牙骨质处。④要检查钳喙在运动中不伤及邻牙。⑤再一次核对牙位，以免拔错。

4. 拔除患牙　牙钳夹紧牙体后要经过摇动、扭转和牵引等用力方式将牙拔出。注意：摇动时尽量向骨质薄弱的方向用力，有利于扩大牙槽窝，而且不宜断根。扭转只适合单根牙且牙根较圆较粗的，如上颌前牙。牵引应与以上两动作相结合，向阻力较小的方向进行。

5. 处理拔牙创口 用刮匙搔刮牙槽窝，刮去碎骨片、碎牙片及牙槽窝底的炎性肉芽组织，以免引起术后出血、疼痛、感染等并发症。过高的牙槽中隔、骨嵴或牙槽骨壁，会妨碍创口愈合并引起疼痛，影响义齿修复，应用咬骨钳或骨凿进行修整。牙槽窝在牙拔除后都有不同程度的扩大，应用手指垫纱布或棉球，做颊、舌侧向压迫，使之复位。有牙槽骨骨折者，也应立即压迫复位。但如骨折片已游离并与骨膜大部分脱离，则应去除。拔多个牙时，因创口较大，易出现龈缘外翻，应予缝合。经以上处理后，在拔牙创口表面，置消毒纱布棉卷，嘱患者咬紧，30 分钟后去除。有出血倾向的患者，应观察 30 分钟，不再出血后方可离去。

6. 拔牙后注意事项 拔牙当日不要刷牙、漱口，以预防出血。当日可进软食，食物不宜过热，避免用拔牙侧咀嚼。拔牙后勿用舌舔、手摸创口，更不宜反复吸吮，以便保护拔牙创内的凝血块，有利于创口的愈合，防止术后出血。

第 2 节　一般牙拔除术的特点

一般牙指牙体基本完整，萌出基本正常的一类牙齿。不同的牙齿有不同的牙根形态和不同的牙周结构。故拔除时也各有特点。

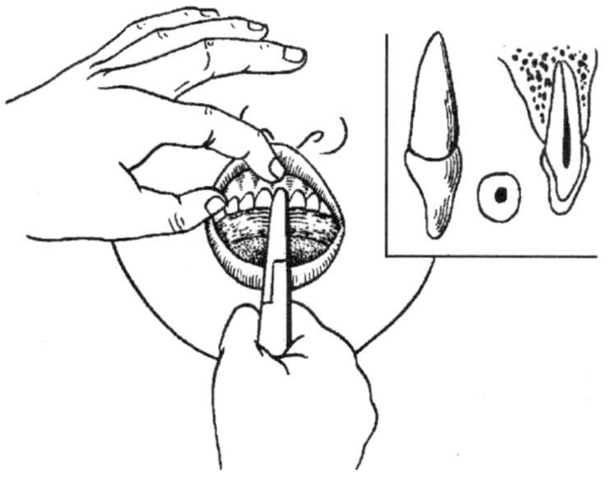

图 4-4　上颌切牙拔除术

1. 上颌切牙 上颌切牙均为单根，中切牙根的横断面为圆形。侧切牙根的横断面为椭圆形。一般根较直，偶有侧切牙根端向远中弯曲者。唇侧骨板较薄，腭侧骨板较厚。拔除时以钳拔法为主，先向唇侧摇，再向腭侧摇，逐渐扩大牙槽窝，适度施以旋力即可拔除(图 4-4)。

2. 上颌尖牙 为牙根最长的牙齿。单根，横断面为圆三角形。唇侧骨板较薄，突出于骨外，腭侧骨板较厚。钳拔法摇动时应先向唇侧摇，注意不要造成唇侧牙槽骨板骨折。循序渐进，也可施以小幅旋力，摇松后向唇𬌗向拔出。牙钳夹持时若唇腭向不能有效夹持，也可近远中向夹持。注意，摇动时用力过大会造成断根。

3. 上颌前磨牙 可以是单根，但根端为多有分叉；也可以是双根，多根发生率不高。根横端面为哑铃型。颊侧骨板较薄，拔除时可先挺动后用牙钳拔除。钳拔时应先向颊侧摇、后向腭侧摇，向腭侧摇的力量应小一些，以免腭侧根折断。前磨牙近远中颈较小，断根后取出较困难。

4. 上颌磨牙 上颌磨牙为三个根，颊侧两个根较靠近，相对细小，腭侧根粗大而较直，横断面为圆形。颊腭根分叉较大。第一磨牙颊侧有颧牙槽嵴加强，所以颊、腭侧骨板都比较厚。第二、第三磨牙颊侧骨板相对较薄。应注意牙根与上颌窦的关系，必要时结合 X 线观察。根分叉较大或牙根与上颌窦较近者，应先分牙，然后逐根拔除。

拔除时应先挺松，然后用牙钳摇动，逐渐扩大牙槽窝口径，松动到一定程度时拔除。

第二、三磨牙根分叉相对较小，拔除方法与第一磨牙相同，拔除相对容易，但应注意不要造成上颌结节骨折。

5. 下颌切牙及尖牙　下颌切牙均为单根，断面呈扁平状，根细而直，唇舌侧骨板均较薄，通常用钳拔法拔除。夹持时应注意不要夹住邻牙，由于结石较易附着，摇动时应注意不要损伤邻牙，要先大致去除结石然后在拔牙。

下尖牙大多为单根，偶有根端处分叉的报道，少数根端 1/3 弯向远中，唇舌侧骨板比切牙稍厚，摇动幅度要小，可施以小幅度旋力，要防止舌侧骨板骨折。

6. 下颌前磨牙　下颌前磨牙多为单根，极少有分叉，根锥形，一般较直，偶有根端弯曲或根端膨大。颊舌侧骨板厚度相当，牙槽骨弹性较上颌小，拔牙阻力较大。拔除宜先挺松而后钳拔，摇动时先向舌侧摇，拔出略向颊方向（图 4-5）。

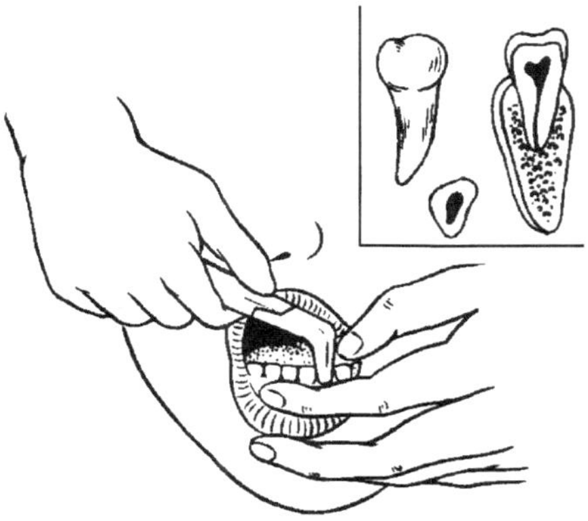

图 4-5　下颌前磨牙拔除术

7. 下颌磨牙　一般为近中、远中两根，也有远中根分为颊舌两根的。第一磨牙根分叉较大，牙根横断面扁平，根端向远中弯曲。颊舌侧骨板均较厚，舌侧骨板相对薄弱一点（图 4-6）。

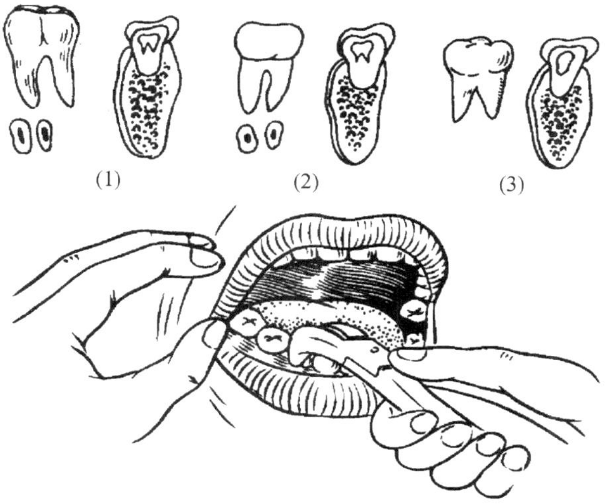

图 4-6　下颌磨牙拔除术

拔除有几种选择 第一：先挺松，然后钳拔。第二：先分牙而后挺松，钳拔。第三：牙周破坏明显者可直接选用钳拔。钳拔时可选下磨牙钳或牛角钳，摇动应小幅度，拔出宜向舌向牵出。

下颌第二磨牙个体相对小，牙根相对细，根分叉不及第一磨牙大，根端常向远中弯曲，有一定比例的融合根。舌侧骨板较薄，拔除宜先挺松后钳拔，钳拔法摇动时多向舌侧摇，拔出时向舌颌向牵出。

下颌第三磨牙由于解剖变异大，多阻生，放在阻生牙拔除术中叙述。

第3节　牙根拔除术

一、残根和断根及断面高点

残根：由于龋蚀破坏，遗留在牙槽窝内时间较久的牙根。由于残根长期受慢性炎症的困扰，表面多有龋蚀，牙周膜间隙增宽，根端肉芽组织形成，加之牙槽骨吸收，根位置较突出，一般来说，拔除时相对容易。但有些牙根受炎症反应影响，牙根与牙槽骨粘连；牙根龋蚀破坏后韧性、弹性降低，拔除也比较困难。

断根：由于外伤或拔牙时牙根折断，遗留在牙槽窝内的牙根。断根牙周情况一般比较接近正常，在牙槽窝内位置可高、可低，与残根相比，拔除相对困难。

临床上断根大多发生在拔牙术中。术中造成断根的常见原因有：牙钳安放不当，钳喙长轴与牙体长轴不一致，或安放不到位，仅夹住牙冠；牙钳选择不当，钳喙与牙冠不吻合；牙冠破坏较重或颈部楔缺较深；老年人牙槽骨钙化增加，牙体组织变脆；死髓牙，去髓牙，牙体组织脆性增加；牙根异常，包括细小根，异常弯曲，额外根；拔牙时施用暴力，急于求成等。

断面高点：牙根折断后，如果是一不规则的单斜面，那么断面最近𬌗方的点即为断面高点。断面高点的意义在于此处牙体弹性较大，撬和楔皆易产生脱位运动，所以应在此处安插牙挺。

原则上所有牙根皆应完全拔除，以免引起术后疼痛，愈合障碍，引起慢性化脓性炎症等并发症。但是，根端无明显炎症，根端1/3折断者，拔除有困难或可能引发严重拔牙并发症者可以不拔。经过长期临床观察证明，此类牙根可以长期存留体内而无任何不良反应。

位置较高的残根和断根，可以经根管治疗后作覆盖义齿，不必强调全部拔除。

链接

牙根拔除的要点

1. 检查清牙根及根周的情况。
2. 良好的照明。
3. 良好的止血。
4. 良好的心理状态。

二、牙根拔除的手术方法

1. 根钳拔除法　适用高位残根或少量去除牙槽骨即能夹持的断根。尽可能夹持较多牙根，避免夹碎或夹滑牙根给拔根造成更大困难。

2. 牙挺拔除法　常用根尖挺或窄小牙挺，有弯直两种。直挺较常用，弯挺虽能避开邻牙、口角阻挡，便于安插，但不易施力。牙挺拔根多用楔和撬法，支点选择大多是牙槽窝壁、牙槽间隔。最关键的一点是把牙挺安插到牙周膜间隙。断面高点处是安插牙挺的适宜位置，没有断面高点可以用辅助方法来制造一个断面高点。增隙法可以提供安插牙挺的空隙和牙根侧向移位的空间。但应注意不要损伤根端的上颌窦或下牙槽神经等。

若牙根较短，挺松后缺乏𬌗向牵出的力量，可以用探针或扩大针插入根管内，轻轻提出。

下颌多根牙，一个根拔除后，另一根仍较稳固，可尝试用“丁”字挺去除根间隔，而后拔出牙根,但需注意"丁"字挺用力过大易造骨折。

3. 翻瓣去骨法　适用于上述方法均不能拔出的,位置较深的牙根。方法已在拔牙的基本方法内叙述,请参考(图 4-7)。

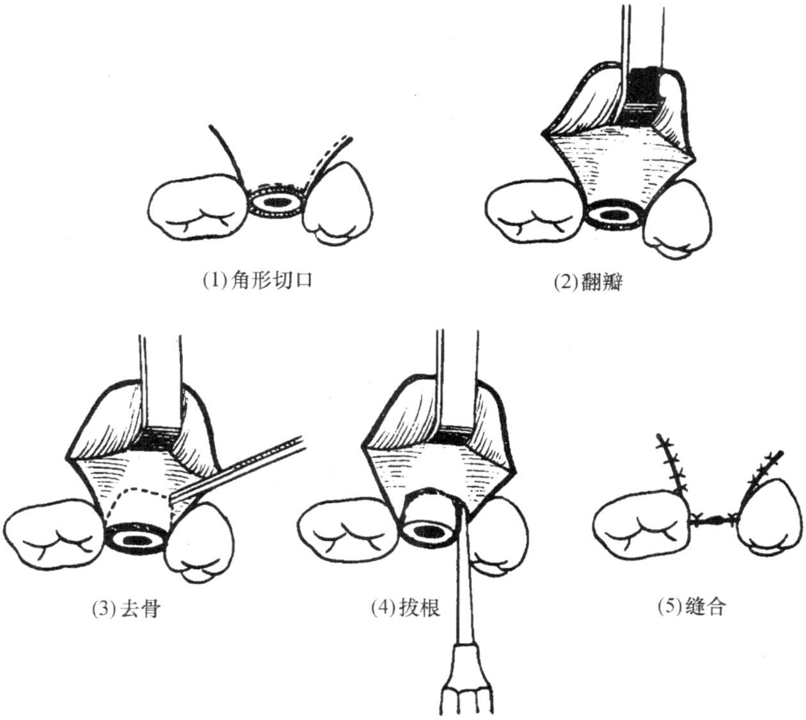

(1)角形切口　(2)翻瓣　(3)去骨　(4)拔根　(5)缝合

图 4-7　翻瓣去骨拔根法

第 4 节　阻生牙拔除术

阻生牙是指牙齿在发育和萌出的过程中,受各种因素的影响,只能部分萌出或完全不能萌出的一类牙。形成阻生牙的原因有多种,最常见的因素是患牙萌出较晚,缺乏足够的萌出位置而引起。临床上最常见的阻生牙为下颌智齿,其次是上颌智齿和尖牙。以下颌智齿为例,叙述阻生牙的拔除方法。

下颌阻生智齿拔除术

(一) 下颌智齿的应用解剖

1. 位置与比邻　下颌智齿位于下颌角与下颌体的交界处。此处解剖结构薄弱,应力较为集中,是骨折好发处。所以下颌智齿拔除时,在去骨、增隙或挺出时一定要注意不要使用暴力,以免引起下颌骨骨折。

下颌智齿位于牙列末端,整体处在下颌体的舌殆侧,颊侧骨板较厚,所以颊侧去骨困难,但适宜作为支点。舌侧骨板较薄,不适宜作支点,挺出时易发生骨折,如果智齿向上拔除困难,也可以选择从舌侧脱位。

下颌智齿与下颌骨关系复杂，根据阻生情况不同，下颌智齿根尖部可以在下颌管上方、接近或牙根嵌入下颌管内。取根时应避免盲目操作，防止牙根推入下颌管内，造成神经和血管的损伤。

智齿的内侧下面有舌神经通过，舌侧切开或去骨时应避免其损伤。

智齿后有磨牙后垫和磨牙后凹。磨牙后垫常被智齿推压、变形，内含疏松结缔组织，术后易出血和水肿。磨牙后凹位智齿与下颌升支前缘之间，内有来源于下牙槽血管的小动脉和小静脉，拔牙时损伤了这些小血管，会造成术中或术后出血。

颞肌的下头肌腱附着于喙突，下颌升支前缘，甚至可以达到智齿的远中。分离时较困难，损伤后易造成术后疼痛和张口受限。

2. 牙体解剖

(1) 牙冠：一般比第一、二磨牙个体要小，发育沟不清晰，有较多副沟。发育沟可以作为劈分时安放凿子的位置，颊沟劈分失败后，也可以用舌沟作为劈分点。由于牙冠萌出不全，在牙冠被牙槽骨覆盖处有牙囊存在。这些牙囊常易感染，内含大量细菌，易引发冠周炎或间隙感染，拔牙后一定要刮除干净，以免引起出血或感染。

(2) 牙根：下智齿的牙根变异最大，类型有单根，融合根，结合根，双根和“U”根，也有三根者，临床虽少见，但拔牙时最易折根。牙根多有过度或异常弯曲，有些弯曲甚至到达 90°，拔除时易折根。术前应结合 X 线弄清楚牙根的情况。

左右阻生智齿的相似率达 70% 以上，一侧拔除后可以帮助判断另一侧的情况。

(二) 阻生牙拔除的适应证

1. 阻生智齿反复引起冠周炎者。
2. 阻生智齿本身龋坏严重或已引发牙髓炎者。
3. 阻生智齿造成第二磨牙远中食物嵌塞或引起第二磨牙龋坏者。
4. 阻生智齿被疑为某些不明原因疼痛的病灶者。
5. 牙列拥挤正畸治疗的预防性拔除。
6. 完全埋伏的阻生智齿有形成囊肿的可能性。

链接

牙根拔除的要点

符合下列情况者可以用龈瓣切除术而保留患牙。

1. 智齿为垂直高位阻生。
2. 第二磨牙后区有足够间隙者。
3. 有对殆牙。
4. 年龄不是太大。
5. 若第二磨牙已经严重破坏，第三磨牙即使阻生可以考虑保存，用作第二磨牙修复的固位体。

(三) 分类

1. 按第三磨牙的牙体长轴与第二磨牙长轴的位置关系分为：垂直阻生，近中阻生，水平阻生，远中阻生，颊向阻生，舌向阻生，倒置阻生（图 4-8）。

2. 根据牙在骨内深度分为高位、中位和低位。

高位：牙的最高点或高于下颌殆平面。

中位：牙的最高点低于殆平面，但高于第二磨牙的牙颈部。

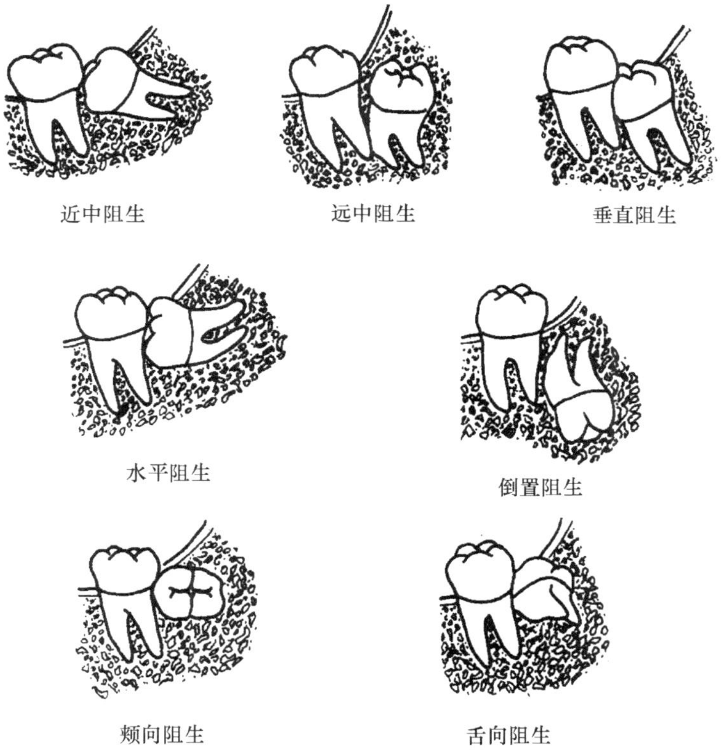

图 4-8　下颌阻生第三磨牙分类

低位：牙的最高点低于第二磨牙的牙颈部。

3. 根据牙在牙列中的位置分为颊侧移位、正中位、舌侧移位。

（四）术前检查

1. 全身检查　从拔牙的禁忌证着手了解情况，可通过辅助检查了解全身情况，必要时做 HIV 检查。另外，年龄越大，骨质弹性越差，手术难度相对加大。

2. 局部检查

（1）颌面部软组织有无红肿、瘘管、颌下淋巴结有无肿大、压痛。

（2）阻生牙的萌出，倾斜程度，确定阻生类型。

（3）第二磨牙龋坏情况，松动度。

（4）冠周有无红肿，盲袋情况，有无溢脓现象。

（5）黏膜有无溃疡，糜烂。

X 线检查：根尖片常用。应注意观察：阻生位置类型，牙根与下颌管的关系。牙根的数目，弯曲变异度，第二磨牙远中有无吸收破坏，牙槽骨有无吸收。有无牙囊阴影等。

（五）阻力分析

由于阻生牙拔除术比较复杂，拔除前需要对其作阻力分析，并设计出解除各种阻力的方法。准备充分，才能减少手术的盲目性。

1. 牙冠部阻力　包括软组织阻力和骨组织阻力。由于萌出不全，软组织很可能全部或部分包绕覆盖牙冠，应作切开以消除软组织阻力，还能避免软组织撕裂。牙冠有骨埋伏时，用增隙或去骨方法消除。

2. 牙根部阻力 短根、单根、锥形根，根尖即使略向远中弯曲，骨阻力也较小，易直接挺出。双根、多根、根分叉较大者或"U"形根，根部阻力较大，难以整体脱位，用分根或去骨法，或二者结合应用，解除阻力，分别拔除。

3. 邻牙阻力 一般是第二磨牙产生阻碍第三磨牙脱位的阻力，尤其近中倾斜阻生和水平阻生。常常需要劈分患牙达到解除邻牙阻力的目的。

（六）拔除方法

1. 麻醉 常规下牙槽神经及舌神经阻滞麻醉，颊侧及远中作浸润。麻药内含有肾上腺素，翻瓣时出血减少，手术野清晰。

2. 冲洗 彻底冲洗冠周盲袋并在盲袋内滴入庆大霉素或其他抗生素液体。切开翻瓣后发现有污染物，仍需冲洗干净。

3. 切口 一般有纵、斜两个切口。纵切口位于第二磨牙远中，最好在下颌升支外斜线的舌侧，长度以充分暴露阻生智齿为宜，一般为 1～1.5cm。斜切口从第二磨牙远中斜向前下，除非必要，一般不要切到龈颊沟底部，否则出血较多，术后可有明显肿胀。一般切开到膜龈联合即可。切开时要切透黏骨膜全层，不然，分离翻瓣时易及撕裂黏骨膜瓣。月剥离子翻开黏骨膜瓣，显露患牙及牙槽骨（图 4-9）。

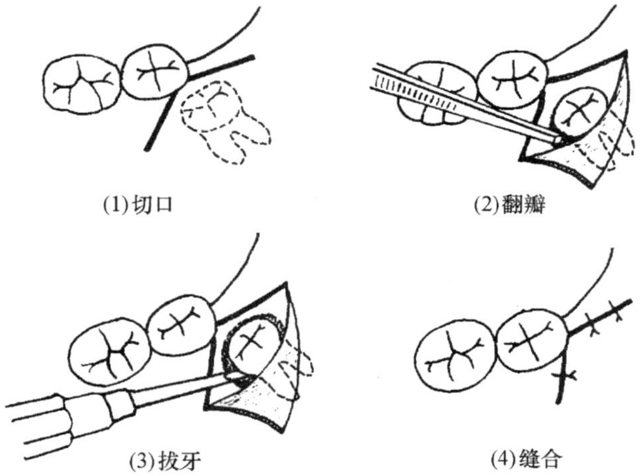

图 4-9 下颌阻生第三磨牙拔除术

4. 凿骨 去骨主要是去除颊侧及远中的骨质覆盖，凿骨量以露出牙冠的最大周径为宜。去骨时可以用骨凿或牙钻去骨。现在已有了专门用于分牙和去骨的大角度异形高速手机和专门的去骨分牙车针。牙钻去骨比较平稳，避免了锤凿的震动。最大的问题是黏骨膜瓣易被卷入而撕裂，应作好保护。去骨后若无邻牙阻力，多数单根牙可直接挺出。去骨不仅会造成牙槽突低平，还可能引发许多术后并发症，如疼痛、干槽症等。如果能用增隙法或分牙法解除阻力，尽量不要采用。

5. 劈分 双根牙，牙根有异常弯曲，有邻牙阻力，缺少脱出口径的病例应采取分牙措施来解除阻力。分牙有纵分，斜分和横分三种情况（图 4-10）。

分牙的方法也是有骨凿劈分和牙钻分牙两种，或二者结合。骨凿分牙的要点有：①牙冠的最大周径应外露。②劈分线要有完善的设计。③骨凿应安放在颊沟或舌沟处，易劈

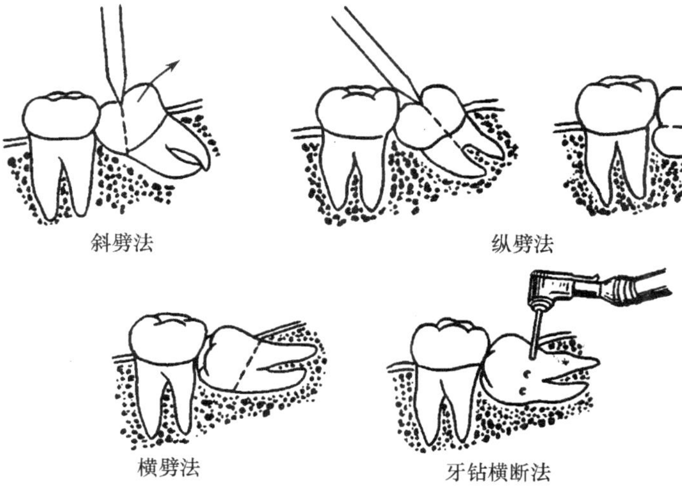

图 4-10　阻生牙的劈分

开。④锤击要体现“脆”字。⑤劈分时下颌角处要给予固定。⑥用牙钻磨出一条沟来，容易劈分。⑦完善保护，防止凿子滑脱，损伤周围软组织。

6. 拔除患牙　劈分后分块拔除。如根部阻力仍较大，可以用增隙法解除。拔出时不可使用暴力，避免造成牙槽骨或下颌骨骨折。使用楔力时注意不要把牙根压入下牙槽神经管。舌侧骨板较薄，易发生骨折，但殆向脱位有困难，也可去除舌侧骨板，选择从舌侧脱出。从颊侧下挺，有时会把断根推向舌侧的舌下或颌下间隙内。如发现牙槽窝突然空虚，断根被推入到舌侧间隙内时，应马上用食指触摸舌侧。如能摸到可按住不动，用刮匙刮出。若摸不到，可 X 线片定位，作舌侧附加切口，给予取出。

（七）拔牙创的处理

1. 刮除分牙和去骨遗留于牙槽窝内的碎牙片，碎骨片。

2. 刮净牙槽窝边缘部遗留的牙囊组织。

3. 牙槽窝内出血不足，应搔刮牙槽窝壁，使血液充盈牙槽窝，形成良好的血凝块，但注意空虚的牙槽窝底应不要用力刮治，防止损伤下牙槽神经。

4. 复位变形的牙槽骨，使创口缩小。修钝锐利的牙槽骨边缘。

5. 缝合切口，但不要缝合太紧，术后易出现肿胀。如果损伤较大，可以用碘仿纱条或碘仿海绵填塞以预防干槽症。

6. 用纱卷压迫创口止血，嘱病人咬紧，压迫 40 ~ 60 分钟，吐出纱卷。

7. 必须时可静脉给予抗生素及激素，以预防感染，减少疼痛和肿胀，给予适当口服的止痛药物。

第 5 节　拔牙创的愈合

拔牙创的愈合受多种因素的影响，愈合的快慢主要取决于机体的状态、拔牙损伤的大小和术后处理是否得当等。一般拔牙创的愈合过程可分为四个环节。

1. 拔牙创出血及血块形成　拔牙后，拔牙创经刮治后很快充满血液，于 15 分钟左右形成血凝块而将创口封闭。血凝块的形成有保护创口、防止感染、促进创口正常愈合的功能。如血凝块因故脱落或形成不良，或没有形成血凝块，创口愈合就会出现障碍，牙槽感染、疼痛等并发症发生的会明显增加。

2. 血块机化 拔牙后，牙龈组织收缩，使拔牙创口变小，这是保护血块及促进愈合的一种反应。最早在术后24小时左右，即有成纤维细胞自牙槽骨壁向血凝块内延伸生长，标志着血凝块机化的开始。3天左右，可见其形成束状，成为幼稚的无定形样结缔组织纤维。这一过程大约至20天以后才最终完成。

3. 骨组织的修复 新骨形成最早在术后1周末开始出现。4周末时，新骨即充满拔牙创，但要到3月后才能完全形成骨组织。半年后，X线片显示与周围骨组织才密度一致。

4. 上皮覆盖拔牙创 拔牙后3～4天，牙龈上皮开始由周围向血凝块表面生长，但其最后愈合（即完成覆盖拔牙创）的时间，差异颇大。最早在第8天即可见上皮愈合完成，最迟至28天仍有未完全愈合者。这与拔牙创的大小，软组织损伤情况等有关。

拔牙创愈合过程应包括拔牙后牙槽骨的修复重建过程。拔牙后早期即可见拔牙窝邻近骨髓腔内充血，成纤维细胞增加，第6天开始有新骨出现，参加整个牙槽骨的重建。此外，拔牙创所在区域颊舌侧牙槽骨骨膜下成骨也成为牙槽骨重建的一环。

临床上拔牙后1周左右，牙槽窝内即开始形成肉芽组织，1～2个月后牙槽窝即可长平，3～6个月后，重建过程才完成，出现正常的骨结构。但是拔牙创愈合过程因拔牙情况和牙槽骨的情况不同，变异颇大。

第6节　牙拔除术的并发症

拔牙作为一种手术，在术中和术后都可能发生一些并发症。术中并发症多为意外损伤，术后并发症多是由于手术创伤而引发的一些临床症状群。学习和了解这些并发症，有利于拔牙并发症的预防和处理。

一、牙拔除术的术中并发症

1. 断根 如果不是有目的分牙，那么术中出现的牙根折断是拔牙术的并发症。断根在拔牙时比较常见，直接的原因是牙根的形态和数目异常或拔牙器械使用不当造成。间接的原因是术前检查不清晰，只凭经验和感觉来判断牙根的形态和数目。还有术中急于求成，使用暴力挺拔。断根后虽然使拔除更加困难。一般熟练的医师应不难拔除。强调检查清此根的位置、走向，断面高点的位置采取楔、撬等拔除断根的办法将其完全拔除。

2. 软组织损伤 比较常见的拔牙并发症。类型有，牙龈撕裂、翻起的黏骨膜瓣撕裂和颌周软组织穿刺伤。

牙龈撕裂常会造成术后出血和疼痛，常见的原因是：①牙龈分离不彻底；②术中牙钳夹破牙龈；③牙钻分牙、去骨时缠绕牙龈。预防处理办法是：尽量完全分离牙龈，安放牙钳时应避开牙龈，如果术中发现牙龈分离不完全应暂停拔牙，重新分离或切割牙龈，达到完全分离后再拔。骨钻分牙时应加以保护，防止牙龈卷入、缠绕、撕裂牙龈。

翻起的黏骨膜瓣撕裂主要是因为：①切口太小，凿骨或拔牙时撕裂。②切口时未能全层切透黏骨膜，剥离时撕裂。③缝合时多次穿割，造成牙龈黏膜撕裂。应设计大小合适的切口，切开完善分离清晰。缝合手法熟练避免多次缝穿，损伤牙龈。

颌周软组织穿刺伤多是由于左手保护不够,右手用力过分,牙挺滑脱所致。应加强左右手配合,防止牙齿突然折断牙挺打滑。如有刺伤,应妥善缝合和预防感染。

3. 牙槽骨和颌骨骨折　牙槽前骨折好发于尖牙的唇侧和上颌第三磨牙的远中。多是由于牙槽骨菲薄,侧向力加大时随牙齿一块倾斜而折断。老年人骨质坚硬,拔牙时也易发生薄弱侧的牙槽骨板骨折。牙槽骨骨折难以预防,主要还是强调拔牙时用力要得当,逐渐加大摇动的幅度。如果发生牙槽骨折,有大量骨膜附着的应给予复位,缝合牙龈使其重新愈合,以免造成牙槽嵴缺损。若只有少量骨膜粘连或完全游离,则应去除残骨,修整牙槽边缘,完全止血,缝合牙龈。

下颌骨骨折较少发生,主要好发于下颌阻生智齿拔除术中,由于凿骨较多,阻生牙位置较低,挺出时用力较大,加之此处为下颌骨的骨折好发处,比较薄弱而形成。应按骨折的处理原则给予处理。

4. 上颌窦穿孔　较好发生于上颌窦较大,牙根与上颌窦底较近或牙根在上颌窦内者。常见上颌第一、二磨牙拔除,尤甚是该区的牙根拔除时。上颌窦穿孔的预防主要是根术前 X 线片,判断牙根与窦底的位置关系。术中应避免过大的楔入力,防止牙根压入上颌窦。若已然穿孔,牙根嵌入,可试着让患者用口鼓气,若鼓气时漏气或有血液从鼻孔溢出,说明上颌窦黏膜也被穿破。若鼓气不漏,可能黏膜层尚未穿通。黏膜未穿通者,可用牙钻扩大牙槽窝口。不要刮挖。用生理盐水向窝底冲洗。大多可以冲出或轻轻取出牙根。若已穿通(完全)则应取出根后用碘仿海绵填塞牙槽窝,缝合牙龈黏膜,试图让牙槽窝内形成已完整的血凝块,阻断口腔与上颌窦。术后嘱患者不可用吸管吸食饮品,不要吸烟。教会患者捏鼻、鼻腔鼓气,呋麻合剂点鼻。若穿通口径较大,应转腭部黏骨膜瓣来覆盖牙槽窝口,应用抗生素预防感染。

5. 颞下颌关节脱位　张口过大或张口时间过长易发前脱位,有关节紊乱或有习惯性脱位者更易发生,应常规手法复位,四头带固定。

6. 误拔邻牙和邻牙对殆牙损伤　误拔邻牙是医疗事故,多是由于不认真、不负责任引起。应立即行再植术并向患者说明情况。医师要树立良好的职业精神和认真负责的态度,杜绝误拔。

邻牙损伤多是由于牙挺过宽,误以邻牙为支点(引起);牙结石过多拔牙时未清除,牙钳安放倾斜,摇动时带动邻牙;左手配合不良未能及时发现邻牙的异常动度等引起。邻牙颈部龋坏,远中牙槽嵴吸收;引起邻牙术后松动,引发牙髓炎,也是邻牙并发症。

对殆牙损伤多是由于钳拔时牙根突然折断或脱出,右手向上拔的力度过大而击伤对殆牙。好发在下前牙拔除术中。

拔牙术中强调不应以邻牙为支点,左手配合感知邻牙的异常动度,邻牙和对殆牙损伤是可以有效预防的。

7. 下牙槽神经损伤　多发生在下颌阻生智齿拔除时,导致下唇麻木或感觉异常。一般情况,下唇麻木多在半年至一年内恢复,感觉神经只要不彻底切断,恢复率较高。个别情况不能恢复。术前应了解下颌管与牙根的位置关系,避免牙根潜入下颌管。术后不要用力刮治较软的根尖窝。若牙根已潜入应小心取出,忌盲目凿骨挖取。术后有术麻症状者,可给予地塞米松消炎,减少水肿,避免坏死。也可应用扩血管药物和营养神经的药物。

二、牙拔除术的术后并发症

1. 术后出血　原发性出血是拔牙后虽经咬合压迫,一直未能止血。继发性出血是拔牙后出血业已停止，而后又因其他刺激又重新出血。拔牙术后出血为最常见的并发症。

术后出血的原因多以局部因素为主。全身因素造成术中术后出血的多是拔牙的禁忌证，应该在术前查明。一旦术前未查，术后引起出血者则不易止血，应该立即与血液科联系会诊。采取输血或有针对性的方法止血。

术后出血与唾液、漱口水大量混合，易引起患者心理恐惧。有些患者虽出血量不大，但表现出面色苍白、心跳加快，看起来极其虚弱、严重。医师应作好患者的心理调整，稳定患者情绪。

术后出血常见原因有：①牙龈撕裂；②牙槽窝内的炎性肉芽组织未刮净；③牙槽口的小血管破裂；④牙槽骨有骨折；⑤咬合压迫不得要领，未能起到压迫止血的作用；⑥患者不遵医嘱，过早取出压迫纱卷或过早用力漱口等所致。

出血较少，以渗血为主者，应用少量云南白药，重新纱卷压迫，即可止血。出血量大，血凝块未能形成者，可给予牙龈缝合，再压迫止血。出现涌血现象者应立即填塞牙槽窝，缝合牙龈再压迫止血。

2. 拔牙术后感染 常规拔牙术后感染的比较少见，复杂拔牙术后可能引起感染。碎牙片、碎骨片 、牙结石、未去净的感染肉芽是感染源。故术前去净结石，漱口和术后刮除异物和肉芽，必要时用双氧水和生理盐水冲洗净伤口，是预防感染的关键。如果有感染发生，应麻醉下刮治牙槽窝，全身给予抗生素应用即可。

3. 术后疼痛 麻醉作用消失后，拔牙创有轻度疼痛是正常的炎症反应，口服止痛药即可止痛。一天后应恢复。术后有严重剧烈的疼痛，口服止痛剂效果不佳或术后2～3日尚有难以忍受的疼痛，则应视为并发症，多是由于损伤较大；去骨时产热引起骨坏死；未能去净碎骨屑或牙槽骨暴露于口腔内，未被牙龈覆盖；牙槽窝血凝块形成不全，牙槽窝内壁外露等引起。术后疼痛应与干槽症相鉴别。

减少拔牙创伤，修整高尖，锐利的牙槽嵴。确保牙龈和血凝块覆盖牙槽骨，就能有效预防术后疼痛。牙槽骨暴露的可修整突出的牙槽骨，重新覆盖外露的牙槽骨，使用止痛剂，即可止痛。

4. 干槽症 以拔牙术后剧烈疼痛和拔牙创愈合障碍为主要临床特征的一种拔牙术后并发症。目前对于干槽症的认识尚不十分清楚。有人命名为纤维蛋白溶解性牙槽炎，有人叫它牙槽痛、坏死性牙槽炎、限局性牙槽炎等。多发于下后牙，尤其是下颌阻生智齿拔除后。发病因素可能与创伤较大，下颌血供较差，纤维蛋白溶解和感染有关系。拔牙术后2～3天出现剧烈疼痛，并向耳颞部，颌下区、颈上部放射。牙槽窝空虚，呈灰褐色，有恶臭味，牙龈边缘红肿。严重者可出现张口受限，颌下区淋巴结肿大，颊部触痛等症状。

治疗原则：充分镇痛，刮净牙槽窝的污秽物，保护裸露骨面不受刺激和促进肉芽组织生长。

治疗方法：阻滞麻醉下，用3%双氧水和生理盐水交替冲洗，用刮匙刮除牙槽窝遗留物，再交替冲洗。只到能看清牙槽窝内壁，有鲜血渗出为止。然后用碘仿纱条填塞。也可以在牙槽窝内上盐酸米诺环素(派里奥)都能起到治疗作用。一般一周后可完全止痛，1～2周可以愈合。

预防：各种文献报道了许多预防干槽症的方法。除尽量减小拔牙创伤，正确处理好拔牙创外。大致都在牙槽窝放置药物。药物有磺胺类、抗生素类、中药六神丸、抗纤溶干血浆类。目前得到广泛认可的是填塞碘仿明胶海绵或填塞碘仿油纱条。

第7节　牙槽外科手术

牙槽外科手术主要是指牙槽突及其周围软组织的门诊小手术，包括义齿修复前准备、系带矫正和瘘管切除修补等。

一、牙槽突修整术

用手术的方式，修整牙槽突上有碍义齿修复的结构（图4-11）。主要是骨尖，锐利骨嵴，牙槽突倒凹，异常的上颌结节等。这些结构影响义齿的承托或就位，修复前必须进行修整。

1. 局部浸润麻醉。

2. 切口　切口形式有梯形、角形、弧形切口，切口的大小根据手术范围来确定。龈瓣的蒂部在前庭沟，角形切口蒂部宜放在基底和远中，全层切开黏骨膜。

3. 用剥离子翻开龈组织瓣，显露骨突，用凿分层去骨。大致用锉平整，将龈瓣复位，用手抚摸是否平整。若不平，可再次修整，直到手感平稳，再次锉平，冲洗净碎骨屑。缝合即可，不必安放引流。用锉时应单向，禁止来回锉。

4. 范围较小的骨尖，可麻醉下切开牙龈，直接用锤击平，不必缝合。

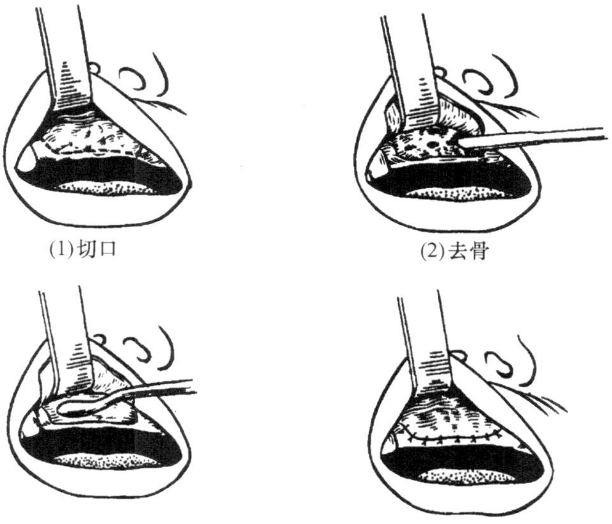

(1)切口　(2)去骨　(3)锉平　(4)缝合

图4-11　牙槽骨修整术

二、骨隆突修整术

主要是硬腭中部的腭隆突及双侧下颌前磨牙舌侧的下颌舌隆突。

隆突表现为不规则的圆形突起，质地硬，表面光滑，黏膜平整，体积较大时影响托牙的固位和承托，应该修整，不影响义齿修复的无需处理。

1. 下颌隆突修整术　局麻下沿下颌牙槽突顶靠舌侧，作弓背向前的弧形切口。全层切开黏骨膜，小心翻开黏骨膜瓣。靠口底处较薄，易破溃（裂），应小心。用凿修整平隆突，锉平，生理盐水冲洗，缝合（图4-12）。

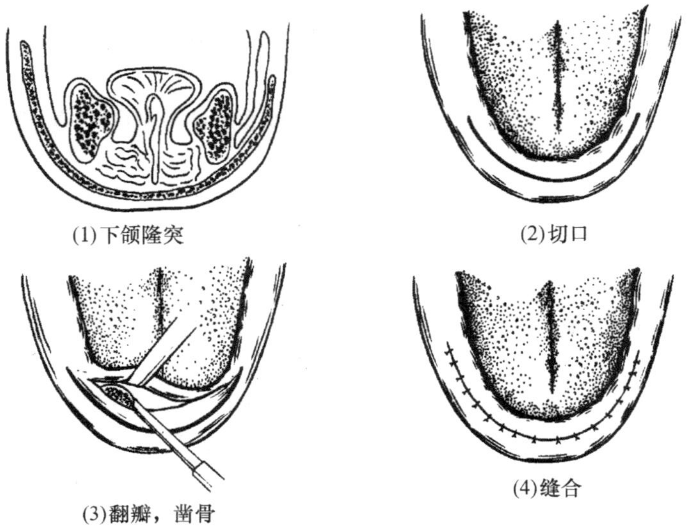

图 4-12　下颌隆突修整术

2. 腭隆突修整术　双侧腭大神经阻滞麻醉，在隆突顶部的腭中缝上作纵切口，两端附四条短斜切口，向两侧翻瓣，用凿去除过大的骨隆突，但要注意不可去骨过多，防止向鼻腔穿孔。锉平后生理盐水冲洗，缝合，碘仿纱条压迫，上覆纱布，固定于两侧牙列上，以防止黏膜瓣下死腔，形成血肿，影响愈合。无牙颌或不能用牙列固定压迫者需作腭护板（图 4-13）。

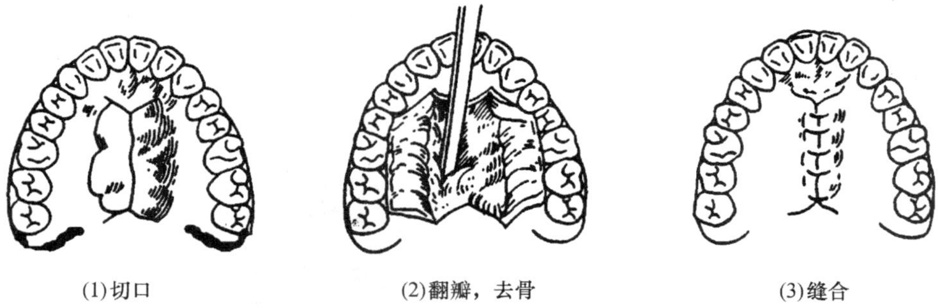

图 4-13　腭隆突修整术

三、牙槽嵴增高术

为了提高托式（托）义齿的固位力，需要对吸收严重的下颌牙槽嵴给予增高，牙槽嵴增高比较传统，但手术形式或植入体都比较单一，近年来手术形式和植入体有较大进展。

1. 骨移植牙槽嵴增高术　传统的形式是牙槽嵴顶部敷贴式植骨。移植体多来自自体的髂骨片或颅骨的外侧板，颅骨外板植入后吸收速度慢，又易成活，但临床病人不乐意接受切取颅骨。由于植骨后需要较多的软组织覆盖，所以黏骨膜要作滑行的组织瓣。一般切口设计在牙槽嵴偏舌侧，翻瓣后修整牙槽嵴顶，不要损伤下牙槽神经，将修整好的骨块放上，修整使其与牙槽嵴顶贴合，用螺钉固定，冲洗，缝合黏骨膜瓣。新的术式称为“三明治”式植骨法,也叫夹层植骨。优点是易于成活,吸收速度慢,但手术复杂,需要更为先进的手术器械。从牙槽嵴的颊侧作切口,向下颌下缘推翻骨膜,作水平截骨,撬起上层骨板,舌侧黏骨膜为蒂,把取好的髂骨块植入,用螺钉或小型肽夹板固定,缝合创口即可。

一般牙槽嵴增高需全麻,需注意麻醉的禁忌证。

2. 非自体骨移植　这方面的报道很多,但得到广泛认可的不多。可以推广应用的是羧基磷灰石为主要成分的生物材料人工骨移植。具体做法是:先将移植生物材料直接植入骨膜下;再把块片状材料作敷贴式或夹层移植。由于移植体不来源于自身,患者易于接受,移植体供应充分,大小和范围可以根据义齿修复的需要来确定。

四、系带矫正术

临床上常见有舌系带过短和唇颊系带附着过于靠近牙槽嵴顶(附着过低),可能影响发音,影响义齿修复,造成切牙间隙关闭困难等,需作手术矫正。

1. 唇颊系带矫正术　上唇系带附着过低,可造成中切牙间隙。牙列缺损或缺失时,唇颊系带由于牙槽嵴的吸收而相对附着较低会影响义齿修复,需要矫正。

局部浸润麻醉,中切牙间隙者,可作唇系带附着点切除,黏骨膜潜行分离,切口缝合,牙槽嵴顶用牙周塞治剂覆盖。系带影响义齿修复者,将系带附着点横切断,潜行分离纵向缝合即可(图 4-14)。

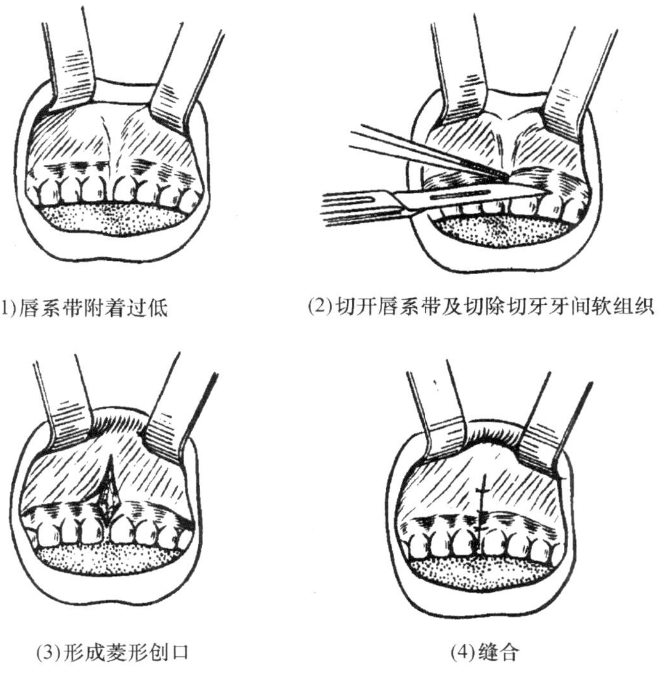

图 4-14　上唇系带修整术

2. 舌系带矫正术　舌系带过短,造成舌不能自由前伸和上挑。向前伸舌时舌尖部呈"M"状。有可能影响到舌腭音和卷舌音的发声。注意:有些舌系带过短的患儿可伴有其他发育障碍,矫正后也未必都能发音清晰。

手术矫正最佳时期为 1～2 岁,幼儿学说话之前。1 岁幼儿可以麻醉下直接剪开系带,

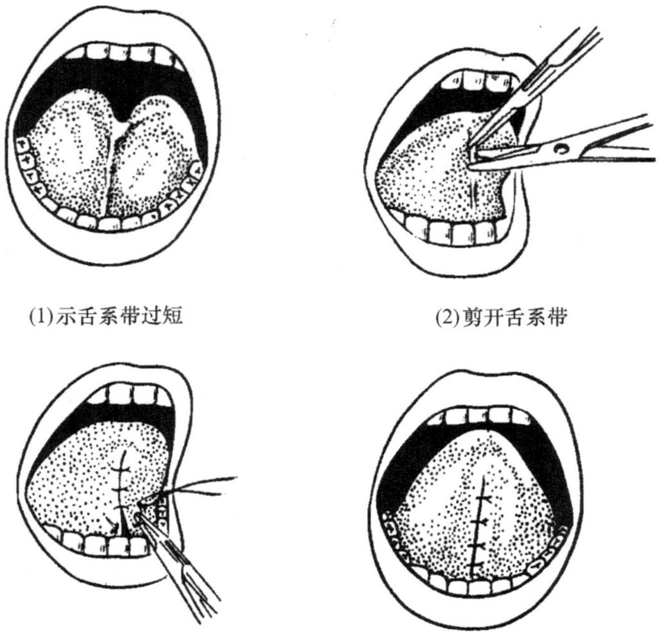

(1)示舌系带过短　(2)剪开舌系带

(3)缝合　(4)缝合后

图 4-15　舌系带修整术

压迫止血即可。3 岁以上患儿及成人应浸润麻醉,夹住舌系带,沿止血钳切开切断系带,不要损伤舌下肉阜的颌下腺开口及舌腹部的小静脉。用手拉舌体向口外,使舌尖能充分伸展。将切口纵向拉拢缝合,术后给予抗生素预防感染(图 4-15)。

五、口腔上颌窦瘘修补术

口腔上颌窦瘘常发生在上颌窦本身发育大,拔牙时穿通上颌窦底将牙根推入上颌窦内的情况下形成。瘘孔较小且无继发感染时,常可自愈;瘘孔较大且无明显炎症时应行即刻修补。陈旧性瘘孔,应在清除上颌窦内牙根及病灶后行手术修补。修补方法有:

1. 颊侧滑行瓣修补术　局部浸润麻醉下,沿瘘孔边缘切开,刮除瘘管内之上皮、肉芽组织及坏死骨组织。在瘘孔之近远中端并大于瘘孔向颊侧龈颊沟底作梯形黏骨膜瓣,剥离掀起该瓣,在瓣的蒂部横断骨膜,使瓣能自如延伸向瘘孔部滑动并在无张力的条件下,充分覆盖瘘孔。然后缝合于瘘孔边缘的黏骨膜创面(黏骨膜边缘应距瘘孔 3 ~4mm)。应采用褥式加间断缝合。如同时行上颌窦根治术,滑形瓣之近中切口应水平延伸与上颌窦根治术切口相连接。上颌窦根治术及口腔上颌窦瘘修补术后,同侧下鼻道应开窗引流。

2. 腭黏骨膜旋转瓣修补术　对位于靠腭侧的较大瘘孔最为适用。方法为,先围绕瘘孔切开黏骨膜,并在骨膜下将瘘孔边缘之黏骨膜朝瘘孔剥离掀起,然后上皮面朝着瘘孔对位缝合。在腭部设计含腭大动脉的黏骨膜瓣,切开、旋转并缝合该瓣于瘘孔颊侧之黏骨膜边缘,即可关闭口腔上颌窦瘘。瓣所在部位之骨创面应用碘仿纱条填塞,并用腭护板压迫(图 4-16)。

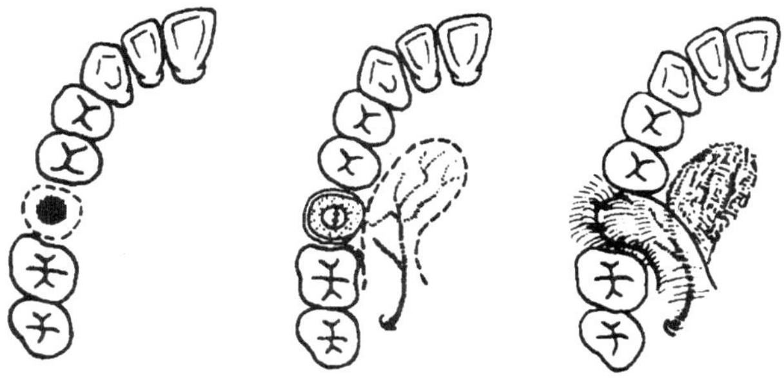

图 4-16　上颌窦瘘腭黏骨膜瓣修补术

目标检测

一、A1 型题

1. 拔牙时血压超过多少时为禁忌证
   A. 16/10.7kPa(120/80mmHg)
   B. 21.3/12kPa(160/90mmHg)
   C. 21.3/12.7kPa(160/95mmHg)
   D. 22.7/12.7kPa(170/95mmHg)
   E. 24/13.3kPa(180/100mmHg)
2. 使用牙挺时正确的是
   A. 以舌侧骨板为支点
   B. 以唇侧牙槽嵴为支点
   C. 以近中或远中牙槽中隔为支点
   D. 以邻牙为支点
   E. 以左手为支点
3. 不是造成干槽症的原因
   A. 创伤　　B. 感染
   C. 纤维蛋白溶解　　D. 局部解剖
   E. 机体抵抗力低
4. 下颌智齿其最高点位于第二磨牙颈部以下
   A. 低位阻生　　B. 中位阻生
   C. 高位阻生　　D. 近中阻生
   E. 水平阻生
5. 拔除上颌尖牙的牵引脱位方向是
   A. 向腭侧向𬌗面　　B. 向唇侧向𬌗面
   C. 向近中向𬌗面　　D. 向远中向𬌗面
   E. 直向𬌗面

二、名词解释

1. 高位阻生　2. 干槽症

三、简述题

1. 拔牙术的适应证与禁忌证。
2. 拔牙术前检查的项目。
3. 牙拔除术的基本步骤。
4. 叙述下颌阻生第三磨牙临床分类方法。
5. 简述拔牙创口愈合过程。
6. 简述拔牙术后的出血原因、预防处理。
7. 干槽症其临床表现和治疗原则是什么,如何预防?

第 5 章

种植外科

学习要点

1. 种植手术的适应证和禁忌证。
2. 种植的生物学基础和应用解剖。
3. 种植手术的基本步骤和成功标准。
4. 种植区骨量不足的处理和骨增量技术。
5. 受植区软组织的丰满度和美学的关系。

第 1 节　概　　述

一、口腔种植学的发展简史

口腔种植学有悠久的历史，是一门古老而新兴的学科，人们在出土的古埃及人颌骨中发现镶有宝石或黄金雕成的类似牙体形状的植入物，它是否类似我们现在的种植体，目前无法证实。Maggiolo 在 1809 年报道用金牙根支持人造冠。后来又有人用铂、银、陶瓷、橡胶、宝石等材料制作人工牙或牙根替代物，植入牙槽窝内，但最终因种植体被排斥而导致修复失败。

真正意义上的种植义齿应从 20 世纪 40 年代开始，Formiggin 用铂丝扭成锥形体，植入人工牙槽窝内，作骨内种植义齿，以后又相继有人用镍铬合金、钴铬合金等作骨内种植或骨膜下种植。但由于当时种植义齿研究只限于临床种植，缺乏理论依据，所以种植义齿失败很多。直到 20 世纪 50 年代，Branemark 提出了骨性结合理论，才使种植学有了很快的发展。同时 Branemark 在实验中又发现钛生物相容性好，可以设计出适宜的外形，是支持骨结合理论临床应用的优选材料。1965 年，Branemark 推出了自己的种植系统——Branemark 种植系统。同时在种植手术上，学者们又都选用较规范的两步法代替以前的一步法，即先将植入体埋入牙槽骨内，待植入体与骨组织形成良好的骨结合后，再行冠部的修复，大大提高了种植义齿的成功率。

随着骨结合理论被术者广泛接受，口腔种植学迅速发展，牙种植系统也越来越多。比较有代表性的除 Branemark 种植系统外，又出现了 Nobel 系统、ITI 系统、IMZ 系统等，使口腔种植学出现了一片繁荣的景象，并形成了独立的种植科学体系。我国口腔种植发展较晚，20 世纪 70 年代开始基础研究和临床应用，80 年代才正式将口腔种植学列入高等医学院校卫生部规划教材内容。1995 年，在珠海召开了首次种植义齿研讨会，成立了全国口腔种植义齿协作组，确定了我国口腔种植义齿成功的标准，为我国口腔种植学健康发展打下了基础。

现在我国大多数市级以上专科医院和诊所都开展了口腔种植。设备及技术越来越规范，成功率越来越高，能接受口腔种植的患者越来越多。

二、口腔种植体的分类

口腔种植体的分类方法较多，目前还没有一个统一的标准，但人们通常按植入部位、种植体的形状和种植方式进行分类。

（一）按种植体的植入部位分类

1. 骨内种植体 是将种植体植入牙槽或颌骨内以支持义齿，是目前临床上普遍应用且证明效果最好的一类种植体。如Branemark种植系统、Nobel种植系统、ITI种植系统等，均属此类（图5-1）。

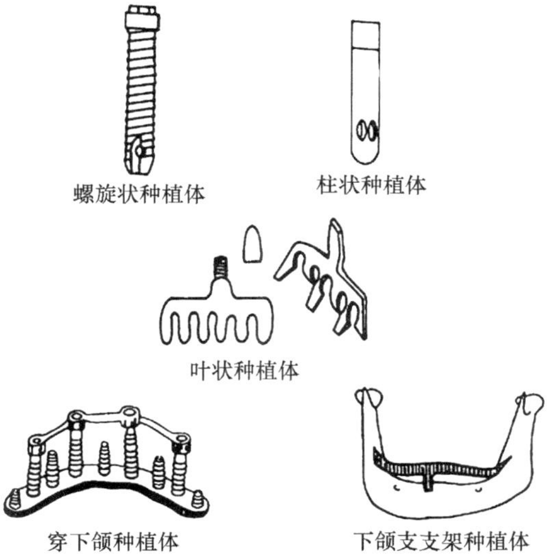

图5-1 各类骨内种植体

2. 骨膜下种植体 是将种植体植入骨膜下的一种植入方式。主要适用于牙槽嵴严重萎缩的病人，植入分两期完成。第一期切开黏骨膜后，取模，制作个别种植支架，第二期再将支架植入骨膜下，种植体周围以纤维包裹的形式愈合。因为此种植入形式可造成牙槽骨严重吸收，所以临床远期效果不好，现在已无人使用（图5-2）。

3. 牙内骨内种植体 将植入体通过牙的根管植入在牙槽骨上，使松牙固定，一般只适用于单根管的前牙或前磨牙（图5-3）。

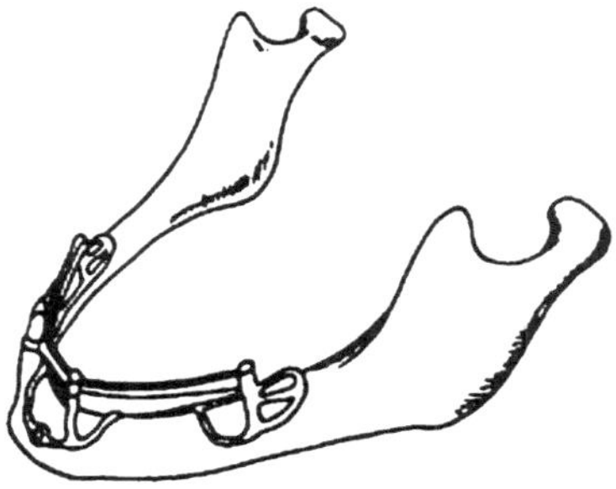
图5-2 骨膜下种植体

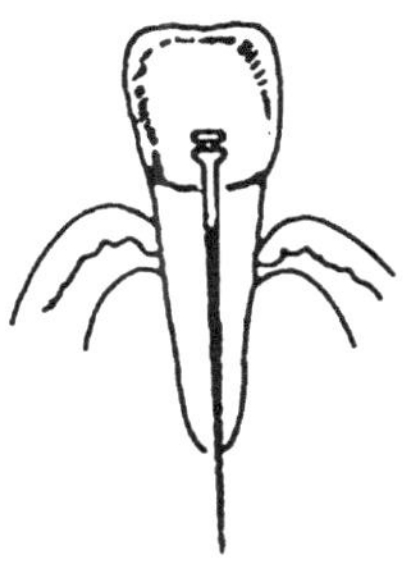
图5-3 牙内骨内种植体

4. 黏膜内种植体 是将圆盘状种植体植入在牙槽嵴的骨膜上黏膜下帮助义齿固位，由于远期效果差，目前已经被淘汰。

（二）按种植体的形状分类

1. 螺旋状种植体 种植体表面有螺纹，采用螺纹可以增大种植体与骨组织的接触面积，同时种植体的螺纹与骨组织的螺纹相互嵌合，提高了与骨组织的结合强度，分为自攻型和非自攻型两种，多为两段式。主要代表有Branemark种植系统。

2. 柱状种植体 此类种植体呈圆柱状，中空，且带有侧孔，也有实心的或者在植入体的一端带有几圈螺纹，表面采用各种涂层技术，如喷涂羟基磷灰石或者钛浆，使其与周围组织形成更好的结合界面，近年来此类种植体也多设计有部分粗螺纹。典型的有两段式的 IMZ 系统，Core-Vent 系统和一段式的 ITI 系统。

3. 叶状种植体和锚状种植体 叶状种植体植入骨内的部分呈薄的叶片状，主要适用于窄的或高度不足的牙槽嵴，锚状种植体是叶状种植体的改进型，植入骨内的部分成锚状，二者均为一段式，与骨组织的界面以纤维-骨性愈合为主，成功率很低，在临床上很少应用。

4. 穿下颌种植体与下颌支架种植体 此二者皆为骨内种植体，主要应用于下颌骨组织严重萎缩的病人，属于种植体的特殊类型。穿下颌种植体是由螺纹柱、固位针与水平板组成。手术时先将螺纹柱部分由下颌骨下缘经下颌骨穿出，再穿过口腔黏膜达口腔。水平板与螺纹柱相连，由固位针固定在下颌骨下缘上。在穿出口腔黏膜的螺纹柱上行义齿修复。此法手术难度大。下颌支架种植体由位于口内悬在牙槽嵴上方的弓形支架和固定双侧下颌支及前牙区的植入固位体组成，采用此种方法作种植的目的是避开下牙槽神经血管来进行种植。因其成功率不高临床上应用也很少。

（三）按植入方式分类

可分为一段式种植体和二段式种植体。

1. 一段式种植体 该种植体基台与体部为一个整体，一次手术完成，修复快。但术后立即受载，成功率低。如叶状种植体、锚状种植体、ITI 系统等。

2. 二段式种植体 分两次手术，愈合期无负载，并且黏膜缝合严密，减少了感染机会，成功率高。常用的二段式种植体有 Branemark 系统和 IMZ 系统等。

三、种 植 材 料

口腔种植体是植入牙槽骨或颌骨内，传递咬合力的装置。种植体植入后是否成功，主要看种植体植入后能否长期稳固，并行使一定的咀嚼功能。种植体成功与否与植入体和骨组织能否实现良好的骨结合有直接关系，而种植体材料的生物相容性又是形成骨结合的基本保障。临床上种植材料可分以下几类：

1. 金属类 具有良好的机械性能，此类种植体有配套的工具，植入的精度高，与牙槽骨之间无间隙。目前主要采用钛及钛的合金，它们有良好的生物学性能和力学性能，是目前应用最多的金属种植体。在化学性能方面，钛是一种活泼元素，在暴露于空气中的瞬间即可在材料表面形成一层菲薄的 TiO_2 氧化膜，这层氧化膜惰性程度高，能有效地防止进一步的氧化和腐蚀，确保了钛的良好生物相容性；在机械强度方面，钛的密度低，机械强度高，弹性模量与其他医用金属相比更接近骨组织，这就使钛具有较理想的生物力学相容性，另外它亦有着良好的机械加工性能。

2. 陶瓷类 陶瓷类生物相容性好，且多数具有引导成骨作用，色泽与自然牙相似，但陶瓷类作为种植材料力学性能差、机械强度差、脆性大、易折裂。目前作为口腔种植还不能单独采用陶瓷材料，而主要应用生物活性陶瓷，如羟基磷灰石在钛及钛合金等金属材料表面进行涂层，涂层后的种植体对周围骨组织有引导再生作用，使其能形成更好的骨结合。

3. 碳素材料 主要有玻璃碳、热解碳，具有良好的化学及生物学稳定性，但作为种植体植入颌骨内时，易使周围牙龈变黑，且加工制作困难，机械强度不如金属材料，临床上很少应用。

链接

IMZ 系统

IMZ 系统是由德国口腔医生 Akirsch 博士于 1966 年发明的，由费亚泰克公司生产。后经 30 年的临床应用和改进，使该系统越来越受欢迎，此系统有内部活动连接件及内六面体的抗旋转设计，可模仿自然牙的轻微活动，并且在基台及上部结构设计上分为美学系列和动力学系列，可适用于不同种类的修复需要。

4. 高分子材料 高分子材料的弹性模量低，有良好的骨适应性。具有代表性的聚四氟乙烯在临床上曾被应用于颌骨缺损，取得了一定效果。但因高分子材料强度低，存在降解与老化等问题，作为口腔种植材料现在很少应用。

5. 复合材料 复合材料主要是应用涂层技术，来克服某种材料的不足，发挥其优点，目前主要应用生物活性材料在金属材料表面进行涂层，如 IMZ 系统体部的表面涂层。由于涂层技术的不断改进，复合材料将成为口腔种植中最有前途的材料。

第 2 节 口腔种植的生物学基础

口腔种植体植入牙槽骨或颌骨后，对咬合力的传导不同于天然牙，天然牙通过牙周组织（包括牙龈、牙周膜、牙槽骨等）完成对牙齿的支持，而种植义齿的周围与天然牙有明显的区别，种植义齿与周围骨组织形成不同形式的结合，决定种植牙的成功与失败。

一、种植体与周围骨组织的界面

1. 纤维骨性结合 是指在种植体与骨组织之间形成一层非矿化的纤维组织。最初曾有人认为这是一层类似牙周膜样的组织，对种植体的固位有帮助，可以替代牙周膜起缓冲作用。但从临床上看这种纤维膜越厚，种植体松动越明显，直至脱落。从病理学观察这是一种异物反应。出现这样的结果一般都是材料生物相容性较差，种植体的外形设计不合理，或手术不规范等原因造成的。

2. 骨结合 种植体与骨组织之间形成非薄不完全的纤维结缔组织膜，或不存在纤维结缔组织，这种结合称为骨结合。有骨结合理论为基础，将种植体设计出合理的外形，使种植体与骨组织形成紧密接触，牢固固位，并能承担一定的咬合力。形成骨结合的材料主要是生物相容性好的材料如钛、钛合金及其涂层材料。

二、龈 界 面

龈界面是牙龈软组织与种植体接触形成的界面。牙龈上皮细胞黏附于种植体的颈部形成生物学封闭也称龈袖口。实际上这种封闭是不能与天然牙和牙龈形成的龈沟底封闭相比的，它是不完全的。种植体的成功与龈上皮细胞与种植体颈部黏附是否紧密有直接关系，一般颈部越光洁黏附效果越好，粗糙面或有悬突异物不利于龈组织黏附，以至破坏生物学封闭状态。

链接

牙槽骨萎缩吸收的局部因素

正常人咬合力通过牙周膜传到牙槽骨，这是生理性刺激，可刺激骨生长，调节骨吸收与再生，使其保持一定范围的平衡，而义齿基托直接附着在牙槽骨的黏膜上，对牙槽骨是一种病理性刺激，使其造成骨吸收，而吸收的多少与所承载的压力有一定关系，压力越大吸收越多。由于前牙脱落得晚，即使与后牙同时脱落，但因其义齿修复后，咬合压力没有后牙大，所以，牙槽骨吸收一般较后牙少。

第3节 口腔种植术的应用解剖

一、上颌骨的应用解剖

上颌骨骨质疏松，皮质骨薄，并且有较大的上颌窦腔，前牙区紧邻鼻腔。一般情况下磨牙及前磨牙脱落或治疗拔除的较前牙早，所以牙槽骨吸收的程度较前牙多，并且前磨牙及磨牙区紧邻上颌窦腔，缺牙后牙槽嵴萎缩，平均高度值仅为5～8mm，另外有些人上颌窦腔较大。所以在种植上颌磨牙区及前磨牙区时必须通过X线片检查来确定骨量是否充足，如骨量充足，可直接种植。如上颌窦底骨质有限，种植时可能穿通上颌窦，可先行上颌窦底提升术后，再进行种植手术。

上前牙种植时应注意唇侧骨量，因上颌牙槽嵴的唇侧较薄，方向不准确时，可能从唇侧穿出。同时要注意牙槽嵴顶与鼻底的距离，否则种植体若从鼻腔穿出，可导致种植失败。尖牙区位于鼻腔与上颌窦之间，该区段为实质性，且厚度也大于前牙区，此区为种植的理想区段。

链接

上颌窦提升手术

局部麻醉后，在同侧上颌前庭沟切开黏骨膜，剥离黏骨膜瓣，显露上颌窦外侧壁，用球钻在外侧壁钻孔，只钻透骨壁，用骨凿去骨开窗，注意不要损伤上颌窦黏膜，暴露上颌窦黏膜后，用黏膜剥离子将上颌窦黏膜贴骨壁仔细分离，并向上抬起1～1.5cm，将准备好的半层自体髂骨或人造骨粉植入其内，使之与周围密切接触无间隙，缝合前庭沟黏骨膜。

二、下颌骨的应用解剖

下颌骨骨质较致密且有上下皮质骨，下前牙脱落或拔除一般较下后牙为晚，吸收相对较少，所以，前牙区骨段即两颏孔之间骨质较多，种植手术又不会损伤下牙槽神经，此处为种植的有利区段。

下颌种植需注意的解剖结构是下颌管和颏孔。下颌管是行下颌磨牙种植时特别要注意的解剖结构。下颌管在升支处距前缘较后缘为近；在下颌体处，距下缘较牙槽缘为近；距舌侧骨板较颊侧骨板为近。按种植手术的要求，植入体在舌侧、颊侧都需要2～3mm的骨质存在。种植体距下颌管的距离至少也需要2mm。下颌因牙槽骨萎缩后，下颌磨牙区的牙槽嵴距下颌管近。在行种植术时，易损伤下牙槽神经。所以术前必须经X线测量计算出牙槽嵴距下颌管的距离，如骨量充足时可直接种植，如骨量不足，可先在植牙区植骨，然后行种植术。

颏孔是下颌种植手术的重要标志，颏孔位于第二前磨牙根尖下方，行下颌种植时至少距颏孔2～3mm以上，以免损伤颏神经。

第4节 口腔种植手术

一、口腔种植手术的适应证与禁忌证

口腔种植义齿较其他义齿修复相对复杂，它需要手术来完成种植体的植入。患者是否符合手术的适应证，应根据口腔情况而定。

（一）种植手术的适应证

1. 全口缺牙，尤其下牙槽骨严重萎缩，用传统义齿修复方法固位困难者。
2. 磨牙缺失，或者游离端缺牙者。
3. 上下颌部分或个别牙缺失，邻牙不能做基牙或避免邻牙损伤者。
4. 颌骨缺损或外伤后采用常规的修复方法失败者可采用种植义齿进行功能性修复。
5. 种植区口腔黏膜健康，有足够厚度的附着龈。
6. 种植区有足够宽度和厚度的骨质。
7. 对正畸治疗需做种植支抗者。

（二）种植手术的禁忌证

1. 全身情况差或有严重系统疾病不能耐受手术者。
2. 严重的糖尿病，术后造成感染的机会大，应在糖尿病得到控制后进行手术。
3. 颌骨上有良性、恶性肿瘤者。
4. 口腔内有急、慢性炎症的患者，应在治愈后进行手术。
5. 严重的习惯性磨牙症。
6. 某些骨性病变，如骨质疏松、骨钙化不良等疾病。
7. 口腔卫生差者。
8. 精神病患者。

二、种植器械及工具

1. 种植机 由主机、马达和机头三部分组成，机器具备调节速度和冷水降温系统。输出速度：高速为2000r/min，低速应在20r/min。

2. 钛质种植工具 包括种植体的钛架、钛盒、钛镊、定方向的标杆、长度测量仪等。主要用于在手术中抓取种植体，测量牙槽窝的深度和制备牙槽窝的方向等。这些工具均由钛制成，目的是防止异种金属元素对钛种植体污染，造成对种植体生物相容性的影响。

3. 钻头 包括球钻、裂钻、定向钻、肩台钻、扩孔钻、半圆形钻、丝锥。一般应用圆柱状种植体时用球钻、裂钻、定向钻、扩孔钻后，用半圆形钻。螺旋状种植体用球钻、裂钻、定向钻、扩孔钻之后用丝锥形成螺纹。

4. 骨挤压器 由钛材料制成的不同型号的挤压器具，目的是通过挤压制备合适的牙槽窝，以增加牙槽窝周边骨质密度。

5. 种植体连接器及螺丝扳手 包括机用对角连接器、手动对角连接器、种植体四方扳手、种植体固定扳手、各种螺丝扳手、螺刀等。

三、术前准备

术前全面检查患者全身情况，如血压、脉搏、呼吸、血象、心电图、胸部透视及肝肾功能。同时还要重点检查颌骨高度、厚度、咬合关系、颌间距离。并通过X线片了解颌骨密度，牙槽嵴顶距上颌窦或下颌管的距离。测量方法是：用烫软的蜡片包裹钢珠，将包钢珠的蜡片咬在植牙区，拍全颌曲面断层片，再按公式计算出牙槽嵴顶至下颌管（上颌窦）的距离：

牙槽嵴顶距下颌管的距离（mm）= 钢珠直径（mm）×X线下颌管距牙槽嵴顶的距离

(mm)X 线钢珠直径(mm)上颌窦底与牙槽嵴顶距离同法计算。

然后,取上、下颌石膏模型,将患者口腔颌关系转移到颌架上,在石膏模型上确定种植体的植入方向。如果患者口腔内有牙齿时,还要常规洁治。

四、种植手术

(一) 麻醉与体位

与其他口腔手术一样常规消毒铺巾,种植手术主要采用局部麻醉,上颌可选用眶下孔、上颌结节、腭大孔、切牙孔注射法,做相应神经阻滞麻醉,也可用局部浸润麻醉。下颌采用下牙槽、舌、颊神经阻滞麻醉。麻醉药一般选用碧蓝麻或2%利多卡因或用0.5%布比卡因,可加适量肾上腺素。上颌种植时病人取仰卧位,下颌种植时病人以半坐位为宜。术者一般在患者头部的右侧,助手在左侧。

链接

种植义齿的口腔卫生维护

种植义齿的表面会有菌斑及结石的存在。尤其颈部的卫生状况,对种植义齿能否长期稳固有很大影响,所以维护口腔卫生是极其必要的。维护口腔卫生包括患者自我维护和医生的随访、检查。自我维护要嘱患者刷牙、漱口以及使用牙线清除两种植体之间的食物残渣及菌斑等。医生的随访和检查要定期进行,检查种植义齿周围牙石及菌斑的附着情况,发现时应给予清除。

(二) 螺旋种植体的植入术

主要介绍二段式螺旋种植体的手术。手术分两次进行。

1. 第一次手术(固位体植入术)

(1) 切口:局部麻醉后,距牙槽顶唇侧2mm处切开黏骨膜,再在切口两侧向舌侧做辅助切口使之成矩形,向舌侧翻起黏骨膜瓣,暴露牙槽嵴顶。此切口可避免种植体位于切口线以下而造成的创口裂开、种植体外露等并发症。

(2) 制备种植窝:在充分显露的牙槽嵴顶上,用骨锉或裂钻修整骨面,然后按以下步骤制备种植窝:

1) 用球钻或先锋钻在预种植处钻开骨皮质。

2) 换用裂钻钻到指定的深度。

3) 用标杆插入种植窝查看种植方向,如方向不对可适当地调改。

4) 用定向扩大钻将种植窝扩大,直至扩大到需要的宽度(图5-4)。如有骨挤压器可用挤压器逐步挤压扩大牙槽窝,此法可使种植体周围的牙槽骨密度增加。

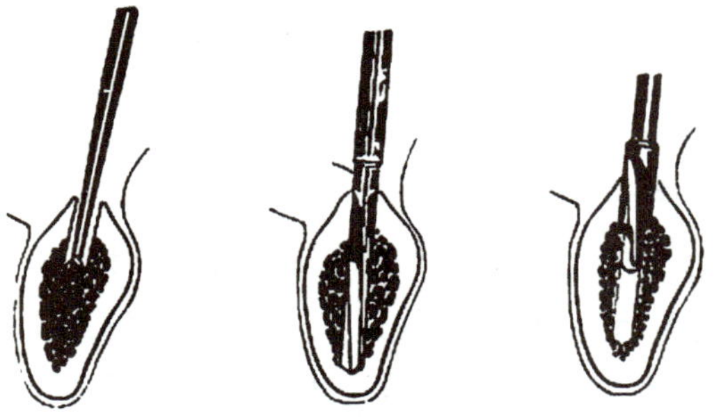

(1)一级裂钻制备牙槽窝　(2)二级裂钻扩大种植窝　(3)定向钻扩大种植窝上半部分

图5-4　制备种植窝

(3) 制备骨壁上的螺纹:选用配套的钛质攻丝,用扳手将攻丝旋入孔腔,再从反方向旋出攻丝,螺纹制备完毕。

(4) 植入体部:将种植体用手动扳手旋入制备的牙槽窝内,注意骨壁上所制备的螺纹应与植入体的螺纹相吻合,且用力不要太大,否则会破坏骨壁上的螺纹。最后旋入覆盖螺丝,彻底冲洗。

(5) 缝合:采用褥式或间断法缝合黏骨膜,缝合时黏骨膜必须严密,种植体不能有丝毫外露。

(6) 术后注意事项:术后常规口服抗生素,保持口腔卫生,用含漱液或生理盐水漱口,7天后拆线。如原来有义齿,待局部黏膜愈合后可经调改继续戴用,若发现术区黏膜有裂开或穿孔,应及时进行处理。

2. 第二次手术 待第一次手术后,上颌经4个月、下颌经3个月,种植体与颌骨间完成骨结合,再进行第二次手术,安装基台。

(1) 切开:切开使用尖刀或特制环形刀进行。首先根据上次手术记录、X线片、扪诊确定种植体大致的位置,用尖刀刀尖沿覆盖螺丝周围环形切除覆盖于覆盖螺丝上面的黏骨膜。也可在确定种植体位置后置环形刀于其上,敲击环形刀柄,靠压力切除覆盖螺丝上面的黏骨膜。使覆盖螺丝充分暴露。

(2) 安装基台:旋下覆盖螺丝,清除固位体上口表面的骨组织和软组织,测量牙龈厚度,根据牙龈厚度和颌间距离选择适当的基台,再将基台置于固位体上,基台就位后旋紧中心螺丝,用金属杆状器械敲击基台,如发出清脆的敲击金属声,证明衔接就位良好。

(3) 缝合伤口:基台两侧牙龈伤口可做环抱式缝合。

五、种植手术的并发症

1. 伤口裂开 缝合过紧或过松,尤其在诱发感染的情况下,更易导致局部伤口裂开,应及时清创再次缝合。

2. 出血 由于种植数量多,手术剥离的范围过大,可造成出血过多,出现黏膜下或皮下出血。所以术中操作时应仔细,切忌粗暴,对皮下出血者,早期冷敷,晚期热敷。因全身因素有出血现象者应对症处理。

3. 下唇麻木 多因手术中剥离时损伤了颏神经或种植体植入时直接压迫下牙槽神经所致,前者多数能够恢复,后者应取出种植体,避开神经重新植入。

4. 窦腔或鼻底穿通 上颌种植时,由于骨量不足容易穿通上颌窦或鼻底,造成种植体周围感染,应立即取出种植体。

5. 感染 多因无菌操作不严格,种植体缝合不严等因素造成。

6. 种植体从唇颊或舌侧骨壁穿出 由于骨壁厚度不够,以及种植方向的需要,可能使种植体由唇颊或舌侧骨壁穿出,使种植体失败。所以术前应检查种植区骨的厚度,必要时可植骨或使用人工骨粉,以增加牙槽骨的厚度。

六、种植手术的成功标准

口腔种植技术经过多年摸索过程后,基础理论及临床技术都有很大进步,种植的成功率明显提高,接受种植手术的人越来越多,开展种植手术的医疗单位也逐渐增多,为此种植成功的标准也备受各国口腔种植学专家的重视,从20世纪70年代开始,国内外不断地有各自的标准提出。

1978年,美国国立卫生研究院(NIH)研讨会提出以下口腔种植成功的标准:①种植体在任何方向的动度小于1mm。②放射线检查,X线片上所显示的种植体周围射线透射区,无明确的成功标准。③垂直方向骨吸收不超过种植体的1/3。④允许有治愈的牙龈炎,无症状、无感染、无邻牙损伤、无感觉异常及麻木,无下颌管、上颌窦及鼻底组织的损伤。⑤5年成功率达 75% 。

1982 年,Crainin silverbranch sher 等提出口腔种植标准:①种植体能行使功能 5 年以上。②种植体颈部 X 线无明显蝶形暗区。③按 Mahleman 指标,牙龈无出血。④无痛也无叩痛。⑤种植体不松动。⑥种植体周围无肉芽肿及龈增生。⑦X 线下种植体周围无间隙增宽。

1986 年,瑞典 Albrektsson zarb 等提出的口腔种植成功标准:①种植体无动度。②X 线显示,种植体周围无透光区。③种植体功能负载 1 年后垂直方向骨吸收小于 0.2mm/年。④种植体无持续性或不可逆的症状,如疼痛、感染、麻木、坏死、感觉异常以及下颌管损伤。⑤ 5 年成功率 85% 以上,10 年成功率 80% 以上为最低标准。

我国于 1995 年在珠海召开的全国首次种植义齿研讨会上,确定了我国口腔种植成功的标准:①种植体在行使支持和固位义齿功能的条件下,无任何临床动度,功能好。②种植后无持续或不可逆的下颌管、上颌窦、鼻底组织的损伤、疼痛、麻木、感觉异常等症状,自我感觉良好。③放射学检查,种植体周围骨界面无透射区。④垂直方向的骨吸收不超过种植手术完成时植入在骨内部分长度的 1/3,横行骨吸收不超过 1/3,种植体不松动。⑤龈炎可控制。无与种植体相关的感染。⑥对邻牙支持组织无损害。⑦美观。⑧咀嚼效率达 70% 以上。

以上标准中任何一项未能达到均不能视为成功。按上述标准,5 年成功率达 85% ,10 年成功率要达到 80% 以上。

第 5 节　种植牙区骨量不足的处理

一、引导骨再生膜技术

引导骨再生膜技术最早源于牙周病学领域的引导组织再生技术。采用生物材料制成的生物膜在牙龈软组织与骨缺损之间人为地竖起一道生物屏障,阻止软组织中成纤维细胞及上皮细胞长入骨缺损区,确保成骨过程在无成纤维细胞干扰的前提下逐渐完成,最后实现缺损区完全的骨修复。这一技术于 20 世纪 80 年代末正式引入种植外科,成为现代种植外科的最为重要的技术之一。

引导骨再生技术在即刻种植有许多优点,由于种植体周围常存在一壁或多壁的垂直型骨缺损,影响种植体骨结合。另一方面黏骨膜相对缺损,易使种植暴露,导致种植失败。膜的应用可以封闭种植体和拔牙创之间的空隙,使之不受软组织的侵入,引导骨再生并与种植体发生骨性结合。

除了即刻种植时会出现骨缺损外,延期种植也会出现种植体周围骨缺损。种植体部分外露。这种骨缺损类型可分为裂隙状骨缺损、开窗式骨缺损、水平型骨缺损和环沟状骨缺损。这些缺损都可采用 GBR 技术协助骨修复。

GBR 技术不仅能引导骨缺损的再生,还能使骨量增加,增加种植区局部牙槽突的高度和宽度。因而可与上颌窦底提升术同时进行。

二、上颌窦底提升

上颌磨牙区,尤其是上颌窦底到牙槽突的距离过小,缺乏足够的骨组织支持时,一般采用上颌窦底提升术来解决骨量不足的问题。

1. 开窗法也叫外提升术　上颌后牙缺失常造成上颌窦底骨质缺少,开窗法上颌窦底提升,同期植骨,可为延期牙种植创造条件。

(1) 适应证

1) 磨牙、前磨牙缺失,牙槽嵴之间骨量不足3mm而需在该区植入种植体者。

2) 上下颌牙槽嵴顶间的颌间距离在义齿修复允许范围内,如颌间距离过大则需牙槽嵴上植骨;如颌间距离过大且上颌后缩前牙反颌者。则需Le-fort I型截骨下降-前移,间隙内植骨。

(2) 手术方法及要点(略)。

2. 骨凿冲顶法　也叫内提升术,骨凿法上颌窦底提升技术是一种微创技术,尤其适用于个别后牙缺失的牙种植。

(1) 适应证:窦底剩余骨>5mm,需要提升的高度<5mm;牙槽嵴有足够宽度的个别牙种植。

(2) 手术方法及要点(略)。

(3) 术后处理:术后给抗生素1周;鼻腔滴入抗生素,禁止擤鼻,7~10天拆线。

第6节　种植区软组织的丰满度和美学的关系

随着口腔种植技术的成熟发展,已经不能完全依靠种植体与骨结合评价种植治疗成功的标准。近年来,由于患者不只期望种植修复体能够长期发挥功能,而且还希望它具有美感,尤其是笑时口腔暴露的区域,美学效果已成为种植成功的必备条件之一,因此种植体周围软组织的美学处理逐渐成为临床研究的热点。微创不翻瓣即刻种植时拔牙窝牙槽嵴骨质及软组织处理方式对前牙美学区域种植体与天然牙间龈组织丰满度有明显影响,手术位点的骨质保存对牙龈附着丰满度有很大的影响。

目标检测

一、A1型题

1. 螺旋状种植体为
   A. Branemark种植系统　B. IMZ种植系统
   C. ITI种植系统　D. Core-Vent种植系统
2. 上颌牙槽骨萎缩后种植的有利区段
   A. 切牙区段　B. 尖牙区段
   C. 前磨牙区段　D. 磨牙区段
3. 下颌牙槽骨萎缩后种植的有利区段为
   A. 下颌升支　B. 下颌磨牙区
   C. 两颏孔之间　D. 两颏孔之上
4. 最有发展前途的种植材料
   A. 钛及钛的合金　B. 生物活性陶瓷
   C. 碳素　D. 复合材料

二、名词解释

1. 骨结合　2. 龈界面

三、填空题

1. 种植体按形状分类,可分为:________、________、________、________、________、________。
2. 正常口腔种植材料有:________、________、________、________、________。
3. 按种植体的植入部位分类,可分为:________、________、________、________。
4. 按植入方式分类可分为:________、________。

四、问答题

1. 简述种植手术的适应证。
2. 叙述种植手术的禁忌证。

第 6 章

口腔颌面部感染

学习要点

1. 口腔颌面部结构特征及口腔颌面部感染的特点。
2. 口腔脓肿的切开引流术的指针及操作。
3. 指导病人进行口腔保健，防止牙源性和腺源性感染的发生。

第 1 节　概　　论

口腔颌面部感染是指病原微生物在宿主体内繁殖及侵袭，在微生物与宿主相互作用下，导致机体产生以防御为主的一系列全身及局部组织反应的疾病。

随着我国医药卫生事业的发展和人民健康水平的提高，口腔颌面部感染也相应减少，且由此引起的死亡病例也极为少见。但就口腔疾病的总体而言，口腔颌面部感染仍是口腔科常见病、多发病。口腔颌面部感染，除具有红、肿、热、痛、功能障碍等全身各部位感染的共性外，因其解剖生理特点，又有其自身的特殊性。

一、口腔颌面部解剖生理特点与感染的关系

1. 口腔颌面部中的口腔、鼻腔、鼻窦与外界相通并驻有细菌，其特殊的解剖结构和适宜的温度、湿度均有利于细菌的生长繁殖。当机体抵抗力下降时，易发生感染。今年来微生态学的研究和发展证实：感染除由外环境中致病性微生物引起外，多数是由于宿主各部位正常存在的大量微生物生态平衡失调所致。

2. 牙和牙周组织直接和颌骨相连，而龋病、牙髓炎及牙周炎、智齿冠周炎的发病率较高，若这些病变继续发展，则可通过根尖和牙周组织使感染扩散至颌骨及颌周组织而引起颌骨骨髓炎及颌面间隙感染。

3. 口腔颌面部存在着许多潜在的、相互通联的筋膜间隙，其间含疏松的蜂窝结缔组织，这种组织抗感染能力较弱，感染可经这些间隙迅速扩散和蔓延。

4. 面部毛囊、汗腺、皮脂腺丰富，且有细菌寄居，一旦机体抵抗力下降或局部损伤，可引起感染，加之颜面部血液循环丰富，静脉缺少瓣膜，两侧口角到鼻根连线所形成的“危险三角区”内的感染可逆行进入颅内海绵窦，引起严重的颅脑并发症。

5. 面颈部具有丰富的淋巴组织，口腔、颜面及上呼吸道等感染，可沿相应淋巴途径引起扩散，发生区域性淋巴结炎。特别是儿童由于淋巴结尚未发育完善被膜不完整，若发生淋巴结感染，极易穿破被膜向周围扩散，而形成结外蜂窝织炎。

6. 口腔颌面部为消化道、呼吸道的起始端，且组织疏松，特别是口底及咽旁一旦发生感染，组织水肿反应快而明显，轻者影响进食、吞咽，重者影响呼吸，甚至引起窒息。

口腔颌面部的解剖生理特点，除这些容易发生感染的不利因素外，由于口腔颌面部血液循环丰富，抗感染能力强，这为控制感染提供了有利条件。同时由于口腔颌面部器官位置表浅，感染易被早期发现，可以得到及时有效的治疗。

二、口腔颌面部感染的致病微生物与感染途径

（一）致病微生物

口腔颌面部的感染，可由单一致病菌引起，但临床上以多种致病菌引起的混合感染更为多见。根据致病菌的不同，可将口腔颌面部感染分为化脓性感染和特异性感染两类。其中化脓性感染常见的致病菌为金黄色葡萄球菌、溶血性链球菌，其次为大肠杆菌、铜绿假单胞菌等，其中金黄色葡萄球菌致病力最强。近年来由于应用了厌氧培养技术，证实了口腔颌面部感染存在厌氧菌属，如类杆菌属、梭杆菌属、消化链球菌属等，其检出率极高，有时可达 100%，它表明口腔颌面部感染多为需氧菌和厌氧菌的混合感染。在这种混合性感染的环境中，由于需氧菌对氧的消耗，使感染后期厌氧菌数量增加，在以腐败坏死为主的感染中，厌氧菌更为多见。

特异性感染是由某些特殊病原菌引起的特定类型的感染性疾病，如结核、放线菌病、破伤风、梅毒等。其病理变化、临床过程和治疗需采用相应的特殊方法。

（二）感染途径

1. 牙源性　致病菌通过病变牙或牙周组织进入机体引起的感染称牙源性感染。由于牙与颌骨直接相连，牙髓、牙周感染可向根尖、牙槽骨、颌骨以及颌面部蜂窝组织间隙扩散。由于龋齿、牙周炎、智齿冠周炎等疾病为临床上最常见的疾病，所以，牙源性感染是临床上发生最多的感染。

2. 腺源性　口腔颜面部及上呼吸道感染时，细菌可经淋巴途径，引起相应区域淋巴结的化脓性感染。淋巴结感染可穿过淋巴结被膜向周围扩散引起颌面部蜂窝织炎。临床上因上呼吸道感染引起的腺源性感染，为儿童最常见的感染途径。

3. 损伤性　为继发于损伤后的感染，病原体通过损伤的皮肤、黏膜或拔牙创进入组织，如颌骨的开放性损伤、深部异物滞留等，更易带入细菌而致感染。

4. 血源性　指机体其他部位的感染灶通过血液循环引起的口腔颌面部化脓性感染。这类感染病情较重，但临床上不多见。

5. 医源性　指医务人员进行麻醉、手术、穿刺等操作未严格遵守无菌要求，而将细菌带入机体，造成的继发性感染称为医源性感染。临床上不多见。

三、口腔颌面部感染的临床表现

（一）局部症状

化脓性感染的急性期，病情发展迅速，局部表现为红、肿、热、痛和功能障碍明显，相应区域的淋巴结肿痛等典型症状。病变炎症累及咀嚼肌深面或升支内侧时，可致不同程度的开口受限；病变若位于口底、舌根、咽旁，可引起进食、吞咽、语言甚至呼吸困难。当组织坏死、液化形成脓腔时，表浅脓肿，皮肤隆起，颜色暗红，有压痛及波动感。深部脓肿时，在皮肤表面不能触及波动感，但指压病变皮肤可出现凹陷性水肿，局部可无明显的红、肿、热、痛。腐败坏死性蜂窝织炎的皮肤弥散性水肿，呈紫红色或灰白色，有明显的凹陷性水肿。

因厌氧菌、产气菌的存在，组织间隙有气体产生，可触及捻发音。由于感染菌的不同，化脓感染的脓液性状也有差异。如金黄色葡萄球菌为黄色黏稠脓液；链球菌为淡黄色稀薄脓液，或因溶血而呈褐色；绿脓杆菌的典型脓液呈翠绿色，稍黏稠，有酸臭味；大肠埃希菌感染的脓液为粪臭味黏稠脓液，呈黄褐色；混合菌感染为灰白色或灰褐色脓液，有明显的腐败坏死臭味。

慢性炎症期，由于病变组织内大量的炎症细胞浸润，正常组织破坏后可被增生的纤维组织代替，而形成较硬的炎症浸润块，有时脓肿形成未及时治疗而自行溃破，形成经久不愈的瘘管。

（二）全身症状

感染后全身症状表现的轻重，因机体抵抗力的强弱和致病菌的种类、数量、毒力及感染部位而有所差异。较轻者，如面部疖可无明显的全身症状。较重者，常有畏寒、发热、头痛、全身不适、乏力、食欲减退、尿量减少脉搏细弱等症状。化验检查白细胞总数升高，中性粒细胞比例上升、核左移。病情重且时间长者，可出现水电解质紊乱、酸碱平衡失调、肝肾功能障碍等全身症状。发生在面部危险三角区内的疖痈可导致海绵窦静脉炎或血栓形成。严重感染者，可伴发败血症、脓毒血症、脑膜炎、脑脓肿、感染性休克等全身严重并发症。此时患者反应低下、脉快而弱、血压下降、体温或白细胞计数不高或低于正常，最后发生昏迷而危及生命。

慢性炎症的病人因局部炎症久治不愈，长期排脓或反复发作，可表现为全身营养不良和不同程度的贫血等全身症状。

链接

败血症和脓毒血症

致病菌侵入血液循环，持续存在并迅速繁殖，产生大量毒素而引起严重全身中毒症状者称败血症。一般在病人全身情况差和致病菌毒力强的情况下发生。脓毒血症是原发化脓性病灶的细菌栓子进入血循环，并有可能带到肺、肝、肾、脑或其他部位，形成的转移性脓肿。败血症及脓毒血症的临床表现有高热、寒战、皮肤或黏膜下出血、多发性脓肿、肝脾肿大或出现感染性休克等。血液细菌培养阳性是诊断败血症和脓毒血症的重要依据。

四、口腔颌面部感染的诊断

根据仔细询问病史、发病因素及临床症状，并配合穿刺、超声波及 X 线、CT 片等辅助检查方法，一般可做出正确诊断。

感染区的红、肿、热、痛等为炎症早期的表现。当炎症形成局限性脓肿时，确定脓肿的形成和部位对感染的及时治疗以及防止感染扩散具有重要的临床意义。表浅者局部有波动感，临床不难诊断。而深部脓肿，特别是筋膜下层的脓肿，则一般很难检查到波动感，但指压脓肿表面皮肤时，可出现凹陷性水肿并不能很快恢复。对于深部脓肿可借助穿刺协助诊断。必要时可借助 B 超、CT 等检查来确定脓肿部位、大小。如需确定细菌种类时，可做细菌培养和药敏试验，以明确诊断和选择合适抗生素。颌骨骨髓炎可通过 X 线片协助诊断。定时的外周血白细胞检查，可判断感染的程度和进展，但在重度感染或大剂量应用抗生素的情况下，白细胞总数可无明显增加或低于正常，但有核左移及中毒颗粒出现。对于颌骨或深部间隙的感染，以及皮肤、黏膜上经久不愈的溃疡或炎性硬结等，应同恶性肿瘤、囊肿及血管瘤等疾病的继发性感染鉴别。

五、口腔颌面部感染的治疗

口腔颌面部感染的治疗，要从全身和局部两个方面考虑，但对轻度感染，仅用局部治疗也多能治愈，而严重感染者，除局部治疗外，还应全身抗感染治疗和全身支持疗法。

（一）局部治疗

局部治疗适用于感染早期，注意保持局部清洁，减少局部活动度，避免不良刺激以防感染扩散。在急性期局部外敷中草药，散瘀消肿、止痛或促进炎症局限。常用药物有六合丹、金黄散等。也可用 0.1% 的呋喃西林溶液等局部湿敷。注意：急性炎症期不宜热敷，以免引起炎症扩散。

（二）手术治疗

当脓肿已经形成或脓肿已破溃但引流不畅时，必须进行切开引流或扩大引流，手术治疗可达到脓肿切开排脓及清除病灶两个目的。

1. 脓肿切开引流术

（1）脓肿切开的目的

1）使脓液或腐败坏死物质迅速排出体外。

2）解除局部疼痛、肿胀，预防窒息发生。

3）引流颌周间隙脓液，避免发生颌骨骨髓炎。

4）预防向颅内扩散造成很严重的并发症。

（2）切开引流的指征

1）急性化脓性感染经药物治疗无效，肿痛不消、体温不降，有明显中毒症状者。

2）局部疼痛加重，并呈搏动性跳痛，皮肤表面肿胀、发红、光亮、压痛明显、有波动感，或呈凹陷性水肿，经穿刺抽出脓液者。

3）口底蜂窝织炎，特别是腐败坏死性感染或小儿颌周蜂窝织炎出现呼吸、吞咽困难，应及时切开减压，防止或缓解呼吸困难及炎症继续扩散。

4）脓肿已自行溃破，但引流不畅者。

5）结核性脓肿，经保守治疗无效或即将穿破时，可切开引流。

（3）切开引流的要求

1）切口应在脓肿最低处，以便引流通畅。

2）切口应尽量选择术后瘢痕隐蔽位置，一般首选经口内引流。口外引流应顺颜面皮纹方向切开以减少术后瘢痕畸形，并注意避开神经、有关血管、涎腺及其导管。

3）一般切开至黏膜或皮下，再用血管钳直达脓腔钝性分离，应避免在不同组织层次中形成多处通道，以减少扩散，保证引流通畅。

4）手术应准确轻柔，对颜面危险三角区的脓肿切开后，应严禁挤压，以防感染向颅内扩散。

脓肿切开引流的方法：常规消毒铺巾后，麻醉下切开皮肤、皮下组织或黏膜组织，然后用止血钳钝性分离至脓腔，并扩大创口，如有多个脓腔存在，必须贯通，以利彻底引流。用 1% ~3% 的过氧化氢液、生理盐水或抗生素液冲洗脓腔后，建立引流。一般口内多用碘仿纱条、橡皮片作引流，口外可用橡皮片、盐水纱条、导尿管等作引流。适时更换引流物，直到脓液排净为止。

2. 消除病灶 口腔颌面部感染多为牙源性感染，感染控制后，及时清理病灶牙。颌骨骨髓炎，应在急性期好转后，及早进行死骨及病灶清除术。

（三）全身治疗

1. 全身支持治疗 口腔颌面部感染并发全身中毒症状，应给予全身支持治疗，以维持电解质平衡，减轻中毒症状，提高机体抵抗力。对高热及进食困难的患者，除给予高蛋白、高热量、富含维生素 B 和 C、易消化的食物外，根据病情还应静脉输入适量葡萄糖液或糖盐水及维生素 C，以补充营养。病情严重者可少量多次输给新鲜血液，增强机体抗病能力。对高热患者，可采用物理降温或慎用一些退热药物。当高热、局部严重水肿引起呼吸困难、中毒性休克及脑脓肿时，氢化可的松、地塞米松可作为应急药物与足量有效的抗感染药物配合使用，但对高血压、伴有溃疡性疾病或结核性感染者避免使用本药。

2. 抗菌药物治疗 对于较重的深部感染或全身感染，抗菌感染药物的应用是炎症治疗的基本方法。为制订合理、有效的用药方案，必须熟悉各种抗菌药物的性能，掌握各种抗菌药物的适应证和联合用药原则，预防可能发生的不良反应。避免长期、无针对性的大剂量广谱抗生素的滥用，以免引起耐药菌株的增加，导致更加棘手的二重感染出现。因此，临床应用抗生素应遵循以下基本原则：

（1）确定病原菌诊断，用药前尽可能明确病原菌并进行细菌培养或药敏试验。

（2）掌握可选药物的适应证，抗菌活性，尽量避免使用无指征或指征不强的药物。

（3）依据患者生理、病理、免疫状态调整用药剂量或选用药物种类。

（4）能用单一抗生素控制的感染，不采用联合用药；可用窄谱抗菌药物者不用广谱药物。

（5）掌握适当的用药剂量：用药量过大造成药物浪费和毒副作用增加；用药量不足可造成病情迁延或细菌产生耐药性。

（6）严格联合用药的指征：对病原菌尚未明确的感染，单一药物不能控制的感染，可根据作用机制的不同选择两种以上药物联合应用。

临床治疗中，病原菌的种类并不是一开始就能确定的。因此，临床上一般可先根据诊断、感染来源、临床表现、脓液性状和脓液涂片检查等估计病原体种类，选择抗菌药物。以后按照治疗效果、病情演变、细菌培养及药敏试验结果，调整抗菌药物的种类。

第 2 节 智齿冠周炎

智齿冠周炎是指智齿（一般指下颌第三磨牙）萌出不全或阻生时牙冠周围软组织发生的炎症。临床上以下颌智齿冠周炎最常见。上颌智齿发病率低，症状轻，并发症少，治疗简单。本节主要介绍下颌智齿冠周炎。

（一）病因

颌骨长度与牙列所需长度不协调，即牙量骨量不调是智齿萌出不全或不能萌出主要原因。人类进化过程中，随着食物结构的改变，带来咀嚼器官的退化，打破了牙量、骨量的平衡，牙齿量相对增多，颌骨量相对变小，使下颌智齿萌出位置不够造成萌出困难或阻生。牙冠可部分或全部为龈瓣所覆盖，龈瓣与牙冠之间形成较深的盲袋（图 6-1），食物残屑及细菌进入盲袋后，很难被刷牙、漱口等方法清除，加之在咀嚼过程中，龈瓣不断承受咀嚼压力刺激,而造成损伤、溃疡,促进局部炎症发生。机体抵抗力强时,症状局限而轻微,机体抵抗力下降时,局部细菌毒力增强可引起炎症急性发作,并扩散到牙周围组织,形成智齿冠周炎。

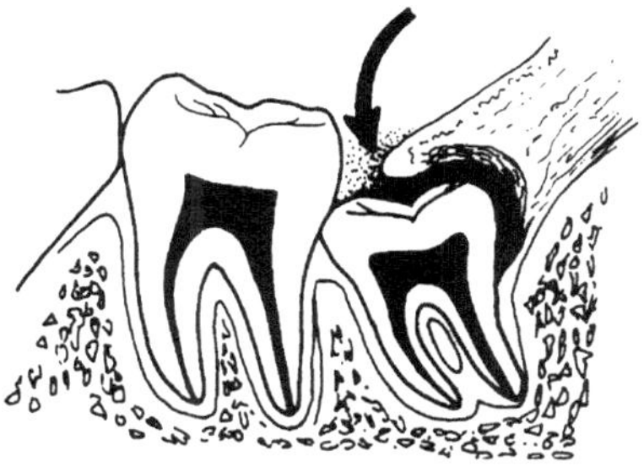

图 6-1　盲袋示意图

（二）临床表现

智齿冠周炎主要发生在 18～30 岁智齿萌出期的青年人,常以急性炎症的形式出现。炎症早期,症状不明显,患者仅感患处牙龈肿痛不适,当咀嚼食物、吞咽、开口时加剧,全身症状不明显。病情继续发展,局部出现自发性跳痛,疼痛向耳颞部放射,重者可波及舌腭弓和咽旁软组织。炎症侵犯咀嚼肌时,可引起反射性痉挛而出现不同程度的张口受限,甚至牙关紧闭而影响进食。临床检查多数患者可见智齿萌出不全,冠周软组织及牙龈发红,患牙龈袋有脓性分泌物溢出,颌下可扪及肿大的下颌下淋巴结,并有压痛。

随着局部症状加剧,全身症状渐趋明显,可出现不同程度的畏寒、发热、全身不适、食欲不振等。化验检查可见白细胞总数升高,中性粒细胞比例上升。

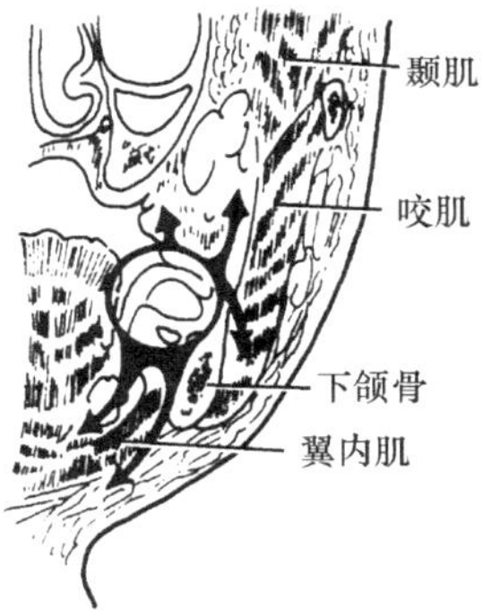

图 6-2　智齿冠周炎扩散途径

冠周炎症可直接蔓延或经淋巴管扩散,而引起邻近组织器官或筋膜间隙的感染。其扩散途径如下(图 6-2)：

（1）向外:智齿冠周炎向磨牙后区扩散,形成骨膜下脓肿,向外穿破,在咬肌与颊肌后缘间的薄弱处发生皮下脓肿,穿破皮肤后形成经久不愈的面颊瘘。

（2）向前:炎症沿下颌骨外斜线向前,在下颌第一磨牙颊侧黏膜转折处形成脓肿或穿破黏膜后破溃在此形成龈瘘。

（3）向后:炎症沿下颌支外侧或内侧向后扩散,可分别引起咬肌间隙、翼下颌间隙感染或下颌支边缘性骨髓炎,还可导致颊间隙、下颌下间隙、口底间隙、咽旁间隙的感染或扁桃体周围脓肿的发生。

（4）炎症向下颌内下方扩散,则可在舌下间隙、下颌下间隙形成感染乃至形成口底蜂窝织炎。

（三）诊断及鉴别诊断

根据病史、临床表现及口腔局部检查,一般不难诊断。但当出现第一磨牙龈瘘时,易误诊为来自第一磨牙的感染,特别是第一磨牙牙周组织存在病变时,更容易误诊;此外,还应注意与第二磨牙远中深龋引起的根尖周炎、第三磨牙区牙龈的恶性肿瘤相鉴别。

（四）治疗

对智齿冠周炎,应早期诊断,及时治疗,初期易被忽视,急性期以抗感染、镇痛、切开引流、增强抵抗力为主;慢性期时,及早拔除阻生牙防止感染再发。

1. 盲袋冲洗　局部冲洗是冠周炎治疗的有效方法。常用 1%～3% 过氧化氢溶液、生理盐水、1∶5000 高锰酸钾、0.1% 氯己定液中之任何一种反复冲洗盲袋,至盲袋内的感染物全部清除为止。擦干局部,用探针蘸碘甘油、碘酚送入盲袋内,也可用小棉捻蘸取上述药物,置于盲袋内,每日一次,本法可使药物在盲袋内保留较长时间。

2. 全身治疗 根据局部炎症情况及全身反应程度和有无并发症，合理选择使用抗生素及全身支持治疗。

3. 切开引流术 如龈瓣附近形成脓肿，应及时切开并置引流条。

4. 龈瓣切除术 急性炎症消退后，对牙位正常并有足够位置的正常智齿，可在局麻下行龈瓣切除术，以消除盲袋，防止复发。

龈瓣切除术步骤：常规消毒、局麻后，将覆盖在牙冠部的龈瓣切除，要尽可能地暴露牙冠，使创缘与牙冠之间形成 2～3mm 的间隙。刮除炎性肉芽组织，创缘稍做潜行分离后，冲洗缝合创口（图 6-3）。

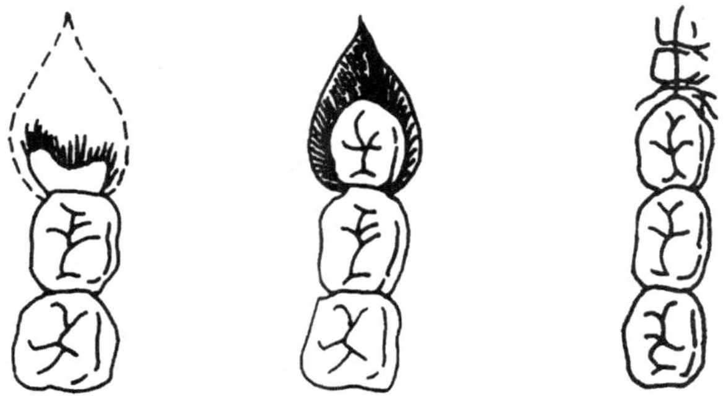

图 6-3 龈瓣切除手术

5. 下颌智齿拔除 急性炎症消退后，下颌智齿牙位不正、无足够位置萌出、无对应牙且冠周炎反复发作者，均应拔除。否则，冠周炎反复发作，周围组织纤维化，而失去应有的缓冲作用，脓液更易向邻近间隙及深部组织扩散。同时，龈颊沟处龈瘘及面颊部皮瘘不能彻底治愈。有的瘘管，长达数年、十几年之久，便是没有拔除患牙的缘故。

第 3 节 口腔颌面部间隙感染

口腔、颜面、颈部深面的知名解剖结构，均有致密的筋膜包绕。在筋膜之间它们被脂肪、血管神经束、淋巴组织和疏松结缔组织所充实。一旦感染侵入，间隙内的结缔组织遭到破坏，充满炎症物时，则间隙方始存在。在这些间隙中发生的弥漫性化脓性感染，均统称为间隙感染。感染易向人体解剖结构阻力薄弱的方向扩散蔓延。因此，感染可以局限于一个间隙，也可波及相邻的几个间隙，从而形成弥散性蜂窝织炎或脓肿。若机体抵抗力降低，细菌毒力增强，感染还可向颅脑、纵隔等处发展，甚至导致全身化脓性感染等严重并发症。颌面部间隙感染均为继发性，常见为牙源性或腺源性感染扩散所致，损伤性、医源性、血源性少见，主要表现为急性炎症过程，病情发展迅速，全身和局部症状均很明显。通过认真询问病史，结合临床症状仔细检查，运用解剖知识，分析感染来源，再结合化验、穿刺、B 超等检查手段，对颌面部间隙感染进行判断和鉴别。感染的治疗原则与概论所述相同，如果经抗感染治疗及切开引流，症状不见好转，且肿胀继续增大时应注意排除恶性肿瘤继发感染的可能。以下根据感染所在解剖位置，分别就各间隙感染的特点及治疗要点分述如下。

一、眶下间隙感染

1. 解剖标志 位于眼眶下方、上颌骨前壁与面部表情肌之间。上界为眶下缘，下界为上颌骨牙槽突，内界为鼻侧缘，外界为颧骨。上颌骨前壁以尖牙窝为中心形成眶下间隙的底，其浅面有皮肤、表情肌等。此间隙中，有出自眶下孔的眶下血管神经束、血管、眶下淋巴结及面部表情肌之间的脂肪及结缔组织。此外，该间隙内还有面动脉、面静脉经过（图 6-4）。

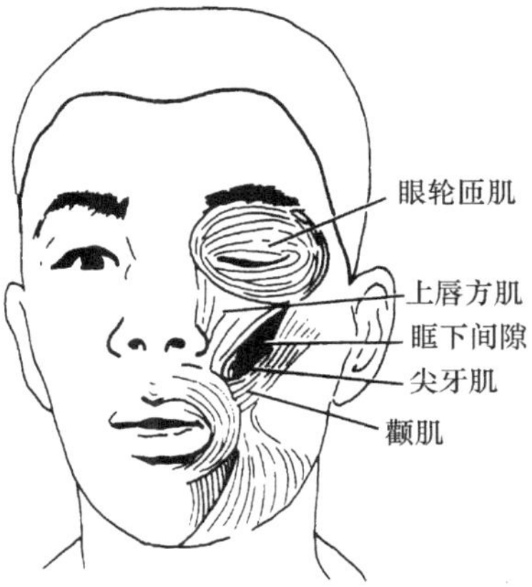

图 6-4　眶下间隙解剖位置

2. 感染来源　多来自上颌前牙至上颌第一前磨牙根尖周化脓性炎症的扩散。上唇底部及鼻侧部脓肿也可扩散至此间隙。

3. 临床特点　眶下区肿胀，上、下眼睑及颧部皮肤水肿。鼻侧、上唇及颊部也出现反应性水肿，鼻唇沟消失。在口内，可见上颌前庭沟肿胀，并有明显压痛。脓肿形成后可触及波动。由于眶下神经受压，可引起不同程度的疼痛。感染可向眶内处扩散，严重者会沿面静脉、内眦静脉、眼静脉逆行扩散引起海绵窦血栓性静脉炎。

4. 治疗　一般在口内上颌尖牙或前磨牙区的口腔前庭黏膜皱襞处做切口，横行切开黏骨膜达骨面，然后用止血钳向尖牙窝方向分离至脓腔（图 6-5）。常规冲洗排脓后，放置引流条。

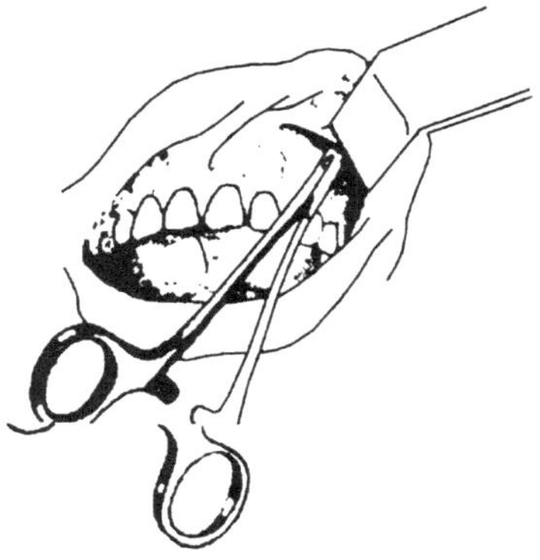
图 6-5　眶下间隙脓肿切开引流术

二、颊间隙感染

1. 解剖标志　广义颊间隙位于颊部皮肤和黏膜之间颊肌周围的间隙。上界是颧弓下缘，下界是下颌骨下缘，前界从颧骨下缘至鼻唇沟经口角至下颌骨下缘的连线，后界浅面为咬肌前缘，深面为翼下颌韧带（图 6-6）。间隙中有面动脉、面静脉、面神经颊支通过。腮腺导管通过颊脂垫开口于颊黏膜。同时还有颊部和颌上淋巴结分布于此。狭义颊间隙指咬肌和颊肌之间的狭小筋膜间隙。

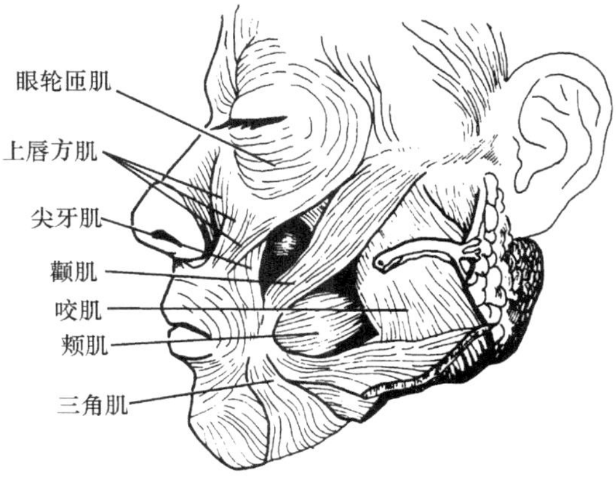

图 6-6　颊间隙解剖位置

2. 感染来源 感染常见源于上、下颌磨牙的根尖脓肿或牙槽脓肿穿破骨膜，尤其是下颌第三磨牙冠周炎可直接波及次间隙；其次是腺源性感染。此外，颊部皮肤的损伤、疖痈以及颊黏膜溃疡也可继发此间隙的感染。

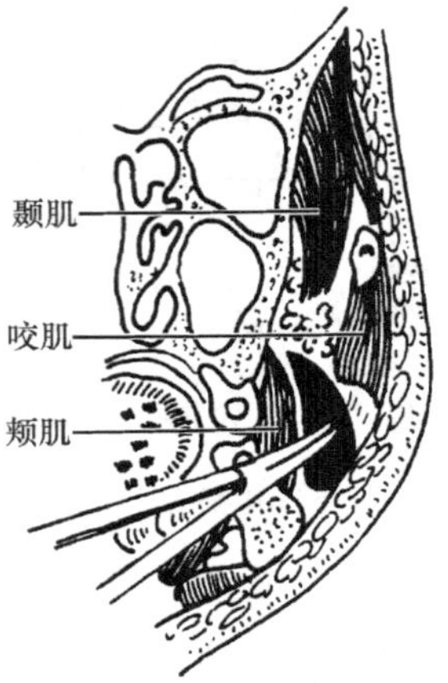

图 6-7 颊间隙脓肿口内切开引流术(分离脓腔)

3. 临床特点 临床表现取决于脓肿所在的部位。如在颊部黏膜下形成的脓肿，面颊部肿胀较轻，口腔内颊侧前庭沟肿胀明显；如脓肿位于皮下，则面部肿胀明显。当感染侵入颊脂垫时，则炎症发展迅速而剧烈，肿胀范围上达颧部、颞部，下至下颌下及颈部，形成多间隙感染。

4. 治疗 脓肿接近黏膜侧，在口腔前庭或龈颊沟之上切开，用弯止血钳插入黏膜的脓腔分离引流(图 6-7)。颊部皮下脓肿，在脓肿下方顺皮纹作切口；广泛的颊部脓肿，在下颌骨下缘以下 1～2cm 处做平行于下颌下缘的皮肤切口，长 3～5cm，钝分离至皮下组织，止血钳紧贴下颌骨潜行分离进入颊部脓腔，建立引流。注意勿损伤面神经下颌缘支、颌外动脉、面前静脉。

三、咬肌间隙感染

1. 解剖标志 咬肌间隙位于咬肌与下颌支外侧骨壁之间。上界是颧弓下缘，下界为下颌骨下缘；前界是咬肌前缘，后界为下颌支后缘；内界为下颌支外侧骨壁，外界为腮腺咬肌筋膜、腮腺与咬肌(图 6-8)。

2. 感染来源 感染多来自下颌智齿冠周炎、下颌磨牙根尖病变或下颌骨骨髓炎的扩散，以及邻近间隙(颞间隙、颞下间隙、翼颌间隙及颊间隙)的感染扩散。

3. 临床特点 咬肌区有明显的红肿和疼痛，有时波及下颌下部，红肿常以下颌角为中心，有严重的张口受限。此间隙脓肿因被强大的咬肌和筋膜所覆盖，所以不易触及波动，常需作穿刺确定有无脓肿形成。脓肿形成应及时切开引流，避免颌骨骨髓炎的发生。

4. 治疗 一旦脓肿形成，应及时引流，咬肌间隙脓肿切开引流多从口外进行。在下颌支后缘绕过下颌角，距下颌骨下缘 1～2cm 处，平行于下颌骨下缘做切口，长度为 3～5cm，逐层切开皮肤、皮下组织、颈阔肌及部分咬肌附着，然后钝性分离咬肌下端进入脓腔，放出脓液，冲洗脓腔放置引流物(图 6-9)。应注意避免损伤面动脉、面静脉和腮腺及面神经下颌缘支。如发现下颌支外侧骨面粗糙不平已并发骨髓炎者，应及时进行死骨清除。

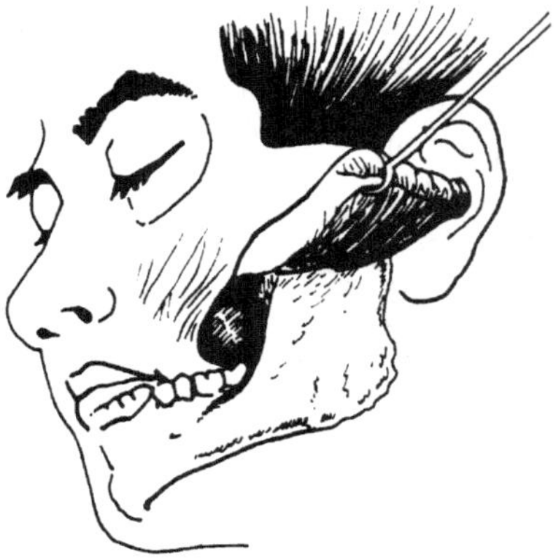

图 6-8 咬肌间隙解剖位置

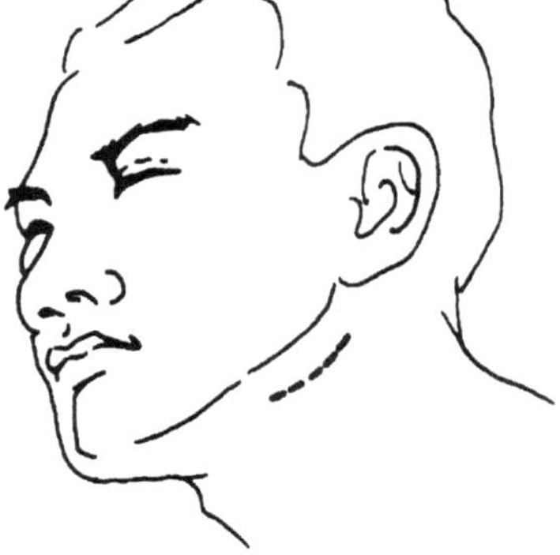

图 6-9 咬肌间隙脓肿口外切口

四、翼下颌间隙感染

1. 解剖标志　翼下颌间隙位于下颌支内侧骨壁与翼内肌外侧面之间。上界为翼外肌，下界为翼内肌所附着的下颌角内侧缘；前界为颞肌及颊肌，后界为腮腺鞘，内界为翼内肌，外界为下颌支内侧骨壁。此间隙中有下牙槽神经、舌神经及下牙槽动、静脉通过（图6-10）。

2. 感染来源　常为下颌第三磨牙冠周炎、下颌磨牙根尖周炎扩散所致。也有从邻近间隙的感染而波及者。下牙槽神经阻滞麻醉时消毒不严，下颌第三磨牙拔除时创伤过大等亦可引起该间隙感染。

3. 临床特点　疼痛向耳颞部放射，渐进性张口受限，咀嚼或吞咽食物时疼痛加剧。口腔检查可见翼下颌皱襞处黏膜水肿、深压痛。因该间隙位置深在，需穿刺检查方可确定有无脓肿形成。感染可向周围诸间隙扩散，导致多间隙感染。

4. 治疗　感染初期应全身应用足量抗生素控制炎症的发展和扩散。翼下颌间隙脓肿切开引流，可从口内或口外进行。因受开口度的限制及有利于姿势引流的要求，临床多采用口外切开引流。

口外切口部位与咬肌间隙的颌下皮肤切口相同，只是到达下颌角下缘后，要从下颌角内侧切开部分翼内肌附着，用止血钳向上钝分离至翼下颌间隙，排脓冲洗后放置引流物。

口内切口部位是在翼下颌皱襞稍外侧做纵行切口，长2～2.5cm。切开黏膜，钝性分离黏膜下组织，分开颊肌后沿下颌支内侧进入翼下颌间隙，排脓后建立引流（图6-11）。

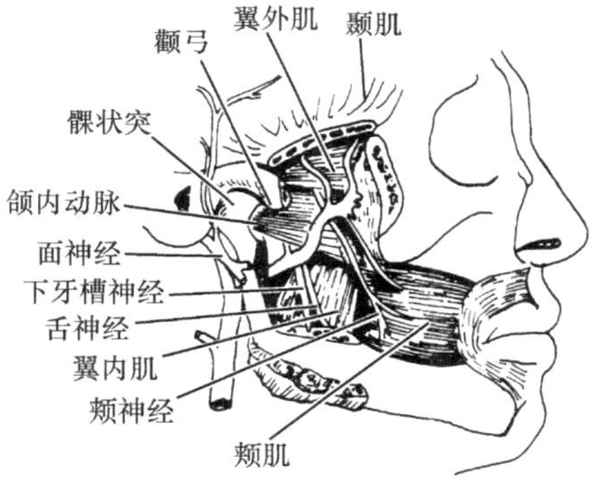

图6-10　翼下颌间隙解剖位置

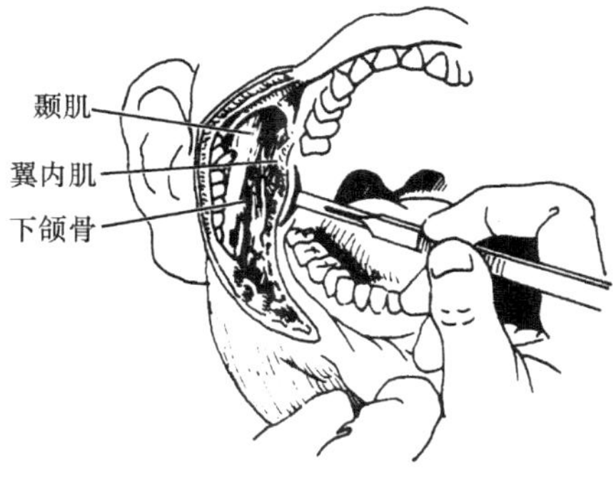

图6-11　翼下颌间隙脓肿口内切开引流术

五、颞间隙感染

1. 解剖标志　颞间隙位于颧弓上方的颞区，以颞肌为界，分为颞浅及颞深两间隙。与颞下间隙、咬肌间隙、翼下颌间隙及颊间隙相通连，当颞间隙感染可导致相通间隙的感染。

2. 感染来源　此间隙感染多由邻近间隙的感染扩散而来。化脓性中耳炎、颞乳突炎、外伤感染及颞部皮肤疖痈继发感染也可波及颞间隙。

3. 临床特点　病变区域表现为凹陷性水肿、压痛、咀嚼痛、张口困难。浅部脓肿可扪及波动感，深部脓肿穿刺可抽出脓液。深部脓肿若不及时切开引流，可并发颞骨骨髓炎，甚至由颞骨鳞部向深部扩散引起脑膜炎、脑脓肿等颅内并发症。

4. 治疗　颞浅间隙的局限性脓肿，可在发际内做平行于颞肌纤维的单个直切口，切开皮肤、皮下组织及颞浅筋膜至脓腔；较广泛的脓肿或颞深间隙脓肿，应做多个直切口，当怀疑有颞骨骨髓炎时，可在颞肌附着的边缘处做弧形切口，切开颞深筋膜直达骨面，进入脓腔，建立引流。切记勿做横行切口，易损伤颞肌的神经、血管，破坏其功能。

六、颞下间隙感染

1. 解剖标志 颞下间隙位于颅中窝底。上界为蝶骨大翼的颞下面和颞下嵴，下界借助翼外肌下缘平面与翼下颌间隙分界，前界为上颌骨后壁，后界为茎突及其所附着的诸肌；内界为蝶骨翼突外板的外侧面，外界是下颌支上份及颧弓。颞下间隙内有上颌动、静脉，翼静脉丛及三叉神经的分支通过，并充满脂肪组织，与颞、翼下颌、咽旁、颊、翼腭等间隙相通。

2. 感染来源 感染多由相邻间隙的感染扩散所致，上颌磨牙的炎症，尤以上颌第三磨牙冠周炎的直接侵犯，上颌结节、圆孔、卵圆孔阻滞麻醉，如消毒不严，也可能将感染带入此间隙。

3. 临床特点 颞下间隙位置较深，早期症状常不明显。可出现上颌骨后区的面侧深部按压痛，张口受限，进食、咀嚼时疼痛。口腔检查可见上颌结节处的前庭沟红肿、压痛。口外可见颧弓上下及下颌支后方微肿。当出现同侧眼球突出、眼球运动障碍、眼睑水肿、头痛、恶心等症状时，要高度警惕海绵窦静脉炎的可能性。

4. 治疗 大剂量抗生素治疗，当有脓肿时要及时切开引流，较多采用口内切口，切口部位从上颌结节循下颌支前缘，沿翼下颌皱襞稍外侧往下做纵行切开，用止血钳顺下颌支冠突内侧与颞肌腱往上后方钝分离进入脓腔。也可在上颌结节的前庭沟处，红肿和压痛最明显的部位，做平行于牙槽嵴的黏膜切口，以弯止血钳插入颞下间隙。重症病例，或合并翼下颌间隙感染时，最好采用颞部和颌下切口的贯通式引流。

七、舌下间隙感染

1. 解剖标志 舌下间隙位于舌和口底黏膜与下颌舌骨肌和舌骨舌肌之间。上界为舌及口底黏膜，下界为下颌舌骨肌及舌骨舌肌；前界和两侧是下颌体内侧面，后界止于舌根。此间隙被颏舌肌与颏舌骨肌分为左、右对称的两部，并在舌系带黏膜下相通。此间隙与咽旁、翼下颌、下颌下间隙相通。

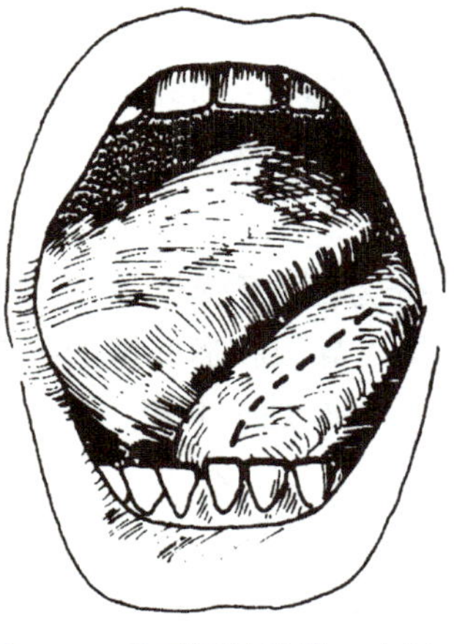

图 6-12　舌下间隙脓肿口内切口

2. 感染来源 感染主要来自下颌前牙的炎症扩散。此外，口底黏膜的损伤、溃疡，舌下腺及下颌腺导管的炎症等均有可能引起舌下间隙感染。

3. 临床特点 主要表现为舌下肉阜、颌舌沟黏膜充血水肿。感染限于一侧时，舌被推向健侧；若两侧同时感染，则舌体整体被抬高。同时会出现舌运动受限、吞咽疼痛、进食困难及语言障碍。若舌根处肿胀，还可出现呼吸困难。若感染来自舌下腺、下颌下腺导管者，可见有脓液自下颌下腺导管口溢出。

4. 治疗 脓肿形成后，一般多从口内切开引流。在下颌体内侧面做与下颌体平行的口底黏膜切口（图 6-12），钝分离至脓腔。注意勿损伤下颌下腺导管及其开口，勿伤及舌神经、舌动脉。

八、下颌下间隙感染

1. 解剖标志　下颌下间隙位于颌下三角内，周界与下颌下三角相同。上界为下颌骨下缘，下界为二腹肌前后腹及茎突舌骨肌，表面是皮肤、浅筋膜、颈阔肌和深筋膜，深面是下颌舌骨肌和舌骨舌肌，并以此与舌下间隙分隔(图 6-13)。内含下颌下腺、下颌下淋巴结，并有面动脉、面静脉、舌神经及舌下神经通过。

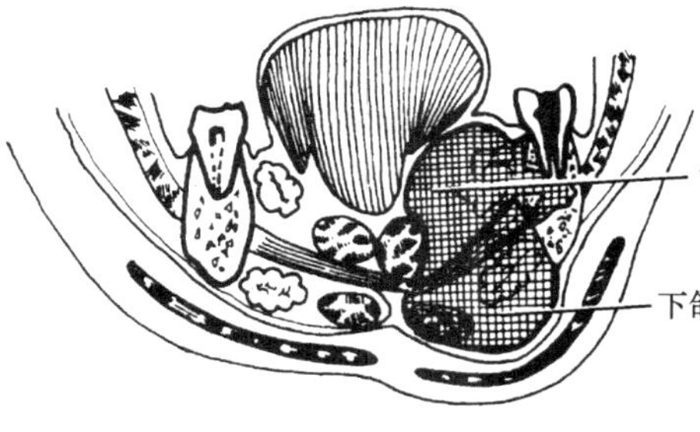

图 6-13　下颌下间隙脓肿引起舌下间隙脓肿的解剖关系

2. 感染来源　多见于下颌智齿冠周炎、下颌磨牙化脓性根尖周炎的感染扩散。儿童则多由于下颌下淋巴结炎扩散引起。此外，化脓性下颌下腺炎，下颌骨骨髓炎以及邻近间隙的感染也可波及此间隙。

3. 临床特点　早期表现为颌下淋巴结肿大，临床主要表现为下颌下区皮肤红肿、压痛，下颌骨下缘轮廓消失并可出现凹陷性水肿。后期皮肤变软发红，可扪及波动。患侧舌下区亦常有水肿。患者可有轻度张口受限及吞咽疼痛，若治疗不及时，感染可扩散至舌下、颏下及咽旁间隙及颈动脉三角区。

4. 治疗　一般下颌下间隙形成的脓肿范围较广，脓腔较大。脓肿形成后，应从口外切开引流。在下颌骨下缘以下 1.5 ~ 2cm 处，做平行于下颌骨体之切口，长 3 ~ 5cm，切开皮肤、皮下组织和颈阔肌，钝分离进入脓腔放置引流物，术中注意勿伤及面动、静脉与面神经下颌缘支。

九、颏下间隙感染

1. 解剖标志　颏下间隙位于颏下三角内。前界为下颌骨颏部正中联合，后界舌骨；两侧是二腹肌前腹，底部为下颌舌骨肌。表面覆盖有皮肤、颈阔肌及颈筋膜。间隙内有颏下淋巴结及脂肪，与舌下、下颌下间隙相通。

2. 感染来源　多为腺源性感染。下唇、颏部、舌尖、口底舌下肉阜、下颌前牙及牙周的淋巴回流至颏下淋巴结，故以上区域的炎症、溃疡、损伤等可引起颏下淋巴结炎，然后继发颏下间隙感染。由于颏下间隙与舌下间隙、下颌下间隙毗邻，因此感染常互相传播。

3. 临床特点　因颏下间隙感染多为淋巴结炎扩散引起，故一般病情进展缓慢，仅为淋巴结的肿大，肿胀较局限。重者呈双下颏状，压之有凹陷性水肿。形成脓肿后，可有波动感。如伴发下颌下、舌下多间隙感染，则病情更严重。

4. 治疗　脓肿形成后，在颏下正中沿下颌骨下缘以下 1.5 ~ 2cm 处，做平行切口，钝分离至脓腔，排脓后建立引流。

十、咽旁间隙感染

1. 解剖标志 咽旁间隙位于咽腔侧方的咽上缩肌、翼下颌皱襞内侧与腮腺深叶之间。上达颅底,下至舌骨平面;前界为翼下颌韧带及下颌下腺上缘,后界为椎前筋膜。间隙被茎突及附着其上诸肌将间隙分为咽旁前间隙及咽旁后间隙;前间隙内有咽升动脉及面动脉扁桃体支;后间隙内有颈内动、静脉,颈总动脉、舌咽、迷走、舌下神经、副神经及颈交感神经通过。

2. 感染来源 感染多继发于下颌智齿冠周炎及腺源性感染。如邻近间隙的化脓性炎症、扁桃体、颈深淋巴结的化脓性炎症可扩散至此间隙。此外,感染亦可来自化脓性中耳炎及腮腺炎。

3. 临床特点 主要症状为咽侧壁及周围组织红肿,重者腭垂(悬雍垂)可被推向健侧,张口受限,吞咽疼痛、进食困难。若伴喉水肿,可出现声音嘶哑及呼吸困难。若感染治疗不及时,可导致肺部感染、败血症和颈内静脉血栓性静脉炎等并发症。

4. 治疗 咽旁间隙位置较深,应穿刺确诊后再切开引流,一般选用口内切口,在翼下颌皱襞稍内侧的黏膜上,做深度至黏膜下层的纵切口,钝分离至脓腔。切口不宜过深以防误伤大血管和神经。口外切口与翼下颌间隙感染口外手术切口相同。

十一、口底多间隙感染

口底多间隙感染,即口底蜂窝织炎,是指包括双侧舌下、颌下、颏下等口底多间隙的广泛急性感染。其常波及颈部的筋膜间隙。感染可能是金黄色葡萄球菌为主的化脓性口底蜂窝织炎,也可能是厌氧菌和腐败坏死菌引起的腐败坏死性口底蜂窝织炎。后者又称卢德维咽峡炎,是口腔颌面部最严重的感染之一,应引起临床的重视。

1. 感染来源 感染多来自下颌牙的根尖周炎,冠周炎,牙周、骨膜下脓肿,口腔及颌骨的感染扩散,也可继发于颌下、颏下化脓性淋巴结炎及扁桃体炎,或是远处感染经血循环扩散。化脓性感染的病原菌以金黄色葡萄球菌和链球菌为主;腐败坏死性感染则常是厌氧性、腐败坏死性细菌的混合感染。

2. 临床特点 化脓性病原菌引起的口底蜂窝织炎,早期常起于一侧舌下或颌下区,然后很快波及口底诸间隙,导致双侧颌下、颏下、舌下区以及咽喉部出现弥漫性肿胀。口底肿胀使舌体抬高,并前伸于上下前牙之间,呈半张口和“二重舌”状态,且伴流涎。常有吞咽及语言障碍,严重者可因舌根水肿压迫会厌而出现呼吸困难。全身中毒症状也十分明显。多伴有发热、寒战,体温可达 39 ~ 40℃以上。

腐败坏死性病原菌引起的口底蜂窝织炎,病情发展更为迅速、广泛。表现为软组织的广泛水肿,范围可上至面颊部,下及颈部锁骨水平,严重者甚至可达胸上部。病变部位皮肤青紫,炎症区组织僵硬呈板状亦可出现凹陷性水肿。若肌坏死,皮下组织软化溶解,液体积聚而有波动感。如伴有产气病原体感染时,可出现捻发音。口底黏膜水肿明显,可呈蓝紫色,上覆灰白色假膜。由于全身中毒反应明显,机体防御能力下降,体温反而不高,白细胞总数也不高,呼吸短促,脉快而弱,血压下降。如不及时处理,可发生窒息,或因并发败血症、感染性休克、心肌炎、纵隔炎等而危及生命。

3. 治疗 口底多间隙感染的主要危险是呼吸道梗阻和全身中毒反应,因此必须进行全面而及时的抢救。一方面要应用大剂量的广谱抗菌药物,并根据细菌培养及药物敏感试验及时调整用药，同时给予补液、输血等全身支持疗法；另一方面要及时做广泛的切开引流，以减轻组织的压力，排除毒素。若有呼吸困难症状，应尽早切开气管，防止发生窒息。

切开引流时，可沿下颌骨下缘下 2～3cm 处做与下颌骨下缘平行切口达两侧颌下区，再沿中线由颏下到舌骨做纵切口，使切口呈"⊥"形（图 6-14）。切开皮肤、皮下组织及颈阔肌，钝分离至脓腔，广泛剥离每个间隙，有时可切断部分口底肌，以保持引流通畅。

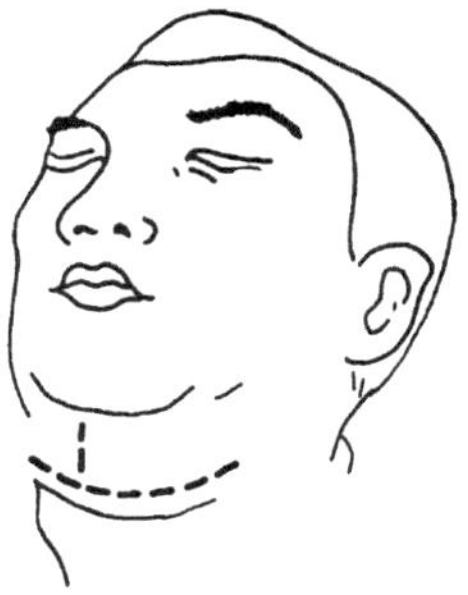

图 6-14　口底间隙蜂窝织炎口外切口

腐败坏死性感染，肌组织呈灰黑色，恶臭，脓液呈稀水状。对此，应用 3% 过氧化氢液或 1∶5000 高锰酸钾溶液反复冲洗，每日 4～6 次，放入橡皮管引流或盐水纱条引流。

链接

化脓性感染与腐败坏死性感染的鉴别

化脓性感染	腐败坏死性感染
以葡萄球菌及链球菌为主	常是以厌氧菌为主的混合感染
以化脓为主要病变	以腐败坏死为主要病变
炎症可浅可深，多在组织间隙	炎症多在深层，且破坏肌肉组织
全身炎症反应明显，高热、白细胞增多	全身中毒反应明显，脉快而弱，有时白细胞增多不明显，血压下降
局部皮肤红、肿、热、痛明显	局部皮肤红肿不明显，但有广泛性水肿
触痛明显，有时可出现波动	触诊常有凹陷性水肿，可有捻发音
切开有较多而黏稠脓液，有时混有血液	切开若有脓，少而稀薄，可见腐败的坏死组织，有恶臭

第 4 节　颌骨骨髓炎

由细菌感染以及物理或化学因素，使颌骨产生的炎性病变，称为颌骨骨髓炎。包括骨膜、骨密质、骨髓以及骨髓腔中的血管、神经在内的颌骨组织炎症的总称。

根据颌骨骨髓炎的临床病理特点和致病因素的不同，颌骨骨髓炎可分为化脓性颌骨骨髓炎、特异性颌骨骨髓炎以及物理性（放射性）和化学因素引起的颌骨骨坏死而继发感染的骨髓炎几类。

临床上以化脓性颌骨骨髓炎最为常见，特异性骨髓炎较少见。随着恶性肿瘤放射治疗的广泛应用，放射性骨坏死引起的颌骨骨髓炎也相应增多。砷、磷等化学物质慢性中毒临床上已极为罕见。但在牙髓病治疗中，因使用砷剂不当可引起的化学性颌骨骨髓炎，应引起重视。本节重点介绍常见的化脓性颌骨骨髓炎。

一、化脓性颌骨骨髓炎

化脓性颌骨骨髓炎约占各类颌骨骨髓炎的 90% 以上。临床上多见于青壮年，一般以 16～30 岁发病率最高。男性多于女性，约为 2∶1。由于上颌骨有窦腔，骨组织疏松，骨板薄，血运丰富，侧支循环多，有感染时易穿破骨壁向低位的口腔引流，骨营养障碍及骨坏死机会少，不易发展成弥漫性骨髓炎，故下颌骨骨髓炎较上颌骨骨髓炎多见，但婴幼儿以上颌骨多见。

（一）病因

1. 致病菌 主要为金黄色葡萄球菌，其次是溶血性链球菌，以及肺炎链球菌、大肠杆菌、变形杆菌等，临床以混合菌感染多见。

2. 感染途径

(1) 牙源性感染：为最常见的感染途径，占化脓性颌骨骨髓炎的 90% 左右，可由急性根尖周炎、牙周炎、智齿冠周炎等牙源性感染直接扩散侵袭所致。

(2) 损伤性感染：口腔颌面部皮肤或口腔黏膜损伤；粉碎性骨折或火器伤等开放性损伤引起的骨创感染。

(3) 血源性感染：临床上多见于婴幼儿，感染经血行扩散所致，且多伴有颌面部或机体其他部位化脓性病变以及败血症等。

（二）临床表现

根据颌骨骨髓炎感染的病因和病变特点，将颌骨骨髓炎分为中央性颌骨骨髓炎和边缘性颌骨骨髓炎两种类型。

1. 中央性颌骨骨髓炎 中央性颌骨骨髓炎多在急性化脓性根尖周炎及根尖脓肿的基础上发生。炎症先向骨髓腔内发展，再由颌骨中央向外扩散而累及骨密质及骨膜。

(1) 急性期（急性颌骨骨髓炎）：起病急，多以病变区剧烈的疼痛为主诉，同时伴有明显的全身中毒症状，体温可达 39 ~ 40℃，白细胞总数高达 $20\times10^9/L$ 以上，并伴有头痛、食欲不振、便秘、嗜睡等症状。

发病初期，炎症局限于牙槽骨或颌骨体部的骨髓腔内，病变牙剧烈疼痛。疼痛可向半侧颌骨或三叉神经分布区域放射。受累区牙松动，有伸长感，不能咀嚼。同时患部软组织充血肿胀，剧烈跳痛。随着病变发展，感染沿下颌管扩散，病变波及一侧下颌骨甚至越过中线，累及对侧下颌骨，从而出现多个牙至全部牙松动叩痛明显，牙周溢脓。因炎症波及下牙槽神经，可出现下唇麻木。若波及下颌支、髁状突及喙突时，翼内肌、咬肌等受到炎症激惹而出现不同程度的张口受限。少数患者，炎症还可向颅底或中耳蔓延，导致颅内感染。

上颌骨中央性骨髓炎因其解剖学特点而较为罕见，很少形成广泛性骨质破坏。在炎症波及整个上颌骨体时，常伴有化脓性上颌窦炎，致鼻腔溢脓。炎症突破骨外板，可向眶下、颊、颧部、翼腭窝、颞下等部位扩散，或直接侵入眼眶，引起眶周及球后脓肿。

急性期持续 10 ~ 14 天，若炎症未被控制，可因颌骨内的小血管栓塞，导致骨组织营养障碍及坏死，死骨形成并进入慢性期。

(2) 慢性期（慢性颌骨骨髓炎）：急性期阶段未得到及时、有效而彻底的治疗，常转入慢性期。毒力弱的细菌在感染初期也常表现为慢性颌骨骨髓炎。慢性期病程长，可达数月乃至数年之久。患者体温正常或有低热，并可伴有贫血、消瘦。口腔内及颌面部皮肤形成多数瘘道，长期排脓，并可有碎骨片从瘘道排出。如有大块死骨或多数死骨形成，下颌骨可发生病理性骨折，出现咬合紊乱及面部畸形。

2. 边缘性颌骨骨髓炎 是继发于骨膜炎或骨膜下脓肿的密质骨外板的颌骨炎症，常在颌周感染的基础上发生，其感染来源多为牙源性，且又以下颌智齿冠周炎最为常见。炎症首先侵犯骨膜，发生骨膜炎，形成骨膜下脓肿，再损害骨密质，也偶见于中央性骨髓炎的感染扩散。下颌骨为好发部位，其中又以下颌角及下颌支多见。边缘性骨髓炎根据发病过程,也有急慢性之分。

边缘性骨髓炎急性期常被颌周间隙感染症状所掩盖。慢性期主要表现为腮腺咬肌区呈弥漫性肿胀,局部组织出现炎性浸润硬块,且轻微压痛,凹陷性水肿,病程迁延或反复发作等。由于炎症侵犯咬肌,可出现不同程度的张口受限,进食困难等症状,全身症状一般不严重。

根据骨质病理损害特点,边缘性骨髓炎又可分为骨质增生型与骨质溶解破坏型。

(1) 增生型:多发生于抵抗力较强的年轻人。由于患者抵抗力较强或致病菌毒力较弱,局部病变发展缓慢,骨质破坏不明显,下颌骨 X 线后前位片呈增生性改变。

(2) 溶解破坏型:在急性化脓性颌周间隙感染之后,X 线检查病变区可见骨密质破坏,骨质疏松脱钙,骨面粗糙,常在骨膜或黏膜下形成脓肿。一旦自行溃破或切开引流后,常留下久治不愈并长期溢脓的瘘道。若治疗不当未得到彻底控制,病变可逐渐向颌骨内蔓延而波及骨髓腔,形成广泛骨坏死。

(三) 诊断

根据病史、病因、临床表现及 X 线片检查,一般不难做出诊断。

急性颌骨骨髓炎主要是全身及局部症状明显,病源牙及相邻的多数牙出现叩痛、松动,甚至牙周溢脓。患侧下唇麻木是诊断下颌骨骨髓炎的有力证据。上颌骨骨髓炎时,若波及上颌窦,可有上颌窦炎症状及腭部或患侧鼻腔溢脓。

慢性颌骨骨髓炎主要是瘘道形成和溢脓。死骨形成后,可从瘘道排出小块死骨,瘘道探诊,可感骨面粗糙不平。全身症状不明显。

X 线检查是骨髓炎诊断与鉴别诊断的重要辅助手段。急性期常看不到骨质破坏,一般发病 2 ~4 周转入慢性期,颌骨才有明显破坏,X 线检查才有诊断价值。依据病程发展,分为四个阶段:弥散破坏期,病变开始局限期,新骨形成期,愈合期。诊断颌骨骨髓炎时,还应注意增生型骨髓炎与骨纤维瘤及骨肉瘤的鉴别;下颌骨中央型骨髓炎与下颌骨中心型癌的鉴别,以及上颌骨骨髓炎与上颌窦癌的鉴别。

链接

中央性颌骨骨髓炎与边缘性颌骨骨髓炎的鉴别诊断

	中央性颌骨骨髓炎	边缘性颌骨骨髓炎
感染来源	以牙周炎、根尖周炎为主	以下颌智齿冠周炎为主
感染途径	先破坏骨髓,后破坏骨皮质,再形成骨膜下脓肿或蜂窝织炎。病变可累及骨松质与骨皮质	先形成骨膜下脓肿或蜂窝织炎,主要破坏骨皮质,骨松质很少破坏
病变范围	可以是局限的,但多为弥散性	多为局限的,弥散性较少
病变区牙	病变受累牙多数松动,牙周炎明显	病变牙多无明显炎症和松动
病变部位	多在颌骨体,也可波及下颌支	多发生在下颌角及下颌体,很少波及下颌体
X 线表现	慢性期病变明显,可有大块死骨形成,周围骨质分界清楚或伴有病理性骨折	慢性期见密质骨疏松脱钙或骨质增生、硬化,或有小死骨块,与周围骨质无明显分界

(四) 治疗

颌骨骨髓炎总的治疗原则是:及时控制感染,增强机体抵抗力,并适时切开引流、清除死骨和拔除患牙。

1. 急性期 急性化脓性颌骨骨髓炎多起病急骤，来势迅猛，病情严重，并有引起血行感染的可能。因此，应以药物治疗及全身支持治疗为主，同时辅以相应的外科手术治疗。抗感染药物应足量有效，并尽早配合药敏试验，指导调整用药。脓肿形成时，及时切开引流和拔除病源牙及相邻的松动牙，炎症多可缓解或痊愈。若症状仍不缓解，则应考虑凿除部分骨外板，以达到敞开髓腔充分排脓，迅速解除症状的效果。

2. 慢性期 慢性期应以手术摘除死骨去除病灶为主。中央性及边缘性颌骨骨髓炎的损害特点不同，手术方法和侧重点亦有所不同。前者病灶清除以摘除死骨为主，后者则以刮除浅表死骨和病理性肉芽组织为主。边缘性颌骨骨髓炎可在急性炎症后2~4周手术。术时应充分暴露整个下颌支，彻底清除散在的小块片状死骨；中央性颌骨骨髓炎可在急性炎症后5~6周或更长一段时间手术，此时大块死骨形成，且与正骨组织有明显分界，游离死骨较易彻底清除。

二、新生儿颌骨骨髓炎

新生儿颌骨骨髓炎是指新生儿非牙源性的颌骨化脓性感染，一般发生在出生后3个月以内。主要见于上颌骨，下颌骨极为罕见。其病因、病程、治疗原则等均有别于一般化脓性颌骨骨髓炎。

（一）病因

1. 致病菌 致病菌多为金黄色葡萄球菌、链球菌，也可为肺炎球菌。

2. 感染途径 感染途径多为血源性，可因牙龈损伤或母亲患化脓性乳腺炎，哺乳时病源菌直接侵入引起。亦可在分娩时，母亲产道内的感染经患儿颜面皮肤或黏膜的微裂口直接侵入。此外，泪囊、鼻泪管及化脓性中耳炎均可引起新生儿上颌骨骨髓炎。

（二）临床表现

急性期患儿发病急，全身出现高热、寒战、啼哭、烦躁不安，甚至呕吐，重者常出现意识不清、昏睡及休克等症状。局部症状主要表现为面部、眶下及内眦部红肿，以后病变向眼睑扩散，引起眼睑水肿、睑裂狭窄甚至完全闭合、球结膜充血或眼球外突等症状。口内检查可见上腭及前庭沟处红肿。脓肿形成后，常由牙槽突、硬腭或鼻腔、内眦、眶下部等处穿破流脓，形成瘘管而转为慢性，此时全身症状可趋缓解。当感染自眼内眦或眶下区皮肤穿破流脓，易被误诊为眼科疾病。

由于上颌骨骨质松软，骨密质较薄而又富有营养孔，化脓性感染容易突破上颌骨骨壁向外发展，因此很少形成大块死骨。牙胚、眶下缘及颧骨等易受侵犯，小块死骨或坏死牙胚可自瘘管排出。恒牙和颌骨损害严重者，可影响颌面部发育而出现严重的牙颌畸形。

（三）诊断

根据患儿年龄、病史、症状特点，诊断多无困难。在发病2~3周X线拍片，可显示骨质疏松、骨纹理模糊及死骨形成。

（四）治疗

新生儿上颌骨骨髓炎发病急，病情重，全身症状变化快，在治疗上应采取积极有效措施，一经确诊应迅速及早选用有效抗生素控制感染的发展及扩散，并注意对症处理及全身支持治疗。一旦眶周、牙槽突或腭部脓肿形成，应及早切开引流，并注意患儿口腔的清洁和护理，避免脓液吞咽或误吸引起并发症。

对新生儿颌骨骨髓炎，若病变进入慢性期则不必急于施死骨清除术。因为新生儿上颌骨骨壁很薄，骨质疏松，小块死骨可随脓液排出。一般治疗偏向保守，若需手术，一般采用从口内或扩大瘘管后进行搔刮，注意尽可能保留未感染的牙胚，并避免过度刮除骨质，以防造成面颌畸形与咬合功能紊乱。对面部遗留塌陷畸形，一般待成年后再整复。

三、放射性颌骨坏死(骨髓炎)

因大剂量放射性物质治疗口腔颌面部恶性肿瘤而引起的放射性颌骨坏死，并继发感染形成骨髓炎者，称为放射性颌骨骨髓炎。随着放射治疗的日趋普及，由放射治疗引起的放射性颌骨坏死及其继发的放射性颌骨骨髓炎也日趋增多。此病已成为一种较常见的放疗并发症。

（一）病因

在利用放射性物质治疗恶性肿瘤的同时，机体的正常组织也受到了一定的损害。现代对放射性颌骨坏死的病因及发病机制认识，推崇低细胞活性、低血管密度和低氧含量的“三低”学说。放射性骨损害与血管损害应是互为因果，互有关联的。颌骨尤其是下颌骨主要为密质骨，含钙量高，吸收射线性大，因此在头颈部恶性肿瘤给予根治性照射时有发生无菌性坏死的可能。在此基础上，如口腔卫生不佳、牙源性感染以及损伤或施行拔牙手术等，均可导致继发感染，形成放射性颌骨骨髓炎。

放射线引起的颌骨坏死与局部血供、个体耐受性、照射方式、局部防护，特别是与放射剂量或多次疗程等有一定关系。放射性剂量越大，次数越多，对骨的损害越大。6～8周内给予60～80Gy，但超过50Gy就有可能引起骨坏死。

（二）临床表现

放射性颌骨骨坏死发病过程缓慢，往往在放射治疗后数月乃至十数年始出现症状。发病初期颌骨有持续性针刺样剧痛多数患者唾液分泌减少，牙齿发生猖獗性龋，在短期内引起多数牙的损坏，拔牙及其他损伤可造成伤口长期不能愈合，有瘘道形成，伴有恶臭。由于放疗引起黏膜或皮肤破溃，导致牙槽骨、颌骨骨面外露，呈黑褐色；若继发感染则创面长期溢脓，久治不愈。病变发生在下颌支部时，由于肌肉萎缩及纤维化可出现明显的牙关紧闭。口腔及颌面部软组织同样受到放射线损害，局部血运有不同程度障碍，故极易因感染而造成组织坏死，形成口腔和颌面部经久不愈的溃疡或形成洞穿缺损畸形。患者全身呈现衰弱、消瘦、贫血等慢性消耗性病态。

放射后颌骨的破骨细胞和造骨细胞再生能力低下，致死骨的分离速度非常缓慢，X线射片显示骨质密度减低、骨小梁模糊、病变区与正常骨组织分界不清。

（三）诊断

根据头颈部有放射性治疗的病史、局部临床表现及X线摄片特点，本病不难诊断。

（四）治疗

1. 全身治疗　应用抗菌药物控制感染。剧烈疼痛时对症给予镇痛剂。同时积极增强营养，必要时给输血、高压氧等治疗，以待死骨分离。

2. 局部治疗　注意保持口腔卫生，每天使用低浓度过氧化氢液或抗生素冲洗伤口，外敷药物等。对已露出的死骨，可用骨钳分次逐步咬除，以减轻对局部软组织的刺激。如死骨形成并已分离，应及时施行死骨摘除术。一旦诊断确定，不必待死骨完全分离，应在健康骨质范围内切除死骨，以预防病变扩大蔓延；遗留的组织缺损，可待二期整复，也可采用带蒂或吻合血管的复合组织瓣行立即修复。

口腔黏膜与皮肤被放射线累及部分，在切除颌骨同时也可一并切除，以免术后创口不愈合。术后还应继续加强全身支持治疗。

（五）预防

根据本病发病因素，在放射治疗前、放射治疗中以及放射治疗后，应注意以下事项。

1. 放疗前 放射治疗1～2周前，要消除口腔内一切感染病灶，全口洁治，用非金属材料充填龋齿，拔除无法治愈的患牙，并拆除口内金属修复体。

2. 放疗中 选择合适的放射源和照射方式，正确掌握放射剂量，口腔组织的射线平均耐受量为6～8周内60～80Gy，并加强非放射区的防护措施，使用含氟牙膏及其他氟化物防止龋的发生，治疗过程中注意营养，提高患者的抵抗力。

3. 放疗后 治疗结束后，注意保持口腔清洁，一年内勿配戴可摘义齿，一年内勿拔牙与治疗，定期复查，及早发现和治疗所出现的病变。尽可能避免拔牙或其他手术创伤。必须手术或拔牙时，应尽量减少手术创伤。术前术后给予有效抗生素，避免可能发生的继发感染。

第5节　面部疖、痈

面部皮肤是人体毛囊及皮脂腺、汗腺最丰富的部位之一，也是人体暴露部位。固接触外界尘土、污物、细菌的机会多，引起感染的机会也多。疖和痈是皮肤毛囊及皮脂腺的急性化脓性感染。单个毛囊及其附件的急性化脓性感染称疖，相邻多个毛囊及其附件同时发生的急性化脓性感染称为痈。

（一）病因

致病菌主要为金黄色葡萄球菌。正常的毛囊及其附件内常有细菌存在，当局部皮肤受到损伤或机体抵抗力降低时潜伏在毛囊及皮脂腺内的细菌乘虚侵入组织引起感染。皮肤不洁或剃须等原因引起的皮肤损伤均可成为局部诱因。全身衰竭、消耗性疾病或糖尿病的患者，也易发生疖、痈。

（二）临床表现

疖初发时表现为皮肤上出现红肿、热痛的小硬结，呈锥形隆起。2～3天左右硬结顶部出现黄白色脓头，周围红肿，搏动性剧痛。继而硬疖中央部组织坏死软化，脓栓自行破溃脱落，疼痛缓解，炎症渐退，创口自行愈合。疖除引流区域淋巴结可轻微肿痛外，一般无明显全身自觉症状。疖处理不当，如随意搔抓或挤压排脓，热敷、药物烧灼腐蚀以及不恰当的切开等，均可促进炎症扩散，出现弥漫性肿胀，中心部组织坏死，表面相继出现多数脓头，破溃后形成多数小脓腔呈蜂窝状，此则称为痈，甚至引起败血症。

痈好发于唇周，上唇多于下唇，男性多于女性。感染的范围和组织坏死的深度，疼痛的程度，均较疖严重，并伴有剧烈的疼痛。感染可波及皮下筋膜层及肌层组织，引起皮下组织坏死，致使整个痈的病变组织呈酱紫色浸润块，痈周围和深部组织则呈弥散性水肿。

患痈的患者，常因局部极度肿胀，张口受限而影响进食与言语，区域淋巴结肿大和触痛，全身中毒症状明显，有高热、畏寒、头痛、食欲不振等症状，化验检查白细胞计数及中性粒细胞比例升高。

在口腔颌面部感染中，疖痈最易发生全身并发症。这是由于疖痈的致病菌毒力较强，上唇和鼻部“危险三角区”内的静脉无瓣膜，以及颜面表情肌与唇部生理性活动易使感染扩散等因素所致。痈的脓肿难于早期穿破引流，更易伴发颅内海绵窦血栓性静脉炎、败血症、脓毒血症以及中毒性休克和水电解质紊乱，从而导致更高的死亡率。

链接

“危险三角区”与颅内海绵窦血栓性静脉炎

“危险三角区”指颜面部鼻根至两侧口角所在的区域，因该区域静脉管缺少瓣膜，感染易向颅内扩散而得名。当该区域感染性疾患的炎性物质，侵入面静脉发生静脉炎及血栓时，静脉回流受阻，感染可沿无瓣膜面静脉逆行进入颅内，引起海绵窦血栓性静脉炎。表现为患侧眼睑水肿、眼球突出、眼压增高、视力减退、畏光流泪、结膜淤血以及全身高热、头痛甚至昏迷等。进一步发展可形成脑膜炎、脑脓肿而出现脑膜、颅内高压和颅内占位等病变体征。

（三）治疗

面部疖痈的治疗应局部与全身治疗相结合，积极控制感染，增强机体抵抗力，防止感染扩散。在炎症早期，无明显全身症状时应以局部治疗为主，同时选择必要的药物。

1. 局部治疗　局部治疗采用保守治疗。疖初起时，可用2%碘酊每日多次涂布，小疖肿多可得到控制。痈的治疗宜用高渗盐水或含抗生素的盐水纱布局部持续湿敷，可促进痈的局限、软化和穿破。过早停止湿敷，可因脓道阻塞而使病情反复加重。脓栓可用消毒镊轻轻取出，切勿热敷和挑刺、挤压等，以防感染扩散。只有在急性炎症得到控制、已明显形成皮下脓肿而又久不破溃时，才可审慎切开，以助引流。切忌分离脓腔。

2. 全身治疗　对小疖肿，可以口服抗生素。大的疖肿或痈，应给予足量有效抗生素，并以静脉给药为佳，对疑有败血症、脓毒血症及海绵窦静脉炎等全身化脓感染者，应反复做血细菌培养及药敏试验，以便正确选择用药。如果致病菌一时未能确定，可暂时选用对金黄色葡萄球菌有效的药物，以后根据治疗效果、病情演变及细菌培养结果调整用药。重症病人应加强全身支持治疗，增强自身抗病能力。应密切观察患者的生命体征，出现中毒性休克时，应积极采取综合措施，并尽快纠正循环衰竭所出现的低血压，有颅压增高症状者，应给予脱水治疗等。

第 6 节　面颈部淋巴结炎

面颈部淋巴结炎是指各种感染性疾病引起的面颈部淋巴结的炎症性病理改变。面颈部淋巴组织丰富，它能将口腔颌面部的淋巴回流，汇集到所属的区域淋巴结内，最后经过颈深淋巴结及颈淋巴干进入颈内静脉。淋巴结不仅能过滤与吞噬进入淋巴液中的微生物（细菌、病毒等）、有害颗粒物质（如尘埃、异物、含铁血黄素等）与肿瘤细胞，而且还能破坏毒素，是机体防御感染和阻止肿瘤细胞扩散的重要屏障。因此，口腔颌面部许多疾病所并发的淋巴结炎和肿大，对相应的疾病诊断和治疗具有重要意义。

（一）病因

1. 致病微生物　非特异性化脓感染的致病菌主要为金黄色葡萄球菌和溶血性链球菌，特异性感染中以结核杆菌最多见。

2. 感染来源

(1) 牙源性和口腔感染最常见:常继发于冠周炎、根尖周炎、颌面部间隙感染、颌骨骨髓炎、颌面外伤感染、疖痈等。

(2) 上呼吸道感染:常继发于扁桃体炎、咽炎、鼻炎、上颌窦炎等,为婴幼儿急性淋巴结炎的主要感染途径。

(3) 皮肤损伤与感染:皮肤化脓性创口、疖、痈等。

(二) 临床表现

1. 化脓性淋巴结炎 分为急性和慢性两类。

(1) 急性淋巴结炎:临床以颌下淋巴结炎最为常见,由于幼儿淋巴结的屏障防御结构不完善、被膜薄、免疫力较低,所以急性化脓性淋巴结炎以婴幼儿较多见。

急性淋巴结炎发病急、进展快。早期浆液性炎症特征为淋巴结肿大变硬,自觉疼痛或压痛,病变主要在淋巴结内出血充血、血肿,淋巴结可移动,界线清楚,与周围组织无粘连。全身症状早期低热不适,幼儿哭闹不安。进入化脓期,皮肤局部有明显压痛点及凹陷性水肿;浅在的脓肿可查出明显的波动感。此时全身反应加重、高热、寒战、头痛、全身无力、食欲减退;白细胞总数可达$(20\sim30)\times10^9/L$以上,如不及时治疗可并发脓毒血症、败血症及中毒性休克、支气管肺炎等而危及生命。临床上儿童病情较成人更为严重,必须引起高度重视。

(2) 慢性淋巴结炎:多继发于慢性牙源性感染,也可继发于慢性扁桃体炎、慢性鼻炎、慢性中耳炎等,此外,急性淋巴结炎治疗不彻底亦可转为慢性。

慢性淋巴结炎,病程进展慢,病变常表现为慢性增殖性改变,多发生在病人抵抗力强而细菌毒力较弱的情况下。临床特征是淋巴结内结缔组织增生形成微痛硬结,淋巴结活动,有压痛。可反复急性发作,增生长大的淋巴结,即使原发感染病灶消除,也不可能完全消退。

2. 结核性淋巴结炎 常见于儿童及青年。轻者仅有淋巴结肿大而无全身症状,重者可伴体质虚弱、营养不良和贫血、低热、盗汗、疲倦等症状,并可同时有肺、肾、肠、骨等器官的结核病史。局部症状主要表现为:初起为单个或多个肿大而无压痛的淋巴结,孤立而无粘连。后因炎症浸润,逐渐融合并相互粘连,形成不能移动的结节性肿块。病变继续发展,淋巴结中心因有干酪样坏死,组织溶解液化变软,炎症波及周五组织时,淋巴结可彼此粘连成团或与皮肤粘连,但皮肤表面无红、热及明细牙痛,扪之有波动感,称为冷脓肿。脓肿自行溃破或切开后,排出类似豆渣样干酪物质或稀米粥样脓液,此时皮肤逐渐转变呈暗红色,形成经久不愈的瘘管。

(三) 诊断

根据病史、临床表现、发病部位及原发病灶的存在,可作出诊断。但应注意急性淋巴结炎与急性颌下腺炎的鉴别,以及化脓性颌下腺炎与结核性淋巴结炎的鉴别诊断。

结核性淋巴结炎可根据身体其他部位结核病史、脓液性状及涂片抗酸杆菌染色检查,或结核菌培养检查,与上述两种病症加以鉴别。必要时可做淋巴结病理切片检查及结核菌素试验,协助诊断。

(四) 治疗

1. 急性淋巴结炎 应用足量有效抗菌药物控制感染,防止扩散,注意休息。并给予全身支持治疗及对症治疗。局部可用中药六合丹外敷治疗，已化脓者应及时切开引流，同时进行原发灶的治疗。

2. 慢性淋巴结炎　对慢性淋巴结炎一般不需治疗，但有反复发作者，应寻找病灶，予以清除。如淋巴结肿大明显或需行级别诊断时，可采用手术摘除。

3. 结核性淋巴结炎　结核性淋巴结炎应注意全身治疗，加强营养，提高机体免疫力，并给予抗结核药系统治疗。

对尚未形成冷脓肿的结核病灶，可用异烟肼 50～100mg 加入 0.25% 普鲁卡因 5～10ml 中，做病灶周围环形封闭，隔日或每周一次。

对已化脓的淋巴结结核或小的潜在性冷脓肿以及皮肤未破溃者，可以施行穿刺抽脓后，随即注入异烟肼 50～100mg，隔日一次或每周 2 次。穿刺时应从脓肿周围的正常皮肤进针，以防造成脓肿溃破或感染扩散。

对于局限性、可移动的结核性淋巴结，或经药物治疗效果不佳者，可予以手术摘除。

第 7 节　口腔颌面部特异性感染

一、颌面骨结核

颌面骨结核多由血行播散所致。好发于儿童与青少年，因骨发育旺盛时期骨内血供丰富，感染机会较多。病变多发生于颧骨、眶下缘部位、下颌支及下颌角等部位。

（一）病因

可因体内其他脏器结核病沿血性播散所致；开放性肺结核患者可随痰或唾液经口腔黏膜的创口感染，或牙龈及口腔黏膜结核侵入颌骨。

（二）临床特点

颌面骨结核发病一般较缓慢，呈渐进性、破坏性发展，偶有自发痛和全身地热。牙龈结核性溃疡病变或口腔黏膜的结核可进而损害牙槽骨，发生干酪样变，被累及牙逐渐松动，甚至脱落。若病变继续向四周扩展，可使骨质膨隆或形成瘘管，经久不愈，并可继发化脓性感染。下颌角、颧骨及眶下缘等部位骨松质丰富，易发生血源性结核感染。初期患部呈无痛性弥漫性肿胀，质硬，稍有压痛。随着病情的发展，局部肿块增大，出现放射性疼痛。若病变向颌骨外周扩展，可波及相应部位的口腔黏膜及皮肤，形成冷脓肿，有波动感，穿破后留下经久不愈的瘘管，常有较稀薄的脓液或小死骨排出。全身症状一般只有低热，如并发化脓性细菌感染，可出现急性颌骨骨髓炎的临床症状，脓液也变成黄色黏稠状。

（三）诊断

根据病史、临床表现以及身体其他部位有无结核病灶存在，再结合必要的辅助检查，如摄 X 线片的表现、脓液涂片检查和结核菌培养，一般可做出诊断。必要时做活组织检查以确诊。

（四）治疗

1. 全身治疗　全身支持、营养疗法和抗结核药物是应用是主要手段。应用氨基水杨酸、异烟肼及利福平等抗结核药物，治疗过程一般需要 6～12 个月以上，为减少耐药菌株，一般采用两种药物的联合用药方案。

2. 局部治疗 在有效的全身抗结核治疗后，若X线片显示颌骨病变已局限，可做病灶清除术，包括切除死骨、刮除结核性肉芽肿及小死骨碎块等。术后应继续进行抗结核治疗3个月左右。

二、颌面部放线菌病

颌面部放线菌病主要是由放线菌引起的慢性感染性肉芽肿性疾病。此放线菌为革兰阳性的非抗酸性、无押宝的厌氧性丝状杆菌，是人口腔正常菌群中的腐败寄生菌，故本病绝大多数是内源性感染。

（一）病因

当人体抵抗力降低或被其他细菌分泌的酶所激活时，感染通过龋洞、牙周袋、阻生牙的龈袋、拔牙创、口腔溃疡、面部损伤等途径侵入颌面部。

（二）临床特点

放线菌病以20～40岁男性多见，病变多发生于颌面部软组织，尤以腮腺咬肌区为多，其次是下颌下、颈部及颊部。如侵犯颌骨，其常见部位是下颌角及下颌支。软组织跟颌骨同时受累者仅占1/5。

发病初期无自觉症状，局部出现无痛性硬块，患区皮肤呈棕红色，与周围正常组织无明显界限。若感染侵入咬肌、翼内肌及口底肌时，则出现明显的张口受限及咀嚼、吞咽疼痛。感染继续发展，则皮肤变软，形成多数小脓肿，溃破或切开后，常见浅黄色黏稠脓液流出，可查见硫黄样颗粒。排脓后的创口经久不愈，形成多数互通的瘘管。若伴有化脓性感染，可出现急性化脓性感染的症状。

（三）诊断

根据临床表现及细菌学检查，一般可做出诊断。但需与结核病变鉴别，不能确诊时可做活体组织检查。中央型放线病X线片显示的多囊性改变，需与颌骨成釉细胞瘤及黏液瘤相鉴别。

（四）治疗

1. 药物治疗 首选药为青霉素G，每日200万～500万U肌内注射，持续6～12周。如合用磺胺等药物，有可能增强疗效。青霉素过敏者可选用红霉素、林可霉素、克林霉素等。此外，口服5%～10%碘化钾，皮内注射放线菌溶素的免疫疗法也有一定疗效。

2. 高压氧疗法 高压氧治疗能增加组织内氧含量，具杀菌、抑菌、消除都到、防止寻组织感染与坏死，加速伤口的愈合。

3. 手术疗法 已形成脓肿或留有瘘管，可分别做脓肿的切开引流及肉芽组织刮除术；若已侵入颌骨或已形成死骨，则应做死骨刮除术。

经以上治疗无效，且反复发作化脓性感染者，可考虑病灶切除，但因局部血供丰富，术前应做血源准备。术前给予青霉素G 1000万～2000万U，术后每日200万～300万U，持续应用12周以上，以防止复发。

三、颌面部梅毒

梅毒是由梅毒螺旋体引起的一种慢性感染性疾病。根据感染途径，梅毒可分先天性梅毒和后天性梅毒。先天性梅毒又可分为二期，在 4 岁以前发病者为早期，在 4 岁以后发病者为晚期。后天梅毒可分为三期及隐性梅毒。一、二期为早期梅毒，多在感染后 4 年出现症状，传染性强；三期梅毒又称晚期梅毒，系在感染后 4 年出现症状，一般无传染性；隐性梅毒指感染后，除血清反应阳性外，无任何临床症状者。

（一）病因

先天性梅毒为母体内梅毒螺旋体借母血侵犯胎盘绒毛后，沿脐带静脉周围淋巴间隙或血流侵入胎儿体内。后天梅毒绝大多数是通过性行为感染，极少数可通过接吻、共用饮食器皿、玩具、哺乳等途径传播。亦有因输血而感染者。

（二）临床表现

1. 先天性梅毒　早期先天性梅毒多在出生后第三周或三个月，甚至一年后出现症状。婴儿常早产，表现为营养障碍，貌似老人。鼻腔狭窄、呼吸不畅，有带血的脓性黏液状分泌物。口腔黏膜可发生与后天性梅毒相似的黏膜斑。

2. 后天性梅毒　口唇下疳（一期梅毒）、梅毒疹（二期梅毒）和树胶样肿（梅毒瘤即三期梅毒）。

梅毒的口腔黏膜病损请详见《口腔内科学》相关章节。

链接

先天性梅毒牙

先天性梅毒牙是在胚胎发育后期和出生后第 1 个月，牙胚受梅毒螺旋体侵犯所造成的牙釉质和牙本质发育不全。10% ~30% 的先天性梅毒患者，牙形态可发生改变，表现为切牙呈半月形，切缘狭窄，中央部凹陷有切迹，两切角圆钝，形如新月状，故称半月形切牙，又称哈钦森牙。恒磨牙表现为殆面聚拢，牙尖皱缩，呈一些发育不良的结节状压挤在一起，釉质小颗粒状如桑葚，故称桑葚牙。

（三）诊断

诊断需审慎，应根据详细而正确地询问病史、临床检查、病原微生物检查、X 线检查，以及必要时组织病理学检查，进行综合分析判断后再做出诊断。

血清学检查是诊断的重要手段。包括梅毒下疳、二期黏膜斑分泌物涂片直接检查梅毒螺旋体。目前常用的有非特异性血清试验，如未灭活血清反应素玻片试验（USR）和快速血浆反应素环状卡片实验（RPR）可作为梅毒诊断的初筛试验。还可用梅毒螺旋体特异性抗原直接测定血清中的抗螺旋体抗体，为特异性梅毒血清试验方法。近年来免疫组化、聚合酶链式反应（PCR）等方法作为最后诊断梅毒的依据。

（四）治疗

颌面部梅毒损害无论胎传或后天受染，均为全身性疾病的口腔颌面部表现，因此应在专科医生指导下进行行全身性驱梅治疗。驱梅治疗药物首选青霉素 G 及砷铋剂联合治疗。对青霉素过敏者，可改用红霉素、头孢菌素类药物等。对缺损畸形的修复，必须在全身及局部的梅毒病变基本控制以后，才能进行。治愈的主要指标是病损及症状消退、血清试验等转为阴性。

目标检测

一、A1 型题

1. 确定脓肿的最可靠依据是
   A. 血培养　　B. 穿刺
   C. 触诊　　D. B 超
   E. X 线拍片
2. 关于二重感染下列叙述哪项正确
   A. 多种细菌引起的感染
   B. 多种致病微生物引起的感染
   C. 特殊厌氧菌引起的感染
   D. 结核菌继发化脓菌引起的感染
   E. 使用抗生素时耐药菌株引起的感染
3. 关于抗菌药物的使用错误的说法是
   A. 应熟悉各种抗菌药物的性能和适应证
   B. 用药前应尽可能明确病原菌并进行药敏试验
   C. 严格联合应用抗菌药物的指征
   D. 尽量使用广谱抗生素提高疗效
   E. 可用窄谱抗生素者不用广谱抗生素
4. 通常不会引起张口受限的间隙感染是
   A. 咬肌间隙　　B. 翼下颌间隙
   C. 颞下间隙　　D. 眶下间隙
   E. 咽旁间隙
5. 切开后引流物为灰白污秽稀薄脓液且伴有明显腐臭，常为何种细菌感染
   A. 链球菌感染　　B. 金黄色葡萄球菌感染
   C. 混合性感染　　D. 大肠杆菌感染
   E. 绿脓杆菌感染
6. 口底腐败坏死性感染治疗中错误的是
   A. 广泛切开引流
   B. 充分分离脓腔
   C. 3% 过氧化氢溶液反复冲洗
   D. 加压包扎
   E. 使用足量有效抗生素
7. 根据面神经下颌缘支的行径，颌下区的手术切口应
   A. 高于下颌骨下缘 0.5cm 左右
   B. 平齐下颌骨下缘
   C. 低于下颌骨下缘 0.5 ~ 1cm
   D. 低于下颌骨下缘 1.5 ~ 2cm
   E. 低于下颌骨下缘 2cm 以上
8. 用于智齿冠周炎冲洗的过氧化氢液的浓度为
   A. 0.05% ~ 0.15%　　B. 0.1% ~ 0.3%
   C. 0.3% ~ 0.5%　　D. 1% ~ 3%
   E. 5% ~ 10%
9. 造成下颌升支部边缘性骨髓炎最常见的间隙感染是
   A. 颞下间隙　　B. 翼颌间隙
   C. 咽旁间隙　　D. 颌下间隙
   E. 咬肌间隙

二、名词解释

1. 面部“危险三角区”　2. 口底蜂窝织炎
3. 颌骨骨髓炎　4. 疖　5. 智齿冠周炎

三、问答题

1. 简述颌面部感染时脓肿切开引流的手术指征有哪些？
2. 口腔颌面部感染应用抗菌药物的原则有哪些？
3. 智齿冠周炎症扩散引起感染的部位有哪些？
4. 简述咬肌间隙感染的感染来源、临床特点及治疗。
5. 简述腐败坏死性口底多间隙感染的临床特点及治疗。
6. 简述化脓性颌骨骨髓炎的感染来源及临床特点。

第 7 章

口腔颌面部损伤

学习要点

1. 口腔颌面部损伤的特点。
2. 窒息的原因、诊断及急救措施。
3. 口腔颌面部损伤清创缝合术的操作步骤。
4. 特殊部位(颊、舌、腭等)的处理原则。
5. 牙损伤的分类、诊断要点及治疗原则。
6. 牙槽突损伤的诊断要点及治疗原则。
7. 上、下颌骨骨折的分类、诊断要点及治疗原则。

口腔颌面部是人体的暴露部位,口腔颌面部损伤平时多因工伤、运动损伤、交通事故和生活中的意外伤害所致,战争时期则以火器伤为主。随着汽车和交通事业的飞速发展,交通事故伤已成为平时颌面伤的主要损伤原因,数据调查结果显示,交通事故所占比例已经达到60%。

第 1 节　概　　论

口腔颌面部血循环丰富,结构复杂,上接颅脑,下连颈部,为呼吸道和消化道起端,包括牙、舌、面神经、表情肌、颞下颌关节、唾液腺等组织,行使着表情、咀嚼、语言、吞咽等功能。应充分认识这些特点,对正确处理口腔颌面部损伤非常重要。

口腔颌面部损伤的特点

1. 血液循环丰富对损伤的影响　由于口腔颌面部血循环丰富,营养面部的血管相对表浅,伤后出血较多,易形成血肿,组织水肿反应快而重,如口底、舌根或下颌下等部位损伤,可因水肿、血肿而影响呼吸道通畅,甚至引起窒息。但另一方面,由于血运丰富,组织抗感染与再生修复能力较强,创口易于愈合。因此,初期清创缝合的时间较身体其他部位可延长,面部损伤后48小时甚至更长时间的创口,只要没出现明显的化脓感染迹象,清创后均可做初期缝合。

2. 牙齿对口腔颌面部损伤的影响　口腔中有牙齿,牙齿上附着的牙菌斑和牙结石。口腔颌面部的损伤时常累及牙齿,牙齿会因致伤物的打击而发生牙外伤如牙折、脱位等,同时这些损伤的牙齿或牙碎片可向邻近组织内飞散,造成“二次碎片伤”,引起深部组织的感染。颌骨骨折线上的牙齿如果龋坏,更容易引起骨创感染,形成骨髓炎,影响骨折愈合。另一方面,牙列的移位或咬合关系错乱是诊断颌骨骨折的最重要体征之一。

3. 易发生感染 由于口腔颌面部窦腔多,有口腔、鼻腔、鼻旁窦及眼眶等。在这些腔窦中存在着大量的细菌,当创面与腔、窦相通时,易引起感染。在清创时,应尽量关闭与腔窦相通的伤口,以减少感染的机会。

4. 易发生窒息 口腔颌面部在呼吸道上端,损伤后所造成的组织移位、肿胀、舌后坠、血凝块和分泌物的堵塞,均可影响呼吸,甚至造成窒息。抢救患者时应注意保持呼吸道通畅,防止窒息。

5. 易并发颅脑损伤 颌面部与颅脑联系紧密,面中1/3部损伤容易并发颅脑损伤,包括脑震荡、脑挫裂伤、颅内血肿和颅底骨折等。其主要临床表现是伤后有昏迷史,颅底骨折时伴有脑脊液鼻漏或耳漏,此点在急救时应特别注意。

6. 可伴有其他解剖结构的损伤 口腔颌面部有唾液腺、面神经及三叉神经分布,如腮腺受损,可并发涎瘘;如损伤面神经,可发生面瘫;三叉神经损伤时可在其分布区出现麻木感。

7. 面部畸形 口腔颌面部受损伤后,会造成不同程度的面部畸形,从而加重伤员思想上和心理上的负担。为了减少口腔颌面部组织缺损,在清创时应尽量保留组织恢复其外形,减少畸形的发生。

8. 影响进食及口腔卫生 口腔又是消化道的入口,损伤后常使口腔失去正常功能,发生进食、语言等功能障碍。因而选用适当的食物和进食方法,维持伤员的营养,对伤口的愈合和身体的康复非常重要,不可忽视。

第2节 口腔颌面部损伤伤员的急救

一、防治窒息

（一）窒息的原因

窒息可分为阻塞性窒息和吸入性窒息。口腔颌面部急性呼吸道损伤后可造成呼吸道阻塞发生窒息。

1. 阻塞性窒息

(1) 异物阻塞咽喉部:损伤后血凝块、呕吐物、游离组织块及异物等,均可阻塞咽喉部造成窒息,尤其是昏迷的伤员更易发生。

(2) 组织移位:上颌骨横断骨折时,骨块向下后方移位,压迫舌根,堵塞咽腔而引起窒息。下颌骨颏部粉碎性骨折或双发骨折时,由于口底降颌肌群的牵拉,可使下颌骨前部向下后移位及舌后坠而堵塞呼吸道(图7-1)。

(3) 肿胀:口底、舌根、咽侧及颈部损伤后,可发生血肿或组织水肿,压迫呼吸道而引起窒息。

2. 吸入性窒息

主要见于昏迷的伤员,直接将血液、唾液、呕吐物或其他异物吸入气管、支气管或肺泡内而引起的窒息。

（二）窒息的诊断

临床表现 窒息的前驱症状为患者烦躁不安、出汗、口唇发绀、鼻翼扇动和呼吸困难。严重者出现“三凹”征,即吸气时出现锁骨上窝、胸骨上窝及肋间隙明显凹陷。如此时仍未

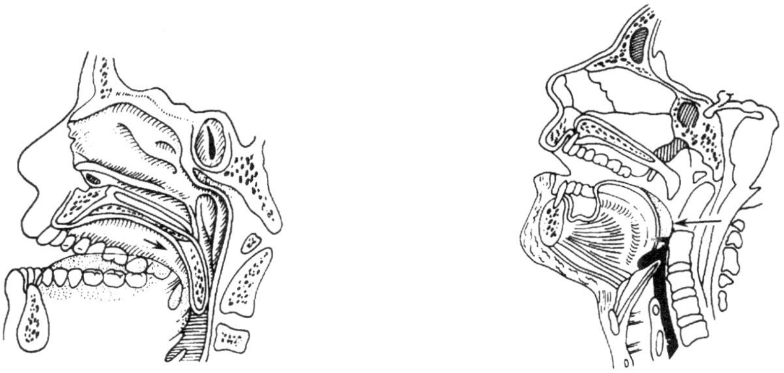

（1）　　（2）

图7-1　组织移位引起窒息

（1）上颌骨骨折后软腭堵塞咽腔；（2）下颌骨骨折后舌后坠

及时处理，则可出现脉弱、脉数、血压下降和瞳孔散大等危象，最后呼吸心跳停止。

诊断 主要根据口腔颌面部外伤史、临床表现，本病不难诊断。

（三）窒息的急救

1. 阻塞性窒息的急救　根据阻塞的原因采取相应的急救措施。

（1）及早清除口、鼻腔及咽喉部异物：迅速用手指或器材掏出或用吸引器吸出堵塞物。

（2）将后坠的舌牵出：可在舌尖后约2cm处用大圆针和7号线或大别针穿过舌组织全层，将舌拉出口外，并使伤员的头偏向一侧或采取俯卧位，便于唾液或呕吐物外流。

（3）吊起下坠的上颌骨块：可临时采用筷子、压舌板或类似器材横放于双侧前磨牙部位，将上颌骨向上提吊，并将两端固定于头部绷带上。

（4）插入通气导管使呼吸道通畅：对因咽部肿胀压迫呼吸道的伤员，可经口或鼻插入通气导管，以解除窒息。如情况紧急，又无适当导管时，可用针头由环甲膜刺入气管内。如仍嫌通气不足，可再插入1～2根粗针头，随后行气管切开术。如呼吸已停止者，可行紧急环甲膜切开术进行抢救，随后再改行常规气管切开术。

2. 吸入性窒息的急救　应立即行气管切开术，通过气管导管，充分吸出血液、分泌物及其他异物，解除窒息。应注意防治肺部并发症。

附　环甲膜穿刺术

适应证：急性喉阻塞，严重呼吸困难，来不及建立人工气道。

手术步骤

1. 伤员取仰卧位，去掉枕头，肩部垫起，头部后仰。

2. 在环状软骨与甲状软骨之间正中处可触到一凹陷，即环甲膜，此处仅为一层薄膜，与呼吸道相通，为穿刺位置。

3. 局部常规消毒后，以1%利多卡因1ml局部麻醉。

4. 术者左手手指消毒后，以食、中指固定环甲膜两侧，右手持注射器从环甲膜垂直刺入，当针头刺入环甲膜后，即可感到阻力突然消失，并能抽出空气，患者可出现咳嗽反射。注意：穿刺时进针不要过深，避免损伤喉后壁黏膜。

5. 注射器固定于垂直位置可注入少量表面麻醉剂，如地卡因等。然后再根据穿刺目的进行其他操作，如注入药物或换15～18号大针头刺入，以解除气道阻塞造成的通气障碍等。

环甲膜穿刺是临床上对于有呼吸道梗阻、严重呼吸困难的病人采用的急救方法之一。它可为气管切开术赢得时间，是现场急救的重要组成部分。通过穿刺建立一个新的呼吸通道，暂时缓解病人呼吸困难和或窒息。术前向患者及其家属说明施行环甲膜穿刺术的目的，消除不必要的顾虑。

环甲膜切开术

环甲膜切开术为在环状软骨与甲状软骨之间横行切开其膜状连接而进入声门下区手术方法。是紧急抢救患者的临时措施，插管不宜超过48小时。故应在48小时内行常规气管切开术。

适应证 同环甲膜穿刺术。

手术步骤

1. 伤员取头后仰位。

2. 局部常规消毒后行局麻。

3. 用左手食指摸清环甲膜间隙，用尖刀做横切口切开皮肤，再用中指、拇指固定甲状软骨翼板。用尖刀或锐头弯剪刀横行切开皮肤、皮下组织和环甲膜，约1～1.5cm，直至喉腔。

4. 以刀柄撑开切口，解除呼吸困难，随即插入气管套管或硬的橡皮管，保持呼吸道通畅。

5. 用绷带将气管套管板的两侧固定于颈部，以防滑脱。

气管切开术

气管切开术是从颈部切开气管前壁，插入气管套管，从而解除窒息的一种手术方法。

手术步骤

1. 体位　尽可能仰卧，颈部保持正中位，垫高肩部，使颈部延伸，气管牵长，并向前部突出。

2. 气管的定位与暴露　术者用左手拇指及中指将喉及气管固定在颈前正中线上，使喉、气管充分向前突出，同时将喉、气管两侧大血管向后推。用左手食指摸清气管的部位。在左手食指的指引下，用刀沿颈前正中线，自甲状软骨下缘一直切至胸骨上窝，将皮肤及皮下组织切开分离，其切口深达气管前壁。术者用左手食指触摸气管环，如遇有血管或甲状腺峡，则应将其推开或向下牵拉，使之能摸清气管1～2环。

3. 切开气管　以手指触摸验明甲状软骨、环状软骨，向下确认第3、4环后，便可准备切开。周围软组织彻底止血，准备好吸引器、合适的导管，套入管芯，系好两侧的导管系带。通过气管环间隙注入少量麻醉剂，以减少切开后的剧烈咳嗽。用11号尖刀片或1号弯刀在3～5气管环正中自下向上挑开气管2～3个环。注意不能刺入太深，以免损伤气管后壁和食管前壁，形成气管、食管瘘。第1气管环必须保持完整，亦不能切开第1气管环和环状软骨，过高易损伤环状软骨导致喉狭窄，过低有损伤头臂干而导致大出血和损伤胸膜顶而出现气胸的危险。

切开气管软骨后，迅速用气管撑开器或止血钳插入气管切口，将切口撑开，以解除呼吸困难，吸净血液及分泌物，置入气管套管。抽去管芯，并验证导管内是否有呼吸气流。插妥后置入内管，系好导管系带，不可过紧或过松，以免脱出。

4. 如切口过长，可在导管上方将皮肤缝合1～2针，导管下方的切口不宜缝合，以免导管周围漏出的气体，进出皮下形成皮下气肿。在系带板与皮肤间放一剪口的纱布块，盖住伤口，导管口覆盖1～2层盐水纱布，以便湿润吸入的空气。

加强术后护理，气管切开术后护理的重点在于维持气道的通畅、清洁和可靠固定。

二、止　　血

颌面部血运丰富，损伤后出血较多，如伤及较大血管时，会出现生命危险。因此应根据损伤部位、出血的性质（毛细血管渗血、静脉流血、动脉破裂喷血）和现场条件而采取相应的处置措施。常用的止血方法如下。

（一）压迫止血

1. 指压止血法　适用于较大动脉损伤，出血较多的紧急情况，作为暂时止血性方法。然后再改用其他方法做进一步止血。

操作方法　用手指压迫出血部位供应动脉的近心端，起到暂时止血作用。如出血部位在头颞额区域，其供应动脉为颞前动脉，可在耳屏前将颞前动脉压向颧弓根部；面颊部及唇部出血时，其供应动脉为面动脉，可在咬肌前缘、下颌骨下缘处将面动脉压向下颌骨；如面部出血范围较大，可在环状软骨平面胸锁乳突肌前缘，将颈总动脉压向深层的第六颈椎横突。颈总动脉旁有颈动脉窦，此法有时会引起颈动脉窦的反射，导致心律失常，血压下降，甚至心搏骤停等危险，因此压迫颈总动脉的时间每次不能超过 3 ~ 5 分钟。除非在紧急情况下，一般不采用此法。

2. 包扎止血法　适用于毛细血管、小静脉及小动脉的出血。

操作方法　可先将软组织复位，然后在损伤部位覆盖多层纱布敷料，再用绷带行加压包扎。注意包扎的压力要合适，不可加重骨块移位和影响呼吸道通畅。

3. 填塞止血法　适用于开放性和洞穿性伤口。

操作方法　一般将纱布块填塞于创口内，再用绷带行加压包扎。在颈部或口底创口内填塞纱布时，应注意保持呼吸道通畅，防止发生窒息。如上颌骨 Le Fort Ⅱ、Ⅲ型骨折时，鼻腔出血较多，经检查没有脑脊液漏的情况下，可用鼻道填塞止血。严重出血如一般填塞效果欠佳时，还可用后鼻孔填塞止血法进行止血。

（二）结扎止血

结扎止血是常用而可靠的止血方法。如条件许可，对于创口内出血的血管断端都应用止血钳夹住作结扎止血。在紧急情况下，也可先用止血钳夹住血管断端，连同止血钳一起妥善包扎。口腔颌面部较严重的出血如局部不能妥善止血时，可结扎颈外动脉。

（三）药物止血

药物止血适用于组织渗血、小静脉和小动脉出血。局部使用的止血药有各种中药，如止血粉、止血纱布及止血海绵等。使用时可将药物直接置于出血处，然后外加干纱布加压包扎，一般在 5 ~ 10 分钟内即可止血。全身使用的止血药物如卡巴克洛（安络血）、酚磺乙胺（止血敏）、6-氨基己酸等可作为辅助用药。

三、抗休克治疗

口腔颌面部损伤发生休克者比例不大，常因伴有身体其他部位严重损伤而引起。主要为创伤性休克和失血性休克，也有感染性休克和中毒性休克。其早期临床表现为轻度烦躁、口渴、呼吸浅快、心率加快、皮肤苍白，此时一般血容量丢失在 15% 以下，是机体的代偿表现。抗休克的治疗目的恢复组织的灌注量。创伤性休克的治疗原则是止血、输血、镇痛、补液、安静，可用药物协助恢复和维持血压。失血性休克治疗的重点是以补充有效血容量、彻底消除出血原因、制止血容量继续丢失为原则。一般休克较轻或为代偿期者可暂不输血，输分子右旋糖酐或乳酸钠等。如休克较重，则需以输血为主，适量补充其他液体。对损伤性休克，除补充血容量、止血外，还需镇静止痛，纠正酸碱平衡失调，应用抗生素预防感染和补充大量维生素 B 和维生素 C 等。

四、伴发颅脑损伤的急救

口腔颌面部与颅脑邻近，颌面部伤员易伴发颅脑损伤。一般颅脑损伤的伤员有昏迷史。颅脑损伤包括脑震荡、脑挫伤、颅骨骨折和脑脊液漏等。应及时与神经外科医生共同会诊诊治。伤员应卧床休息，严密观察其神志、脉搏、呼吸、血压及瞳孔的变化；暂不做不急需的检查和手术。注意鼻孔或外耳道有无脑脊液漏出，禁止做外耳道或鼻腔填塞与冲洗，以免引起颅内感染。对烦躁不安的伤员，可给予适量镇静剂，但禁用吗啡，以免抑制呼吸，影响瞳孔变化以及引起呕吐，增加颅内压。对于有脑水肿、颅内压升高的伤员应予脱水治疗。常用20%甘露醇，快速静脉滴注，每次剂量1～2g/kg体重，每6～12小时一次。也可用25%山梨醇或50%葡萄糖液等。如长时间应用脱水药，应同时补钾，并适当补钠。每日补液量应控制在1500～2000ml以内，可加地塞米松5～10mg。如伤员昏迷一段时间后清醒，以后头痛加剧、不安；进而嗜睡，再次进入昏迷状态；伤侧瞳孔散大，对光反射消失，呼吸、脉搏变慢，血压上升等，是硬脑膜外血肿的典型表现，应即请神经外科医生会诊，或经B超、CT检查确诊后开颅减压。

五、防 治 感 染

口腔颌面部损伤的创口常被细菌和尘土等污染，易致感染而增加损伤的复杂性和严重性。颌面战伤创口的感染率更高，约为20%。防治感染也是急救中的重要问题。在有条件时，应尽早进行清创缝合术，无清创条件时，应尽早包扎创口，防止外界细菌继续侵入。伤后应及早使用广谱抗生素。为了预防破伤风，伤后应及时注射破伤风抗毒素。动物咬伤者应及时注射狂犬病疫苗。

六、包扎和运送

(一) 包扎

包扎有压迫止血、暂时性固定、保护并缩小创面、减少污染、减少唾液外流、止痛等作用。常用的包扎法有："十"字绷带包扎法和四尾带包扎法(图7-2)。

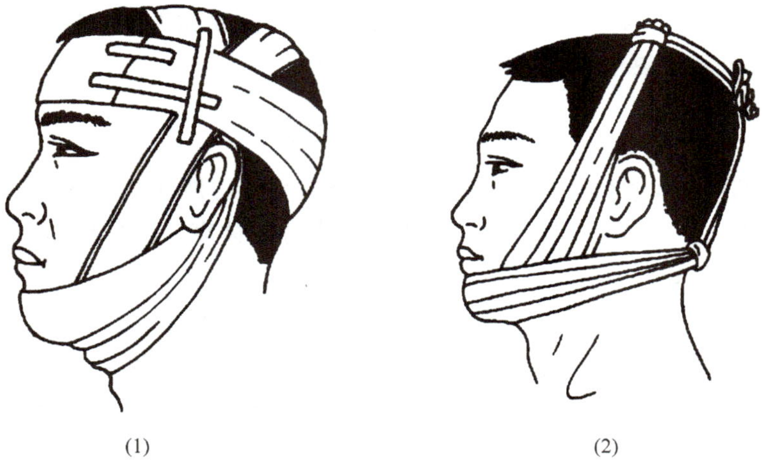

(1)　　(2)

图7-2　包扎方法

(1)"十"字绷带包扎；(2)四尾带包扎法

链接

在“十”字绷带包扎时，应以颏部与头顶部交叉环绕包扎，要利用面部骨骼做支撑，注意不要压迫颈部，以免影响呼吸。

（二）运送

运送伤员时应注意保持呼吸道通畅。昏迷伤员可采用俯卧位，额部垫高，使口鼻悬空，有利于唾液外流和防止舌后坠。一般伤员可采取侧卧位或头侧向位，避免血凝块及分泌物堆积在口咽部。运送途中，应随时观察伤情变化，防止窒息和休克发生。搬动疑有颈椎损伤的伤员，应有 2 ~ 4 人同时搬运，有一人稳定头部并加以牵引，其他人则以协调的力量将伤员平直“滚”抬到担架上，颈下应放置小枕，头部左右两侧用小枕固定，防止头的摆动（图 7-3）。

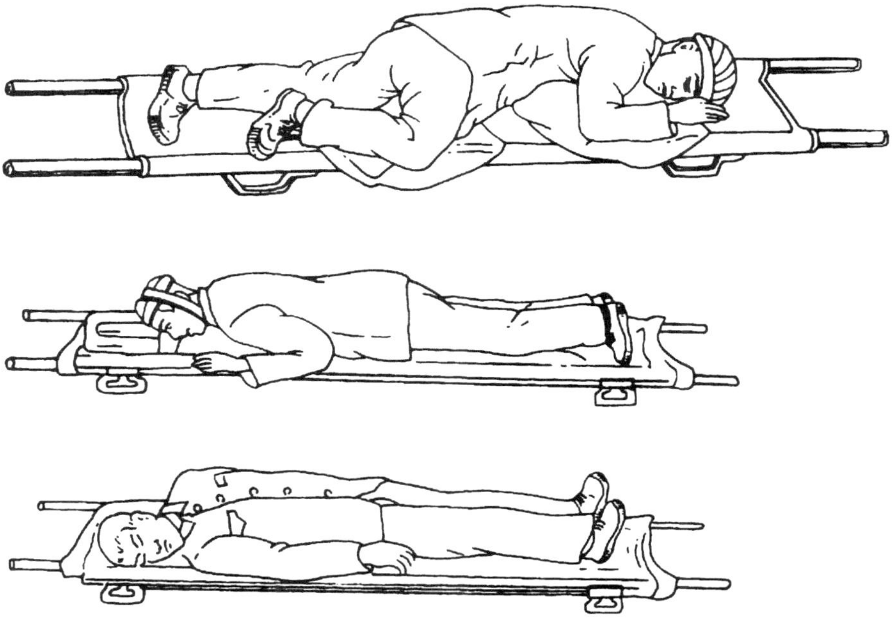

图 7-3　颌面部伤员护送时的体位

七、护理与饮食

（一）护理

1. 体位　应采用半卧位，以减少出血，并可能增进肺部呼吸运动，利于咳嗽和吐出口腔内分泌物，避免并发肺部感染。

2. 口腔护理　保持口腔清洁。颌面部损伤患者，常因伤口疼痛，口内有钢丝、夹板等固定物，使口腔机械性自洁作用受阻，故应加强口腔护理，防止伤口感染。

（1）药液漱口：常用 1 ∶ 5000 呋喃西林含漱，每日晨、晚以及每餐前后漱口一次。

（2）机械清洗：对口内有结扎钢丝或颌面牵引固定的患者，可用 20 毫升空针接弯针头冲洗或用小毛刷刷洗，操作时注意勿使固定物松脱。

（3）检查咬合关系及固定：对颌面部骨折患者应注意检查𬌗关系及其固定情况，注意结扎物有无松脱、折断、移位、压迫牙龈或刺伤唇颊黏膜、橡皮圈牵引力方向与力量是否合适,有无松脱现象。发现问题及时处理、矫正或报告医生。对因疼痛、不方便而自行取下固定物的患者,应做好解释工作。

（二）饮食

由于受伤后张口受限、局部疼痛以及咬合错乱等原因,口腔颌面部损伤的患者不能咀嚼食物,特别是颌间固定的患者,一般只能进食流质,但患者胃肠功能多数正常,食欲和消化能力良好,因此在食物调剂和喂养方面应供给患者丰富的饮食如进食高蛋白、高维生素、高热量流质或半流质食物,宜少量多餐,以加强营养,提高抵抗力和促进伤口愈合。颌面部损伤患者应根据伤情采取不同的进食方法。如鼻饲、口饲及静脉输液等,保持足够的热量、蛋白质及维生素类的摄入。

第3节　口腔颌面部软组织损伤

一、损伤类型

口腔颌面部软组织损伤可以单发,也可以与颌骨骨折并发,根据损伤的原因及受伤程度不同,临床上可分为以下几类:

（一）擦伤

擦伤是头面部皮肤或口腔黏膜与粗糙物体如地面等摩擦所致。擦伤的特点是表层皮肤受损,少量血液及组织液渗出,创面常有泥沙或其他异物附着。由于皮肤感觉神经末梢暴露,疼痛剧烈。

治疗要点:清洗创口,除去异物,预防感染。面积大者,表面可覆盖凡士林纱布,以保护创面,减少疼痛。面积小者,也可表面涂红汞药水或任其干燥结痂,自行愈合。愈合后可不留瘢痕,但可留有色素沉着。

（二）挫伤

挫伤是皮肤表面无开放创口的皮下及深部组织受伤。如用拳击打面部,皮下的小血管和淋巴管破裂,组织内淤血,形成青紫淤斑或血肿。

治疗要点:止血、止痛、防止感染、促进血肿吸收。早期冷敷或加压包扎以减少出血,晚期可用热敷、理疗、中药外敷等方法加快血肿吸收。血肿如有感染应切开引流,清除脓液及腐败的血凝块。

挫裂伤多为较大的钝器伤,在深部组织发生挫伤的同时,常伴有皮肤撕裂伤口。此类伤口边缘常不整齐,外形不规则,深浅不一,有出血,深层也可伴有颌骨骨折。

治疗要点:清创时充分清洗伤口,彻底止血,休整创缘,严密缝合伤口,对于较大创口,放置引流;并发骨折者,应先将骨折段复位、固定后,再缝合软组织伤口。

（三）刺、割伤

刺、割伤损伤时皮肤及软组织可见裂口,刺伤的创口小,但伤道深,易使异物及细菌带入深部组织。切割伤创缘整齐多呈线形,但伤及主要血管时可造成大量出血。损伤面神经时可造成面瘫。

治疗要点:主要以清创、缝合为主。

（四）撕裂伤或撕脱伤

此伤为较大的机械力量将组织撕裂或撕脱所造成的颌面部组织严重损伤。如长发辫被卷入机器中，可造成大块头皮撕脱。撕脱伤伤势严重，疼痛剧烈，出血多，易发生休克。

治疗要点：首先应止血、止痛抗休克等对症治疗。对于部分撕脱有组织蒂者，可直接对位缝合，完全撕脱可行血管吻合，不能吻合者，将撕脱的皮肤清创后制成全厚或中厚皮片，进行游离移植。

链接

颌面部损伤的再修复

由于现在的显微吻合技术的提高，颌面部大面积完全撕脱伤，进行神经、血管吻合后，能完全成活，只是面部肌肉活动稍有迟钝。这种撕脱伤的成功再植，引起了人们对颌面部软组织移植的兴趣。对于颌面部大面积烧伤的患者，如果有人愿意捐献颌面部软组织，就可以进行移植。当然，据研究表明，由于捐献者和被捐献者的颌骨的不同，移植后，被捐献者和捐献者的外观完全不同。

（五）咬伤

咬伤多为动物咬伤，人咬伤也时有发生，较大动物咬伤可造成面颊部和唇部组织撕裂、撕脱，面形及功能损坏严重、污染也较重，如熊咬伤。

治疗要点：严格清创，清创后将移位的组织复位、缝合。缺损较大者行游离皮片移植消灭创面，有感染者，用抗菌纱布湿敷创面，控制感染后再行游离植皮。狗咬伤的患者应注射狂犬疫苗。

二、口腔颌面部清创缝合术

口腔颌面部损伤伤员只要全身情况允许，或经过急救，情况好转，应尽早对局部伤口进行早期外科处理，即清创术。清创术是预防感染，促进创口愈合的基本方法。

（一）冲洗创口

首先用消毒纱布盖住创口，用肥皂水、外用盐水洗净创面四周的皮肤；如有油垢，可用汽油或洗洁剂擦净。然后在麻醉下用大量生理盐水或1%～3%过氧化氢液冲洗创口，同时用纱布团或毛刷反复擦洗，尽可能清除创口内的细菌、泥沙组织碎片或其他异物。

（二）清理创口

冲洗伤口后，再次消毒周围皮肤，铺无菌巾，进行清创处理。口腔颌面部血运丰富，原则上尽可能保留颌面部组织。确已坏死的组织外，即使颜色发暗的组织仍应尽可能保留、复位。尽可能地减少颌面部唇、鼻、眼睑等的畸形和功能障碍。在清理创口时应去除创口内的异物，可用刮匙、刀尖或止血钳去除嵌入组织的异物。组织内如有金属异物，表浅者可借助于磁铁吸出；深部者要通过X线摄片或插针X线定位后取出。

（三）缝合创口

口腔颌面部创口在伤后24小时或48小时之内，均可在清创后行严密缝合；甚至超过48小时，只要创口无明显化脓感染或组织坏死，在充分清创后，仍可行严密缝合。对估计有可能发生感染者，可在创口内放置引流物；已发生明显感染的创口不应做初期缝合，可采用湿敷，待感染控制后，再行处理。

首先要缝合、关闭与口、鼻腔和上颌窦等腔窦相通的创口。对裸露的骨面应争取用软组织覆盖。创面较深者要分层缝合,消灭死腔。对面部创口的缝合要用小针细线,创缘要对位平整,尤其在唇、鼻、眼睑等部位,更要细致地缝合。

三、口腔颌面部各类软组织损伤的处理特点

（一）舌损伤

舌损伤的处理应注意以下几点。

1. 舌组织有缺损时缝合创口应尽量保持舌的长度,将创口按前后纵行方向进行缝合。不要将舌向后折转缝合,以防止舌体缩短,影响舌功能(图 7-4)。

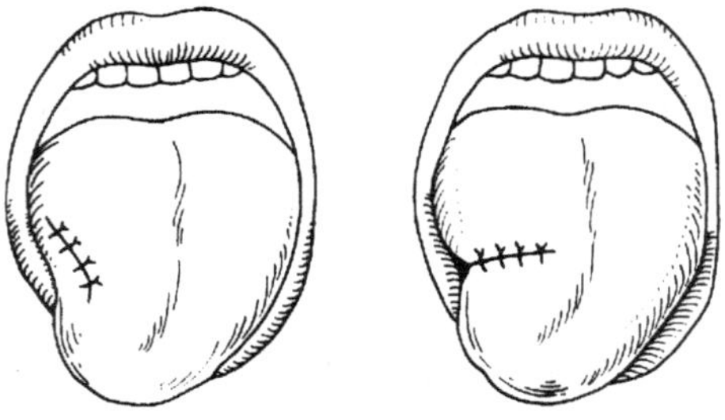

(1) (2)

图 7-4 舌损伤的缝合方法

(1) 正确缝合;(2) 不正确缝合

2. 舌组织较脆,活动性大,缝合处易于撕裂,故应采用较粗的丝线(如 1 号或 4 号线)进行缝合。距创缘稍远些进针,缝得深一些,这样可多带一些组织,还可加用褥式缝合。

（二）颊部贯通伤

颊部贯通伤的治疗原则是尽可能关闭创口和消灭创面。

1. 无组织缺损或缺损较少者,可将口腔黏膜、肌和皮肤分层缝合。

2. 口腔黏膜无缺损或缺损较少而皮肤缺损较多者,应严密缝合口腔黏膜,关闭穿通创口。面颊部皮肤缺损应立即行皮瓣转移或游离植皮,或做定向拉拢缝合。如遗留缺损,以后再行整复治疗。

3. 较大的面颊部全层洞穿型缺损,可直接将创缘的口腔黏膜与皮肤相对缝合,消灭创面。遗留的洞形缺损,后期再行整复治疗。如伤情和条件允许,也可在清创时用带蒂皮瓣、游离皮瓣及植皮术行双层修复。

（三）腭损伤

腭损伤的处理也要根据不同的情况。

1. 硬腭软组织撕裂伤做黏骨膜缝合即可。软腭贯穿伤,应分别缝合鼻侧黏膜、肌及口侧黏膜。

2. 硬腭有组织缺损或与鼻腔、上颌窦相通者,可在邻近转移黏骨膜瓣,封闭瘘口与缺损;或在硬腭两侧作松弛切口,从骨面分离黏骨膜瓣后,将贯通口处拉拢缝合。硬腭骨面裸露处可自行愈合。

3. 腭部缺损太大,不能立即修复者,可暂时做腭护板,使口腔与鼻腔隔离,以后再行手术修复。

（四）唇、舌、耳、鼻及眼睑断裂伤

唇、舌、耳、鼻及眼睑断裂伤,如离体组织尚完好,伤后时间不超过 6 小时,应尽量设法缝回原处。缝合前,离体组织应充分清洗,并浸泡于抗生素溶液中。受伤部位应行清创术,并修剪成新鲜创面,用细针细线做细致的缝合。术后注意局部保温。全身应用抗生素。

第 4 节　牙和牙槽突损伤

一、牙　损　伤

牙损伤的好发部位是口腔前牙区。根据资料数据统计，牙外伤最易累及上颌前牙，上颌中切牙发生率最高，占 59.1%，其次是上颌侧切牙 17.6%；下颌中切牙的外伤仅占 10.4%，下颌侧切牙为 7.7%。牙损伤可分为牙挫伤、牙脱位及牙折三类。

（一）牙挫伤

牙挫伤为牙在外力作用下发生的钝性损伤，主要影响牙周膜和牙髓。可因牙受到碰撞、打击或进食时无意间咬到砂石、碎骨片等硬物引起。伤后出现不同程度创伤性牙周膜炎的症状，如自觉伤牙伸长、松动，有咬合痛及叩痛等，但没有异常松动和移位。

轻度牙挫伤可不作特殊治疗，暂不用患牙咀嚼食物，两周左右可以恢复。如果牙周膜损伤较重，牙松动者，可对患牙行简单结扎固定或用黏结法固定，并适当磨改对合牙以减少其与患牙的接触。如牙髓已坏死，患牙应进一步做根管治疗。

（二）牙脱位

较大的外力撞击，可使牙脱出或脱离牙槽窝。根据损伤程度又分为部分性牙脱位和完全性牙脱位两类。

1. 部分性牙脱位　临床可见牙在牙槽窝中的位置有明显改变或脱出。但没有完全脱离牙槽窝，造成牙周膜附着破坏，使根尖血管神经束断裂，牙髓组织损伤。部分脱位的牙常有松动、伸长、移位和疼痛，并妨碍咬合；向深部嵌入者，牙冠外露部分变短，其位置低于咬合平面。根据其牙脱位形态，部分性脱位又分脱出性牙脱位、侧方脱位及嵌入性牙脱位三种类型。常伴有牙龈淤血或撕裂出血，严重者可伴有牙折或牙槽骨骨折。

2. 完全性牙脱位　患牙已脱离了牙槽窝，牙槽窝空虚，牙周膜牙髓同时损伤，或仅有软组织相连，甚或完全离体；牙脱位时局部牙龈可有撕裂和红肿及并发牙槽突骨折。

3. 牙脱位的治疗　以保存牙为原则。

（1）部分性脱位（脱出性牙脱位、侧方脱位及嵌入性牙脱位）者，均应先在局部麻醉下，将牙充分复位，恢复正常咬合关系，进行牙弓夹板固定术，固定 2～3 周。调低咬合，嘱咐患者进软食 2 周，减轻患牙负担，定期随访，注意患牙的牙髓活力情况。

（2）完全性牙脱位：牙脱离牙槽窝，但离体时间不长，可将脱位的牙行再植术。再植后牙齿是否能够成活，与牙脱落后的离体时间和脱落牙的储存方法以及污染程度等有重要关系。离体时间越短，储存方法越接近生理条件，污染程度轻，再植后愈合效果越好。脱落牙在口外干燥的时间应小于 60 分钟，预后效果较好；牙脱落后一直处于干燥状态，预后效果较差。脱落牙根面的污染程度也决定了牙周愈合的效果。根面污染的患牙，易造成牙周感染，影响愈合效果。

牙脱位的固定方法常用牙弓夹板固定法，金属丝结扎法及尼龙丝结扎黏结法、牙周夹板固定术等。如牙髓已坏死，患牙应进一步做根管治疗。

（三）牙折

参见《口腔内科学》。

链接

脱落牙正确的处理与储存方法

首先将脱落牙用生理盐水冲洗干净，但不要用器具搔刮牙根表面，或用手触摸牙根部分，根面的新鲜血液和组织可以帮助牙周愈合。再将脱落牙保存在口腔唾液、特殊的牙储存液、盐水、牛奶等生理条件下，预后较好。脱落牙最理想的储存方法是牙齿撕脱后，如果没有被污染，立即放回牙槽窝内，对牙周膜的损伤最小，预后也最理想。

二、牙槽突骨折

牙槽突骨折是外力直接作用于牙槽突所致，多见于上颌前部，可以单独发生，也可与颌面部其他损伤同时发生。

临床上，牙槽突骨折常伴有唇和牙龈的肿胀和撕裂伤。其特点为摇动损伤区某一牙时，可见邻近数牙及骨折片随之移动。骨折片可移位，引起咬合错乱。牙槽突骨折时常有牙折或牙脱位。

治疗：应在局麻下将牙槽突及牙复位到正常解剖位置，然后选用两侧邻牙作固位体，用金属丝牙弓夹板将骨折片上的牙结扎固定2～3周，或采用正畸科用的托槽法固定，固定时应注意要跨过骨折线至少3个牙位，才能稳固。

第5节　颌骨骨折

颌骨骨折有一般骨折的共性，如肿、痛、出血、移位、感觉异常及功能障碍等。但由于颌骨解剖结构和生理特点的特殊性，其临床表现和诊疗方法与其他部位骨折又有不同。现分述如下。

一、上颌骨骨折

上颌骨上方与颅骨中的额骨、颞骨、筛骨及蝶骨相连；在面部与颧骨、鼻骨、泪骨和腭骨相连，故骨折时常并发颅脑损伤和邻近颅面骨骨折。上颌骨体的内部是上颌窦腔，四周与眼眶、鼻腔、口腔、筛窦及眶下裂相邻。与各颅面骨相连处有许多骨缝。这些腔窦、裂隙和骨缝都是较薄弱的部位，易在外力作用下发生骨折。但因位置居中，四周有颅面骨包围，对其有一定保护作用，因此上颌骨骨折发生率比下颌骨少。

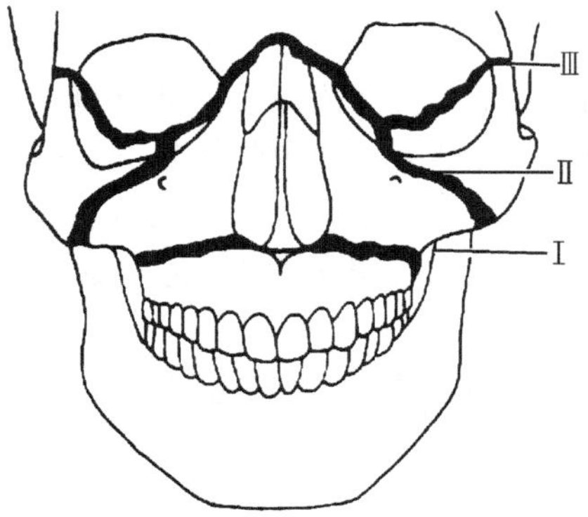

图7-5　上颌骨骨折线示意图

（一）临床分类

上颌骨骨折常形成高、中、低位的横断型骨折。LeFort按骨折线的高低位置，将其分为三型（图7-5）。

1. LeFort Ⅰ型骨折　又称上颌骨低位骨折或水平骨折。骨折线从梨状孔下方、牙槽突上方向两侧水平延伸至上颌翼突缝。上颌骨下部包括牙槽骨及牙齿整块活动，移位。

2. LeFort Ⅱ型骨折　又称上颌骨中位骨折或

椎形骨折。骨折线自鼻额缝向两侧横过鼻梁、眶内侧壁、眶底、颧上颌缝，再沿上颌骨侧壁至翼突。有时可波及筛窦达颅前窝，出现脑脊液鼻漏。

3. LeFortⅢ型骨折　又称上颌骨高位骨折或颧弓上骨折，骨折线自鼻额缝向两侧横过鼻梁、眶部，经颧额缝向后达翼突，形成颅面分离，使面中部凹陷、变长。此型骨折多伴有颅底骨折或颅脑损伤，出现耳、鼻出血或脑脊液漏。

由于暴力的种类及方向不同，临床上所遇到的上颌骨骨折的骨折线不一定都是如上所述的两侧对称型骨折。可发生单侧上颌骨骨折或两侧骨折线不在同一平面。此外，还可发生上颌骨纵形骨折，即腭中缝裂开。

（二）临床表现

1. 咬合紊乱　骨折块多随外力的作用方向而发生移位，或因重力而下垂。一般出现下后方移位，可造成咬合紊乱，严重者可因咽腔阻塞发生呼吸困难甚至窒息等并发症。骨折块向下移位者，前牙开𬌗，后牙早接触。一侧上颌骨骨折时，伤侧牙早接触，健侧牙呈开𬌗状。

2. 面形改变　上颌骨骨折后，根据外力大小、方向以及颌骨本身的重力，骨折段常向下后移位，使得面中 1/3 变长，面中部凹陷，后缩。

3. 其他表现　上颌骨骨折时眶内及眶周常伴有组织内出血，形成眼镜状眶周淤斑（又称熊猫眼），睑、球结膜下出血，或眼球移位而出现复视等。上颌骨骨折常合并口、鼻腔黏膜撕裂或鼻窦黏膜撕裂伤，导致口、鼻腔出血。并常并发颅脑损伤或颅底骨折，出现脑脊液鼻漏或耳漏等。

（三）影像学检查

1. 平片　上颌骨骨折时，应拍鼻颏位和头颅侧位片。

2. CT　对面中部进行轴位和冠状位 CT 扫描，可以显示上颌窦各壁骨折情况，上颌窦是否积液，以及骨性眼眶和眶内容物损伤情况。对严重的面中部创伤或上颌骨移位，三维 CT 对于明确诊断和从整体把握骨折特点很有价值。

（四）诊断

通过询问外伤史，查清体征，结合 X 线摄片、CT 检查等可作出明确诊断。

（五）治疗

1. 颌骨骨折的治疗原则

（1）处理时机：颌骨骨折患者应及早进行治疗。但如合并颅脑及重要脏器或肢体严重损伤，全身情况不佳，应首先抢救伤员的生命，待全身情况稳定或好转后，再行颌骨骨折的处理。

（2）合并软组织伤的处理：清创后先缝合口内创口，再行骨折固定，最后缝合外部创口。有裸露的创面时应采用皮瓣或皮片覆盖修复。

（3）骨折线上牙的处理：在颌骨骨折治疗中常利用牙行骨折段的固定，应尽量保存，即使在骨折线上的牙也可考虑保留，以利于骨折的复位固定和后期的咬合重建。但如骨折线上的牙已松动、折断、龋坏、牙根裸露太多或有炎症者，则应予拔除，以防骨创感染或并发颌骨骨髓炎。儿童期颌骨骨折后，如恒牙胚已暴露并有感染的可能者，也应去除。

（4）骨折段的正确复位和可靠的固定：为了避免发生错位愈合，应尽早进行骨折段的复位与固定，并以恢复患者原有的咬合关系为治愈标准。如伤后时间过长，骨折端发生纤维性错位愈合,则难以复位,需借助弹性牵引的力量使之逐渐复位。如已有骨性错位愈合,则只有通过手术,重新人工骨折复位。复位后选用适当的方法进行可靠的固定是治疗颌骨骨折的又一种重要原则。下颌骨骨折一般应固定4周左右,上颌骨骨折可固定3周左右。

(5) 促进骨折愈合的局部与全身治疗:全身应使用抗生素以防治感染。骨折早期可内服、外敷中草药以消肿、止痛、活血、化淤,促进血肿消散,促进骨折愈合。

2. 早期处理 上颌骨骨折患者应特别注意有无颅脑、胸、腹等处合并伤。有严重合并伤的伤员应首先处理合并伤。对上颌骨的创伤可作简单应急处理,以减轻症状稳定骨折段。但应积极预防窒息的发生。

3. 上颌骨骨折的复位与固定方法 上颌骨骨折的治疗措施是复位与固定,使错位的骨折段复位并恢复上下颌牙的原有的咬合关系。

首先应选择坚实可靠的复位、固定基础,使移位的骨折块恢复到原来正常的位置。一般情况下,上颌骨骨折应以颅面骨为复位、固定的基础,称之为颅颌(牵引)固定。

(1) 复位方法:颌骨骨折的复位标准是恢复患者原有的咬合关系。

1) 手法复位:用于颌骨骨折的早期病例。此时骨折处尚未发生纤维性愈合,可能通过手法复位将移位的骨折块恢复至正常位置,一般在局麻下进行。

2) 牵引复位:用于手法复位不满意或已有纤维性愈合的病例。常用的方法有口内颌间牵引法及口外颅颌牵引两种。①颌间牵引法:在上、下颌牙列上分别分段安置有挂钩的牙弓夹板,根据骨折段需要复位的方向,在上、下颌牙弓夹板的挂钩上套上小橡皮圈作牵引,使其逐渐恢复到正常咬合关系(图7-6)。②颅颌牵引:主要用于上颌骨骨折。如上颌骨横断骨折后,骨折块向后移位,可在上颌骨牙列上安置牙弓夹板,并在头部制作石膏帽或带上固定帽,从帽前方伸出固定支架,然后在牙弓夹板与金属支架之间行弹性牵引,使上颌骨骨折块向前牵引复位(图7-7)。

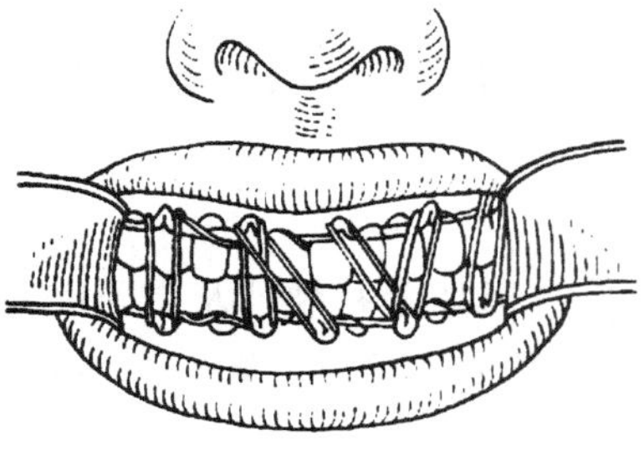

图7-6 颌间牵引复位法

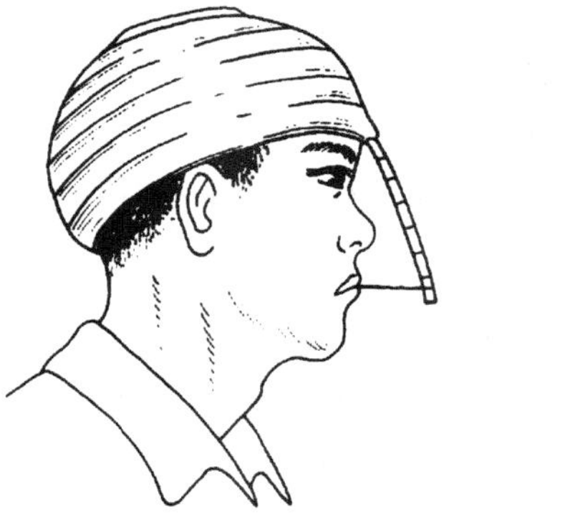

图7-7 颅颌牵引复位法

3) 手术切开复位:用于开放性骨折、不能手法复位的复杂性骨折或已发生错位愈合的骨折病例,特别是对开放性骨折患者,常可在行清创术的同时,行骨折复位与固定。

(2) 固定方法:为了保证骨折块在复位后的正常位置,防止再移位,必须有坚实可靠的固定。上颌骨骨折的固定原则上可利用强大稳固颅骨来固定骨折段,同时作颌间固定,已恢复咬合关系。常用的方法有颅颌固定法、骨间固定法及颌间固定法。

1) 颅颌固定法:在上颌牙列上安置牙弓夹板,在头部制作石膏帽或特制头套,石膏帽中埋置向外伸出的金属支架,在两侧相当于第一前磨牙的牙弓夹板上各穿过一根直径为 0.5mm 的不锈钢丝,将钢丝两端自前庭沟顶部向外上方穿出于颧部皮肤外,最后在上颌骨复位的情况下,拉近两侧的不锈钢丝,分别结扎固定于石膏帽中伸出的金属支架上。为了恢复良好的咬合关系,同时在下颌牙列安置牙弓夹板,与上颌牙列的牙弓夹板进行颌间结扎,作颌间固定。

2)骨间固定法:对于手术切开复位的患者直接在骨折断端处作骨间微钛板坚强内固定(图 7-8)。近年国内外已较多采用微型钛板做坚强内固定,它坚实可靠,生物相容性好,它可长期埋入组织内而不取出,并和其他钢板一样可提前解除颌间结扎,使患者能早日张口活动。

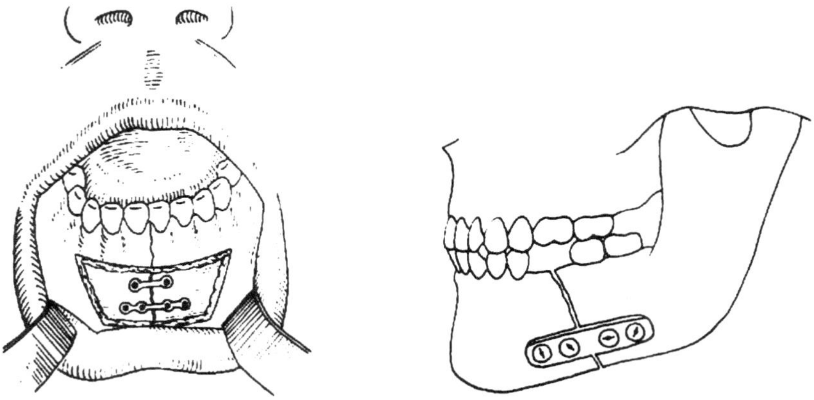

图 7-8　颌骨骨折内固定

链接

上颌骨骨折手术复位骨间固定法

上颌骨中、高位横行骨折,因骨折部位较多,可选用头皮冠状切口,将额顶部组织瓣向下翻转,可显露眶、鼻骨、颧骨及上颌骨等多处骨折。对于上颌骨低位骨折,可加用口内前庭沟切口,显露上颌骨骨折。这两种切口既便于复位和做骨间结扎固定,又可避免在面部做多处切口。

3)颌间固定法:其优点是使骨折的颌骨能在正常咬合关系的位置上愈合。但是,由于上、下颌被固定在一起,伤员不能张口,只能进流质饮食,也不易保持口腔卫生。常用的方法有下列几种:①简单颌间结扎固定法:系在上、下颌相对的几组单个牙各用不锈钢丝结扎后,再将各牙的结扎丝上、下相对扭结拧紧,达到颌间固定的目的。此法简便,但可能使个别牙负荷过重,使用时应注意选择适应证。②小环颌间结扎固定法:选用直径 0.3 ~ 0.5mm 的不锈钢丝,每根长约 12cm,对折后扭成一小环,将钢丝两端自颊侧穿出牙间隙,至舌侧将两根钢丝分开,分别绕过相邻两牙的牙颈部后,从牙间隙中穿出至颊侧,将远中端钢丝穿过小环,然后与近中端钢丝结扎扭紧。同法在上、下颌需要结扎的相对部位安置小环。最后用另外的结扎丝穿过上、下相对的小环,逐个结扎扭紧,使上、下颌固定在一起。每个伤员应结扎几对小环,要根据骨折的情况而定。一般左右侧应各安置两对以上。③带钩牙弓夹板颌间固定:用有挂钩的成品牙弓夹板,分别用结扎丝一一固定在上、下颌牙的唇颊侧牙面上,然后将输液用乳胶管剪成小圈,套在上、下颌牙弓夹板的挂钩上,行牵引复位固定。这种带钩夹板也可用铝丝自制:取直径 2mm、长 20cm 铝丝一根,弯制出一些挂钩,钩长 4 ~

5mm，两钩间距离为1.2～1.5cm。结扎固定于牙弓上时，应注意上颌者挂钩朝上，下颌者挂钩朝下，钩端均应向外倾斜，与牙龈要有间隙，这样既便于套橡皮圈，又不致损伤牙龈。④粘片颌间固定法：是用釉质黏合材料粘贴圆形带金属钩的塑料片于牙面上，行颌间牵引固定。方法是先清洁牙面，用50%磷酸处理，清水冲洗，吹干，涂釉质黏结剂，粘贴塑料粘片。半小时后，即可悬挂小橡皮圈或结扎金属丝行颌间固定。本法特别适合于牙冠短小的儿童和缺牙较多的伤员。缺点是粘片脱落率较高。

链接

颌间结扎进食及口腔护理

患者在颌间结扎期间张口受限，影响进食、语言，应从磨牙后区用软管，进半流质饮食。注意口腔清洁，饭后漱口，并将食物残渣清除干净。

二、下颌骨骨折

下颌骨占据面下1/3部，是颌面部骨中唯一以关节与脑颅骨连接活动的骨骼，位置突出，体积最大，其解剖形态特殊，生理功能复杂，结构上存在薄弱区。损伤的发生几率较高，据国内外有关资料统计，下颌骨骨折的发生率占颌面损伤总数的25%～28%，而占颌面骨骨折的55%～72%，居颌面部骨折的第一位。下颌骨有升颌肌群及降颌肌群附着，骨折时，由于附着在骨折块上的咀嚼肌牵引力方向不同，常使骨折块发生移位，导致咬合错乱。

下颌骨髁状突是下颌骨主要的生长中心，如果在儿童期受到损伤或破坏，可导致下颌骨的发育障碍。下牙槽神经血管束经下颌孔进入下颌骨内，沿下颌管向下延伸。由于下颌骨骨质致密，血运较上颌骨差，损伤后并发骨髓炎的可能性比上颌骨大且严重，骨折愈合也慢。

链接

下颌骨的解剖特点

下颌骨是构成面部下1/3的主要骨骼，也是头面部唯一能活动的骨骼。下颌骨的骨质较致密，骨密质厚而坚硬，尤其是体部的下缘更厚，是下颌骨最坚实的部分。体部在正中处形成颏正中联合。下颌骨髁状突是下颌骨主要的生长中心，该部如在儿童期受到损伤或破坏，将导致下颌骨的发育障碍。髁状突颈部是髁状突头部下方较细的部分，在下颌骨外伤中，常被间接力量的冲击而发生骨折。下牙槽神经、血管束经下颌孔进入下颌骨内，沿下颌管向下前延伸。下颌骨因骨质致密，血运比上颌骨差，因此损伤后并发骨髓炎的机会比上颌骨多，而且严重；骨折的愈合也较慢。下颌骨上附着的肌较多，主要有两组强大的咀嚼肌附着。咬肌、颞肌和翼内肌构成升颌肌群；颏舌骨肌、下颌舌骨肌和二腹肌前腹构成降颌肌群。

（一）临床分类

下颌骨发生骨折的部位与解剖结构的薄弱区域有关，如正中联合部、颏孔区、下颌角区及髁突颈部等为骨折好发部位，受到直接或间接撞击后均易发生骨折。

（二）临床表现

下颌骨骨折后，骨折部位出现疼痛、肿胀、皮下淤斑。

1. 咬合紊乱　下颌骨骨折后，牙齿随着骨折段的移位而移位，出现咬合紊乱。

2. 面部畸形　骨折发生移位后，可造成面部畸形，其中以下颌偏斜畸形较为常见。

3. 功能障碍　主要表现为张口受限，影响正常的进食和语言功能，张口受限程度取决于骨折部位及损伤严重程度。骨折损伤下牙槽神经时，还可引起下唇和颏部麻木。

4. 骨折段移位　下颌骨骨折后多种因素可以导致骨折段发生移位，影响下颌骨骨折后骨折段移位的因素有：骨折的部位、外力的大小和方向、骨折线方向和倾斜度、骨折段是否有牙以及附着肌肉的牵拉作用等，其中各咀嚼肌的牵拉作用又是主要因素。常因不同部位骨折、不同方向的肌牵引而出现不同情况的骨折段移位。当骨折发生移位时，骨折部位两端的骨折段异常动度，检查时，骨折部位可出现骨擦音。

（1）正中联合部骨折：单发时，由于骨折线两侧肌群牵拉力量相等，常无明显移位；有时仅可见骨折线两侧的牙高低不一致。两侧双发骨折时，正中骨折段可因降颌肌群的作用而向下后方退缩；如为粉碎性骨折或有骨质缺损，两侧骨折段受下颌舌骨肌的牵拉可向中线移位，使下颌牙弓变窄，后两种骨折都可使舌后坠，可引起呼吸困难，甚至窒息的危险。

（2）颏孔区骨折：一侧颏孔区骨折时，相当于将下颌骨分成大小不等的前后两段。前骨折段因所附降颌肌群的牵拉而向下方移位，并稍偏向外侧；后骨折段则因升颌肌群的牵引，向上前方移位，且稍偏向内侧。但是，骨折段的移位有时还与骨折线的方向和倾斜度有关，如骨折线方向与肌牵拉方向相抵触，则骨折段移位受阻，而不发生移位。双侧颏孔区骨折时，两侧后骨折段因升颌肌群牵拉而向上前方移位，前骨折段则因降颌肌群的作用而向下后方移位，致颏部后缩及舌后坠。

（3）下颌角部骨折：骨折线正位于下颌角时，且两个骨折段上都有咬肌与翼内肌附着，骨折段可不发生移位；如骨折线位于这些肌肉附着处之前，前骨折段因降颌肌群的牵拉而向下内移位，而后骨折段则因升颌肌群的牵引而向上前移位。

（4）髁状突骨折：多数发生在翼外肌附着下方的髁突颈部。折断的髁突由于受翼外肌牵拉而向前、内移位，但仍可位于关节囊内；但如打击力过大，关节囊撕裂，髁突可从关节窝内脱位而向内、向前、向后或向外移位，移位的方向和程度，与外力撞击的方向及大小有关。个别情况下，髁突可被击入颅中窝。

单侧髁突颈部骨折，患侧下颌向外侧及后方移位，不能向对侧作侧方运动。由于下颌支变短以及升颌肌群的牵拉而使后牙早接触，前牙及对侧牙可出现开合。

双侧髁突颈部骨折者，下颌不能作前伸运动，下颌升支向后上移位，后牙早接触，前牙开合更明显，侧方运动受限。局部肿、痛及功能障碍程度较单侧髁突颈骨折为重，还可能合并不同程度的脑震荡。

髁突骨折的骨折线一般有三种：如髁突骨折发生在翼外肌附着的上方，仅在关节面上发生骨折或损伤，则不受翼外肌牵拉的影响，而不发生移位，又称为囊内骨折或脱帽骨折。极少数情况可出现髁突内髁的纵劈型（矢状）骨折。骨折位于关节囊以外、翼外肌附着的以下称为髁突颈部骨折。位于乙状切迹水平的骨折称为髁突基部骨折。

（三）影像学检查

1. 平片　一般选择下颌曲面体层片和下颌骨正位片及侧位片，怀疑有髁突骨折时，选择下颌开口后前位片及颞下颌关节开闭口位片。另外，下颌横断咬合片可以很好显示下颌正中骨折，该片位还可以协助评价颏部舌侧骨板骨折的情况，特别是对于斜形骨折。

2. CT　轴位、冠状位结合三维重建 CT 影像可以更为准确显示下颌骨骨折，尤其是下颌骨髁突骨折。

（四）诊断

首先应了解受伤的原因、部位及伤后临床表现。通过望诊可以观察到在颌骨骨折处可能有创口、肿胀或瘀斑。在开闭口运动时可出现张口受限、牙列及咬合错乱及颌骨异常活动等。X线摄片检查可了解骨折的部位、数目、方向、类型、骨折段移位情况以及牙与骨折线的关系等。要想进一步了解骨折情况还需其他手段如全口牙位曲面体层X线片、CT等辅助诊断。

（五）治疗

下颌骨骨折的治疗原则是早期复位与固定，使之在正常的解剖位置上愈合，恢复并保持正常的咬合。治疗时间越早越好，一般在伤后3～5天内进行，此时周围软组织已消肿。如伴有开放性伤口，可以手术复位固定。一般情况下，下颌骨骨折应以上颌骨作为复位、固定的基础，此种形式称之为颌间（牵引）固定。

1. 复位方法

（1）手法复位：对于早期简单的线形骨折，骨折段比较松动，局麻下手法即可恢复到正常位置。手法复位在骨折后进行越早，效果越好。

（2）牵引复位：长见颌间牵引复位，即在上下颌牙列上结扎牙弓夹板，然后用橡皮圈进行牵引，以咬合为依据，使移位的骨折段回复正常位置。如髁突骨折伴有下颌后缩前牙开合的患者，可用此方法进行复位。

（3）切开复位：适用于新鲜开放性骨折、不能手法复位的复杂性骨折，以及骨折移位时间长，骨折处已有致密的纤维性或骨性错位愈合者。

2. 固定方法　下颌骨骨折可采用单颌固定、颌间固定、骨间固定。

（1）单颌固定：单颌固定是指在发生骨折的颌骨上进行固定，而不将上、下颌骨同时固定在一起。这种固定的优点是伤员仍可有开闭口活动，对进食和语言功能影响较小，也便于保持口腔卫生；同时因具有一定的功能活动，有利于改善局部血液循环和骨折愈合。但做单颌固定之前，必须使骨折块准确复位，恢复正常咬合关系，防止错位愈合。再者，有些单颌固定法的固定力不足，故应注意适应证的选择。

1）单颌牙弓夹板固定法：即将一牙弓夹板横越折断部及其两侧健牙，用金属结扎丝将夹板与牙逐个结扎，依靠健牙固定折断的颌骨。这种固定法最适用于牙折或牙槽突骨折。利用它固定下颌骨骨折，有时嫌力量不足，但可用于移位少的线型骨折。

2）克氏针骨内固定法：用于下颌骨髁突颈部骨折及颏部骨折。应先通过手法或手术使骨折块复位，然后在下颌骨适当位置做皮肤小切口，显露骨面，用手钻、气钻或电钻在下颌内、外骨板之间沿下颌骨长轴（与骨折线垂直）钻入克氏针。颏部骨折时，用单根克氏针做内固定，骨折段尚可左右活动，如用两根克氏针行交叉固定，则可限制两个骨折段的移位。

（2）颌间固定：是颌骨骨折常用方法。尤其是下颌骨骨折可利用上颌骨来固定下颌骨，并使上下颌骨的牙固定在正常的咬合关系位置上，待颌骨愈合后，恢复咀嚼功能。但是，由于上、下颌被固定在一起，伤员只能进流质饮食，口腔卫生不易保持，需加强口腔护理。

（3）骨间固定：多用于开放性、陈旧性或儿童的下颌骨骨折。通过创口或手术切口，显露骨折线两端的骨面，然后选用合适的固定器材及方法进行固定。可供作骨间固定的器材和方法有：医用不锈钢丝结扎固定、趴钉式固定或记忆合金骑缝钉固定、小型钢板螺丝钉固定或加压钢板螺丝钉固定等。近年来，临床上多选用合适的微型钛板，采用口内切口或口外进入，显露骨折端，使之复位后，分别将螺丝钉旋入骨折线两侧的骨中，使钛板固定在骨折线两侧的骨面上，同时也就固定了骨折断端。这种微型钛板由于体积小而薄，术后无不适，骨折愈合后可不必拆除。操作中注意勿损伤牙根、下牙槽神经、血管束及儿童的恒牙胚。

链接

坚强内固定

目前以手术开放复位坚强内固定为治疗颌骨骨折的主流，而像金属丝结扎固定、颅颌牵引复位等外固定方法逐渐少用或不用了。实践证明，坚强内固定方法效果好，使用方便，术后可大大减少颌间固定的时间，甚至可不用颌间固定，因而已成为目前颌骨骨折治疗的首选方法。

3. 髁状突骨折的治疗　多主张保守治疗。尤其是儿童的髁状突骨折，采用闭合复位后行颌间固定。如髁状突移位明显，伴有功能障碍时，应考虑手术复位钛板内固定。

4. 几种特殊情况下的下颌骨骨折的处理

（1）无牙下颌骨骨折的处理：由于长期缺牙可致牙槽骨萎缩，下颌体部变得细小，骨折时受肌肉的牵拉，骨折段更易于移位。因此，无牙的下颌骨骨折的处理较为困难，无牙可供作简便的颌间固定。对于年龄较大有全身系统性疾病的患者，可以利用原有的上下颌全口义齿或塑料牙托夹板作暂时的颌周栓丝结扎固定，但稳定制动不可靠，甚至可以引起软组织的压迫性坏死。在全身情况容许的情况下，对于移位明显的无牙下颌骨骨折，一般均应作开放复位内固定，应选择固位力较强的板钉系统进行固定。

（2）儿童下颌骨骨折的处理：儿童的下颌骨骨折首先应考虑保守治疗。由于儿童下颌骨的皮质骨较薄，常见为不完全骨折或青枝骨折，最好采用手法复位和简便的制动方法。儿童的牙列及咬合关系尚未稳定，因此对咬合关系恢复的要求不像成人那样严格，咬合关系在后期的建㕵过程中自行调节而恢复。儿童的下颌骨正处于生长发育过程中，对骨折进行的任何形式的手术干预都可能影响颌骨的发育。但是，对于移位明显的下颌骨骨折还应考虑手术，切开复位内固定，可考虑选择使用可吸收板钉进行固定。

（3）陈旧性下颌骨骨折的处理：适用于简单的、复位后不会形成骨与软组织缺损的陈旧性骨折“再骨折”复位。手术尽量沿原骨折线凿开，以便骨折正确对位。骨折后骨缺损还应考虑植骨。

第6节　颧骨及颧弓骨折

颧骨左右各一，近似菱形，为外凸内凹的骨体。位于颜面的外上部，为上颌骨与脑颅骨间的主要支架，对构成面部外形起重要作用。颧骨与上颌骨、额骨、蝶骨和颞骨相连接，额蝶突向上，接额骨颧突形成颧额缝，后连蝶骨大翼的颧骨缘；上颌突向内下方，与上颌骨的颧突相接形成颧上颌缝；颞突向后，与颞骨颧突相接构成颧弓。颧骨和颧弓是面部比较突出的部分，易受撞击而发生骨折。颧骨与上颌骨的连接面最大，故颧骨骨折常伴发上颌骨骨折。

（一）临床表现

一般可分为颧骨骨折、颧弓骨折、颧骨颧弓联合骨折及颧、上颌骨复杂骨折等，而颧弓骨折又可分为双线型及三线型骨折。

1. 颧面部塌陷　颧骨、颧弓骨折后骨折块移位方向主要取决于外力作用的方向，多发生内陷移位。在伤后早期，可见颧面部塌陷；随后，由于局部肿胀，塌陷畸形并不明显，易被误认为单纯软组织损伤。待数日后肿胀消退，又出现局部塌陷。

2. 张口受限 由于骨折块发生内陷移位，压迫颞肌和咬肌，阻碍喙突运动导致张口疼痛和张口受限。

3. 复视 颧骨构成眶外侧壁和眶下缘的大部分。颧骨骨折移位后，可因眼球移位、外展肌渗血和局部水肿及撕裂的眼下斜肌嵌入骨折线中，限制眼球运动等原因而发生复视。

4. 淤斑 颧骨眶壁有闭合性骨折时，眶周皮下、眼睑和结膜下可有出血性淤斑。

5. 神经症状 颧骨上颌突部骨折可能损伤眶下神经，致使该神经支配区有麻木感。骨折时同时损伤面神经颧支，则发生眼睑闭合不全。

（二）诊断

根据外伤史、临床特点和X线摄片检查可明确诊断。

触诊骨折局部可有压痛、塌陷移位，颧额缝、颧上颌缝连接处以及眶下缘均可能有台阶形成。如自口内沿前庭沟向后上方触诊，可检查颧骨与上颌骨、喙突之间的空隙是否变小。这些均有助于颧骨骨折的诊断。

X线摄片检查常取鼻颏位和颧弓位。在鼻颏位X线片中不仅可见到颧骨和颧弓的骨折情况，而且还可观察眼眶、上颌窦及眶下孔等结构有无异常。颧弓位则可清楚显示颧弓骨折移位情况。

（三）治疗

颧骨、颧弓骨折后如仅有轻度移位，畸形不明显，无张口受限及复视等功能障碍者，可不行手术治疗。凡有张口受限者均应做复位手术。虽无功能障碍而有显著畸形者也可考虑进行手术复位。

1. 巾钳牵拉复位法 用于单纯颧弓骨折。此法不用做皮肤切口。在局部消毒及麻醉后，利用巾钳的锐利钳尖刺入皮肤，深入到塌陷的骨折片深面或钳住移位的骨折片，紧握钳柄向外提拉、牵引复位。颧弓骨折复位的标准是伤员不再有张口受限。

2. 颧弓部单齿钩切开复位法 在颧弓骨折处表面做一小横切口，切开皮肤、皮下组织，直达颧弓表面，探明骨折片移位情况，用单齿钩插入骨折片深部，将移位的骨折片拉回原位(图7-9)。

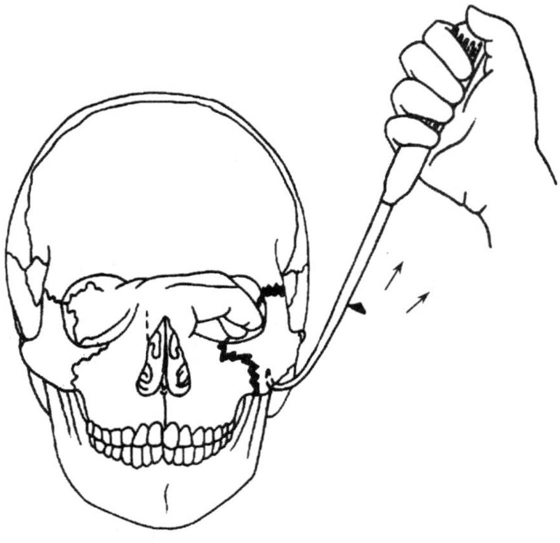

图7-9 颧弓部单齿钩切开复位法

3. 口内切开复位法

(1) 前庭沟切口法：自上颌第一磨牙远中沿前庭沟向后做1cm长切口，切开黏膜及黏膜下组织，然后用长而扁平的骨膜分离器从手指感觉复位的情况。复位后缝合口内创口。

(2) 下颌支前缘切口法：在口内下颌支前缘部做约1cm长纵切口，将扁平骨膜分离器插入切口，在喙突外侧经喙突颞肌腱和颞肌浅面达骨折的颧弓下方，向外侧抬起骨折片，然后将钝器前后移动，以恢复颧弓完整的外形。

4. 颞部切开复位法　在伤侧颞部发际内做长约2cm的切口，切开皮肤、皮下组织和颞筋膜，显露颞肌，在颞筋膜与颞肌之间插入细长的骨膜分离器，进至颧弓或颧骨的深面，用力将骨折片向前外方复位。

5. 上颌窦填塞法　适用于粉碎性颧骨及上颌骨骨折。可在上颌口腔前庭尖牙窝处做切口，显露上颌窦，将骨膜分离器置于窦内，另一手置于面颊部，通过内外联合推压作用，将骨折片复位。在下鼻道开窗后用碘仿纱条行上颌窦填塞，一端经下鼻道开窗处穿入鼻腔，严密缝合口内切口。2周后可自鼻腔逐步抽除碘仿纱条。

6. 头皮冠状切口复位固定法　取头皮冠状切口，切开帽状腱膜后，在帽状腱膜下层将额顶皮瓣向下翻转，至眶上缘上方1cm处，切开骨膜，在骨膜下继续向下剥离，可显露眶缘、眶壁、颧骨、颧弓、额骨、鼻骨及上颌骨前壁。在骨折片复位后，可采用小型钢板做坚强内固定。

第7节　骨折的愈合

骨折愈合不同于其他组织的修复，最终不是形成瘢痕，而是十分类似于原有骨结构。随着骨折固定形式的变化，骨折愈合的组织学结构也有了不同于传统的骨折愈合（二期骨愈合）方式的类型。

（一）二期愈合

即传统的骨愈合形式，一般出现在骨折采用非稳定性固定时如颌间固定。其愈合模式大致可经历4个阶段：

1. 血肿形成　骨折时，由于骨折部骨髓、骨膜及周围软组织中的血管断裂出血形成血肿。血肿通常在伤后4～5小时即可在两断端间形成血凝块。

2. 血肿机化　骨折后的24～48小时内，骨折周围软组织的急性炎性反应不断加重，血管扩张，血浆渗出，炎细胞浸润，出现中性粒细胞、组织细胞和肥大细胞，开始吞噬和清除坏死组织；同时，骨折断端的骨外膜出现增生、肥厚，成纤维细胞增殖，骨外膜内层即生发层，增殖成骨细胞，与毛细血管一起向血肿内生长，使血肿逐渐机化。

3. 骨痂形成　骨折后1～2周，机化的血块被纤维血管组织所替代，再沉积胶原纤维和钙盐，通过成骨细胞和多种内源性生长因子的作用，逐渐产生骨样组织和新骨，形成骨痂。

4. 骨痂改建　骨折2周后，骨样组织内不断有钙盐沉积，并逐渐钙化为坚实的骨组织，与骨折断端的骨组织连接、融合在一起。新形成的骨小梁排列很不规则，以后通过较长时间对应力作用的功能适应和骨质的吸收与重建，逐渐调整、改建，恢复到和原来骨组织一样的结构。在骨内、外骨痂和桥梁骨痂完全骨化、愈合后，其强度已能承受因肌收缩或外力引起的应变力量时，即达到骨折的临床愈合，下颌骨骨折的临床愈合所需时间通常为6～8周。这时由于骨痂的密度较密质骨低，骨折断端坏死骨被吸收，故在X线片上仍可见到清晰的骨折线。一般需5～6个月后，在X线片上骨痂与密质骨的界限消失，看不到骨折线，此时已达到组织学上的骨性愈合。

在骨折愈合过程中，骨膜中成骨细胞增殖起着重要的作用，因此在处理骨折时应注意保护骨膜，不使其再受损伤，以利骨折愈合。骨折愈合还与患者的年龄、损伤程度、是否及时准确复位、牢靠固定及是否合并感染等因素有关。

（二）一期愈合

随着引入坚强内固定尤其是加压内固定形式后，在组织学上观察到了骨折一期愈合或称直接愈合。其原理为：骨折后首先达到解剖复位，然后给予稳定的固定，或者骨折间施加了一定的轴向压力，骨折线对合紧密，使得骨折修复仅限于骨内，而不需要外骨痂参与，在骨折间隙很小时，迅速形成编织骨充填间隙，又称之为间隙愈合。

骨折的一期愈合速度比传统的骨折愈合要快，其原因是骨折的间隙变小，缩短了愈合时间；此外没有血肿形成和机化以及骨痂形成期。其临床特点是X线没有外骨痂形成，6周时骨折线基本消失；临床愈合时间比传统固定方法提前2周左右，患者可早期行使咀嚼功能。

第8节　颌面部战伤

战伤是在战争条件下所致的损伤。在现代战争中，战伤种类较多，有火器伤、烧伤、化学毒剂伤及核武器伤等，下面简单介绍火器伤和核武器伤。

一、口腔颌面部火器伤

火器伤是指由火药做动力发射或引擎的投射物（如弹丸、弹片等）所致的损伤，在战伤中最多见。

（一）投射物的致伤原理

投射物穿入组织时，产生的前冲力直接造成弹道组织损伤；产生的侧冲力则使弹道形成瞬时空腔，并使弹道周围组织受到损伤。

1. 原发伤道　投射物击中组织后，沿其运动轴线前进，在和组织接触过程中，直接穿透、离断或撕裂组织，形成原发伤道。动能大者，产生贯通伤；动能小者，由于能量耗尽，投射物存留于体内而形成非贯通伤（盲管伤）。

2. 瞬时空腔效应　高速投射物穿入体内时，强大的侧冲力迫使原发伤道的周围组织迅速向四周压缩与移位，形成瞬时空腔，其最大直径比原发伤道或投射物直径大数倍至数十倍。由于组织的弹性回缩，此空腔迅速消失，并在数十毫秒钟内反复扩张、萎陷，脉动6～7次，从而使伤道周围组织遭受反复挤压、牵拉和震荡，造成损伤。同时空腔内相对负压可使伤道入口与出口处的异物与细菌吸入伤道深部，造成污染，这是伤道感染的重要原因。实验证明，高速投射物所致的颌面部火器伤，同样存在瞬时空腔效应。

3. 继发性投射物效应　投射物击中牙或骨骼等硬组织时，可将它们击成碎片，这些碎片接受了动能，向各个方向扩散，进一步损伤周围的组织。

（二）临床特点

1. 伤情较重　造成枪弹或爆炸伤的弹头或弹片，尤其是高速投射物，有较大的冲击力量。其前冲力形成的瞬时空腔，使伤道及其周围组织产生严重损伤。在击中颌面骨骼后即行爆炸，被炸碎的骨片或牙片又相当于继发弹片，进一步损伤周围组织，常造成严重的、多发性软组织和骨组织的破坏和缺损。

2. 贯通伤较多　多数情况下，贯通伤的入口较小，出口较大。如颌骨火器伤贯通伤时，入口处多为小的洞型骨折，而出口处常为粉碎性骨折，伴有骨折片移位和广泛的软组织破坏。如为只穿过软组织的贯通伤，出、入口的大小差别不明显。近距离火器伤时，则呈现入口大，出口小。

3. 组织内多有异物存留　多发生于盲管伤。如上颌骨火器伤时，子弹或弹片常因骨的阻挡，速度减慢，或改变方向，可滞留于上颌窦、颞下窝或颅底等部位。下颌骨火器伤时，金属异物可嵌入骨内或颌周及颈部软组织中。火器伤组织内的异物除金属异物外，还可有碎石块、碎骨片及其他由外界带入的异物。

链接

火器伤的处理

火器伤应先处理口腔内侧深面的创口，后处理口腔外侧表浅的创口。尤其要注意清除异物。创缘的修整比一般清创术应彻底些，对失去活力的组织应切除。对深部盲管伤，均应放置引流。如为爆炸伤，由于软组织创缘常有烧灼及震荡伤，应作定向缝合，局部用高渗盐水或呋喃西林液湿敷引流，待坏死组织分解脱落后，再作二次拉拢和延期缝合。过早做严密缝合，反而易促使感染扩散，创口开裂。清创术后应常规注射破伤风抗毒素 1500U，并应用广谱抗生素以防治感染。

4. 创口内都有细菌污染　污染的细菌可由致伤物带入，尤其是在地面爆炸的弹片，可将泥土内的细菌带进创口；当伤道穿通鼻腔、口腔或上颌窦时，可由腔窦内的细菌污染创口。如有牙碎片进入组织内，也可将细菌带入。瞬时空腔产生的负压可将出、入口外的污物吸入伤道内。

（三）治疗

首先应注意保持呼吸道通畅，止血和抗休克等。如出现呼吸道梗阻时，应先行气管切开术。全面检查时主要通过视诊和触诊查清损伤的部位、范围和特点，检查有无其他部位的损伤。为查明骨折和异物的情况，应摄正、侧位 X 线片，必要时摄定位片。对火器性软组织伤，按一般清创原则处理。

二、核武器伤

核武器伤为原子弹、氢弹等核武器爆炸所致的损伤。核武器爆炸产生的几种杀伤因素对人体造成不同的损伤：光辐射引起烧伤，冲击波引起冲击伤，早期核辐射及放射性污染引起放射性损伤。有单一伤，也有复合伤。

（一）光辐射烧伤

颌面部是光辐射烧伤的好发部位，可同时伴有口、鼻、眼、耳等部烧伤。颌面部烧伤主要是在室外直接烧伤，间接烧伤较少。由于光辐射是直接传播的，在核爆炸当时，如面向爆心，即发生颌面烧伤。光辐射的温度虽然很高，但作用时间很短，因此，所发生烧伤的深度比火焰烧伤浅，主要是Ⅱ度烧伤。在核爆炸时，可引起眼角膜、晶体和视网膜烧伤。距爆心较近的人员，可引起呼吸道烧伤。光辐射烧伤的急救和治疗原则与一般颌面部烧伤相同。

（二）冲击伤

核爆炸时，由冲击波直接作用或间接作用的损伤都叫冲击伤。冲击波不仅可使暴露的颌面部损伤，也可使内脏破裂、出血，甚至引起骨折，全身情况较严重，应积极抢救。颌面部冲击伤的治疗原则与一般颌面部损伤相同。

（三）急性放射病

急性放射病是大剂量核辐射引起的一种全身性疾病。病变主要是造血系统的损害。

急性放射病的治疗原则是：①初期：镇静、止吐和其他对症处理；②假愈期：预防感染、出血和保护造血功能；③极期：抗感染、抗出血、减轻造血系统损伤和纠正水电解质紊乱；④恢复期：促使造血系统损伤的恢复和机体的恢复。

链接

放射性损伤的处理

在处理颌面部创伤时，应与急性放射病的各个时期相适应。除全身洗消外，要彻底、反复地冲洗创口，清创的范围要大些。应尽量争取早清创、早缝合，以便在急性放射病极期到来之前，创口即已愈合或已基本愈合。如果创口尚未愈合，放射病的极期已到，则只能先对抗放射病，对创口采取保守疗法。保持清洁，等到恢复期再作创口的积极处理。对于骨创，也应及早清除异物和游离的碎骨片。对颌骨骨折的固定，以采用塑料夹板或尼龙丝复合树脂粘接为宜。忌做金属内固定。

目标检测

一、选择题

A1 型题(1～6 题)

1. 关于口腔颌面部血运与颌面部创伤的关系哪种说法不正确
   A. 伤后出血多或易形成血肿
   B. 组织水肿快且重
   C. 可影响呼吸道通畅，甚至引起窒息
   D. 初期缝合时间不可超过伤后 24h
   E. 口腔颌面部血运丰富，有益于创口的愈合
2. 在颈总动脉压迫止血时，可能刺激哪种结构而导致心律失常，血压下降
   A. 颈外动脉　B. 颈内静脉
   C. 颈内动脉　D. 颈动脉窦
   E. 迷走神经
3. 牙槽骨骨折最多发于
   A. 上颌后牙　B. 下颌后牙
   C. 上颌前牙　D. 下颌前牙
   E. 上下颌前牙
4. 判断颌骨骨折复位正确与否的标准是
   A. 骨折断端之间 2/3 复位
   B. 能正常张闭口
   C. 骨断端之间无异常动度
   D. 咬合关系恢复正确
   E. 骨折线上的牙保留完好
5. 颌面外伤清创时只能清除下述哪种组织
   A. 坏死组织　B. 污染组织
   C. 多余组织　D. 不整齐组织
   E. 可能坏死的组织
6. 髁状突骨折但不发生移位，这种情况多见于
   A. 髁状突高位骨折　B. 髁状突中位骨折
   C. 髁状突低位骨折　D. 髁状突纵行骨折
   E. 髁状突粉碎性骨折

A2 型题(7～11 题)

7. 患者因外伤所致上颌骨骨折，骨折块向下移位，现场预防窒息急救处理应是
   A. 紧急从鼻腔气管插管，保持呼吸道通畅
   B. 紧急气管切开
   C. 使用呼吸兴奋剂
   D. 复位上颌骨块，利用压舌板等物作颅上颌固定
   E. 维持病人于头低脚高位
8. 患者额颞部外伤出血，为了暂时止血，行压迫止血的合理部位是
   A. 耳屏前区域
   B. 颈动脉三角区
   C. 颈外动脉走行区
   D. 下颌下缘与嚼肌附着前缘交界处
   E. 下颌角区
9. 患者系行进中不慎跌倒，摔伤面部。检查见皮肤表层破损，少量出血，创面可见泥沙粘着。其确切的诊断应该是面部皮肤的
   A. 擦伤　B. 挫伤
   C. 挫裂伤　D. 撕裂伤
   E. 刺伤
10. 一病人硬腭损伤，致口腔黏膜、腭硬板和鼻腔黏膜穿孔，但无明显组织缺损。应采取的处理措施是
    A. 作口腔侧黏骨膜缝合
    B. 作鼻腔侧黏骨膜缝合

C. 分层缝合口腔和鼻腔侧的黏膜

D. 在穿孔邻近转移黏骨膜封闭瘘口

E. 在硬腭两侧行松弛切口，从骨面翻瓣拉拢关闭瘘口

11. 患者颧骨粉碎性骨折，其复位方法应选用

A. 上颌窦填塞　　B. 颌间牵引

C. 切开复位内固定　　D. 颅颌固定

E. 手法复位

A3/A4 型题（12～15 题）

12～15 题共用题干

患者被他人拳击伤及上中切牙，自觉患牙伸长和松动并有咬合痛，检查见上中切牙无明显移位，叩（+）～（++），松Ⅱ°。

12. 根据临床表现，该病例的临床诊断属于上中切牙

A. 冠根折　　B. 根折

C. 冠折　　D. 牙挫伤

E. 脱位

13. 根尖片示牙周膜宽，并证实未见根折，检查未见咬合干扰，处理的方法应是

A. 不作特殊处理，上前牙不咀嚼食物

B. 使用釉质黏合剂将患牙与邻牙固定

C. 使用单颌固定方法固定患牙

D. 磨改对颌牙益于患牙充分休息

E. 拔除患牙，待创口愈合好，义齿修复

14. 若根尖片表明，右上中切牙已经存在明显移位情况，未见牙折，应采用的治疗方法是

A. 不作特殊处理

B. 在现有位置上固定患牙

C. 局麻下将患牙复位，再与邻牙固定

D. 上中切牙复位固定，再行右上中切牙根管治疗

E. 拔除右上中切牙，再行左上中切牙与邻牙固定

15. 若根据上一题情况所采用的是固定处理，那么患者的固定应该是

A. 1 周　　B. 2～3 周

C. 4 周　　D. 5～6 周

E. 7～8 周

二、名词解释

1. 熊猫眼　2. 颌间结扎

三、填空题

1. 创伤性出血的止血方法有________、________、________等。

2. 上颌骨骨折分为________、________、________三型。

3. 下颌骨骨折的好发部位________、________、________、________。

4. 上颌骨骨折颌间结扎固定时间为________，下颌骨骨折颌间结扎固定时间一般为________，双发或多发骨折时，需固定________。

四、问答题

1. 简述口腔颌面部损伤的特点。

2. 口腔颌面部损伤引起窒息的主要原因及急救处理原则是什么？

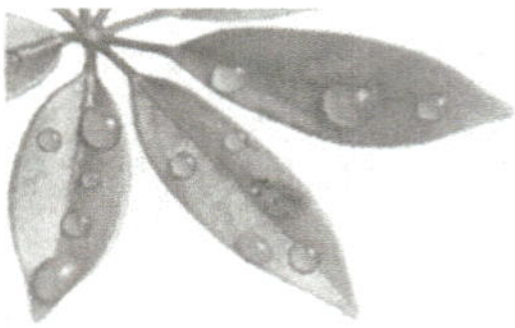

第 8 章

口腔颌面部肿瘤

学习要点

1. 肿瘤的概念。
2. 口腔颌面部良、恶性肿瘤的诊断和治疗原则。
3. 口腔颌面部囊肿、良性肿瘤和瘤样病变(鳃裂囊肿、甲状舌管囊肿、成釉细胞瘤、牙源性角化囊性瘤、海绵状血管瘤)的临床表现、诊断、鉴别诊断及治疗原则。
4. 口腔颌面部恶性肿瘤(舌癌、牙龈癌和颊黏膜癌)的临床表现、诊断和治疗原则。

第 1 节　概　　论

肿瘤是人体组织细胞由于内在和外界致病因素长期作用下,使细胞的遗传物质——脱氧核糖核酸(DNA)产生突变,对细胞的生长和分裂失去控制而发生异常增生和功能失调所造成的一种疾病。它是一种严重威胁人类健康的常见病和多发病。

囊肿和瘤样病变虽不是真性肿瘤,但常具有肿瘤的某些生物学特性和临床表现,故本章亦将一并进行讨论。

一、临床流行病学

(一) 发病率和构成比

不同的国家、不同的肿瘤,发病率有很大的差别。在我国,目前尚无确切的口腔颌面肿瘤发病率的资料。据文献报道,我国口腔及咽部恶性肿瘤的估计标化发病率为 8.7/10 万(男)及 6.0/10 万(女)。虽然我国口腔颌面部癌瘤的发病率并不高,但由于我国人口众多,患者的绝对数字并不少。

口腔颌面部与全身肿瘤的构成比,其排列在全身各部位中居第 10 位以后。根据地区不同也有差异。据临床统计,口腔癌在我国长江以北,占全身恶性肿瘤的 1.45%~5.6%,长江以南为 1.75%~5.18%。从病理资料统计分析来看,全国 26 个地区、36 个单位的统计,口腔颌面部肿瘤为全身肿瘤的 8.2%。

上海交通大学医学院附属第九人民医院病理科 20 世纪 90 年代对 15 983 例口腔颌面肿瘤、囊肿及瘤样病变的统计分析中,恶性肿瘤仅占 32.08%(5128 例),良性肿瘤占 42.95%(6866 例),囊肿占 20.25%(3237 例),瘤样病变占 4.70%(752 例)。

(二) 性别和年龄

口腔颌面部恶性肿瘤多发于男性。国内统计男女构成比约为 2∶1。口腔颌面部恶性肿瘤发生的年龄，国内统计资料均以 40 ~ 60 岁为最高峰，而西方国家则多发生于 60 岁以上。但在 20 世纪 70 年代后期，特别是 80 年代以来，无论在西方国家或我国，在患病年龄上均有逐渐增长的趋势（个别癌瘤除外），其主要原因可能与整体人群平均寿命的延长有关。

应当注意的是，近年来口腔癌的发病在女性有明显增加的趋势。女性患者的迅速增长被认为有以下两种可能因素：其一是由于女性抽烟和饮酒习惯有所增长；其二是与更多地参加原本为所男性从事的职业有关。

（三）组织来源

口腔颌面部良性肿瘤以牙源性及上皮源性肿瘤为多见，如成釉细胞瘤、多形性腺瘤等；其次为间叶组织肿瘤如管型瘤、纤维瘤等。

口腔颌面部恶性肿瘤以上皮组织来源为多，尤其是鳞状上皮细胞癌最为常见，约占口腔颌面部恶性肿瘤 80% 以上；其次为腺源性上皮癌及未分化癌；肉瘤发生于口腔颌面部者甚少，主要为纤维肉瘤、骨肉瘤等。淋巴和造血组织来源的恶性肿瘤，如恶性淋巴瘤、白血病等也可首发于口腔颌面部。

（四）好发部位

口腔颌面部良性肿瘤多见于牙龈、口腔黏膜、颌骨与颜面部。恶性肿瘤在我国以舌癌、颊黏膜癌、牙龈癌、腭癌、上颌窦癌等为常见；唇癌，特别是颜面部皮肤癌较少见。癌瘤的好发部位与地区、气候、种族、生活习惯等均有一定关系。

二、病因与发病条件

和全身肿瘤一样，口腔颌面部肿瘤的致病因素与发病条件至今被认为是一个较复杂的问题。可能的病因很多，但只有病因没有发病条件，也还不能形成肿瘤。多种病因与多种发病条件又常常是相互作用的。

（一）外来因素

1. 物理性因素　如热、损伤、紫外线、X 线及其他放射性物质，以及长期慢性刺激等都可成为致癌的因素。如舌及颊黏膜癌，可发生于残根、锐利的牙尖、不良修复体等的长期刺激的相应部位。唇癌多发生于长期吸雪茄烟和烟斗的人。灼伤可引起皮肤癌。唇癌及皮肤癌多发生于户外工作者，被认为是接受过量的紫外线辐射所致。X 线及放射性物质可诱发皮肤癌及骨肉瘤。近年来临床上发现，因放射治疗而引起的继发性放射性癌也日益增多，已成为多原发癌病因方面的重要研究课题。

2. 化学因素　这是肿瘤病因最早受到重视并被证实的因素。如煤焦油等可引起皮肤癌。口腔癌与吸烟有关，据研究证实，烟油中含苯并芘、亚硝基呱啶等致癌物质，其含量与烟草种类也有一定的关系。咀嚼烟叶比吸烟导致口腔癌的危害更大。酒精也是致癌的一个很重要的因素，且与烟草致癌有协同作用，并且酒精常被认为能促进癌的发生。

3. 生物性因素　实验证明某些恶性肿瘤可以由病毒引起，如鼻咽癌、恶性淋巴瘤与 EB 病毒，鳞癌与人乳头瘤病毒（human papilloma virus，HPV）有关。

4. 营养因素　营养与肿瘤的关系是近年来肿瘤学研究领域里的一个热门话题。人们注意到营养不良或营养过度，包括食谱和某些维生素及微量元素的变化均与癌瘤的发生有一定的关系。如维生素 A 和维生素 B、E 类的缺乏与口腔癌的发生有关。

（二）内在因素

1. 神经精神因素 不少研究资料表明，精神过度紧张，心理平衡遭到破坏，造成人体功能失调，也是肿瘤发生发展的有利因素。

2. 内分泌因素 早已证明，内分泌功能紊乱可引起某些肿瘤。例如患乳腺癌及宫颈癌后，发生口腔及口咽癌的机会均大大增加；有人报道女性唾液腺癌患者再发生乳腺癌的危险为正常人的8倍，说明内分泌失调与肿瘤的发生和发展也有一定的关系。

3. 机体免疫状态 口腔颌面部恶性肿瘤患者的免疫功能（包括皮肤实验与淋巴细胞转化率）无论在早期或晚期都有下降，而以晚期病例尤为显著。其次，患有免疫缺陷病的患者容易发生癌肿。第三，在异体器官移植后，由于长期使用全身免疫抑制剂，其发生恶性肿瘤的几率比一般人增高。

4. 遗传因素 癌症患者可有家族史。科学家认为：癌症的遗传规律颇为特殊，绝大多数癌症的遗传规律是以“易感性”的方式表达出来；亲代遗传的并不是癌症本身，而是一种容易患癌的个体素质，还需要一定的环境因素才能作为其发病条件。

5. 基因突变 近年来认为：人染色体中存在着癌基因。现已证实：在口腔颌面部癌瘤中有 C-Ha-ras，C-Ki-ras，C-myc，以及 C-erbB 等癌基因的表达。与癌基因相对应的是人体抗癌基因，或称抑癌基因的存在。在正常情况下，癌基因与抗癌基因是一对互相依存、互相制约的因子，人体也不会发生肿瘤；只有在各种外来因素的作用下，癌基因被激活，或抗癌基因被抑制（失活）的情况下人体才会出现肿瘤。

此外，年龄、地区、民族、环境、风俗、生活习惯等内外因素与肿瘤的发生也有一定的关系。

三、临床表现

口腔颌面部肿瘤按其生物学特性和对人体的危害可分为良性和恶性两大类。

（一）良性肿瘤

良性肿瘤一般生长缓慢，能够存在几十年，重量可达数公斤，如腮腺多形性腺瘤。其生长方式多为膨胀性生长，体积不断增大，对邻近组织造成挤压。外表形态多为球形，如邻近有坚实组织时，肿瘤可因受压而呈扁圆或椭圆形；肿瘤生长部位的表面如受纤维条束的阻止，肿瘤可呈分叶状。良性肿瘤有包膜，与周围正常组织分界清楚，故一般多能移动。除骨肿瘤性质较硬外，一般质地中等。如有坏死、液化则质地较软。

良性肿瘤一般无自觉症状，但如压迫邻近神经，发生继发感染或恶变时，则发生疼痛。不发生淋巴转移，对人的危害较小。但如果肿瘤生长在一些重要部位，如舌根、软腭等，如不及时治疗，也可发生呼吸、吞咽困难，威胁人的生命。

（二）恶性肿瘤

恶性肿瘤大多生长较快。癌初起局限于黏膜内或表层之中，称为原位癌；继之肿瘤穿过基底膜侵入周围组织，成一小硬块。恶性肿瘤一般无包膜，边界不清，肿块固定，与周围组织粘连而不能移动。口腔癌在临床上可表现为溃疡型、外生型（乳头状型或疣状型）及浸润型三种。溃疡型肿瘤多发生于皮肤或黏膜浅部，表面坏死脱落并向周围扩展，形成中央凹陷边缘隆起的火山口状溃疡；外生型肿瘤是肿瘤迅速向表面增生，形成菜花样，常合并感染、坏死；浸润型肿瘤发展较快，早期向深部与周围组织生长，侵入黏膜下层和肌组织，表面稍隆起而粗糙不平，深部可扪及不易移动的硬块。

肉瘤多起自深部组织。早期即呈边界不清、质地较硬、不能移动的肿块。黏膜或皮肤完整，可伴以皮下或黏膜下血管扩张；皮肤或黏膜充血，生长迅速。长大后因局部营养缺乏或继发感染而发生溃破。

恶性肿瘤由于生长快，并带有较大的破坏性，常发生表面坏死，溃烂出血，并有恶臭、疼痛。当其向周围浸润生长时，可以破坏邻近组织器官而发生功能障碍。例如：侵害面神经造成面瘫；感觉神经受损时，可引起疼痛，感觉迟钝、麻木或消失；波及骨组织时，可造成牙松动或病理性颌骨骨折。

口腔颌面部癌肿由于语言、咀嚼、吞咽等活动，常促使癌细胞早期向下颌下、颏下及颈深淋巴结转移，继而向远处转移。口腔颌面部恶性肿瘤除晚期病例外，一般发生远处转移的机会不多，主要取决于肿瘤的病理性质，如腺样囊性癌、未分化癌、恶性黑色素瘤、骨肉瘤等可向肺、肝、骨等处转移。

由于肿瘤迅速生长破坏而产生的毒性物质，可引起代谢紊乱，加以出血、感染、疼痛、饥饿等使机体不断消耗，因此，恶性肿瘤发展到晚期，患者多出现消瘦、贫血、机体衰竭等症状，称为“恶病质”。

良性肿瘤和恶性肿瘤的组织学结构、生长方式、临床表现、治疗原则及预后均有很大差异，因此在临床上鉴别良、恶性肿瘤具有非常重要的意义（表 8-1）。

表 8-1　良性肿瘤和恶性肿瘤的鉴别

	良性肿瘤	恶性肿瘤
发病年龄	可发生于任何年龄	癌多见于老年；肉瘤多见于青壮年
生长速度	一般慢	一般快
生长方式	膨胀性生长	浸润性生长
与周围组织的关系	有包膜，不侵犯周围组织，界限清，可移动	无包膜，侵犯、破坏周围组织，界限不清，活动受限
症状	一般无症状	常有局部疼痛、麻木、头痛、张口受限、面瘫、出血等症状
转移	无	常发生转移
对机体的影响	一般对机体无影响，如生长在要害部位或发生并发症时，可危及生命	对机体影响大，常因迅速发展、转移、侵及重要脏器及发生恶病质而死亡
组织学结构	细胞分化良好，细胞结构和形态与正常组织相似	细胞分化差，细胞结构和形态呈异型性，有异常核分裂

四、诊　断

临床上，口腔颌面部恶性肿瘤易误诊为牙龈炎、损伤性溃疡、颌骨骨髓炎、结核等，从而延误患者的病情。对于早期原发于深部的肿瘤，如上颌窦、翼腭窝、颞下窝、颌骨内等部位肿瘤的早期诊断，也有一定的困难，应引起高度的重视。此外，口腔黏膜癌症在口腔门诊首诊时易被误诊为口腔黏膜病，尤其应对基底部深的顽固性溃疡有高度的警惕，尽量做到“早发现、早诊断、早治疗”。

（一）病史采集

在采集病史时，应询问最初出现症状的时间、确切的部位、生长速度以及最近是否突然加速生长，这对临床上区分良性肿瘤与恶性肿瘤，以及确定晚期恶性肿瘤的原发部位很有帮助。并询问患者的年龄、职业和生活习惯。过去有无损伤史、炎症史、家族史以及接受过何种治疗等。

（二）临床检查

应详细检查患者全身及口腔颌面部的情况，一般可通过视诊和触诊来进行检查。了解肿瘤的形态、生长部位、体积大小以及有无功能障碍，如开口大小、舌及眼球活动度等；了解肿瘤的边界、质地、活动度以及与邻近组织的关系。尤其对头颈部淋巴结进行认真检查，以判断有无淋巴结转移。

全身检查方面应包括患者的精神和营养状态，有无远处转移、恶病质及其他器官性疾病，特别是肝、肾、心、肺等重要器官的功能状况。

（三）影像学检查

包括X线检查、超声检查、磁共振检查以及放射性核素显像检查等。

1. X线检查 主要用来了解骨组织肿瘤的性质及其侵犯范围。某些肿瘤在X线片上有其特征，可协助诊断，例如：成釉细胞瘤多表现为大小不等的多房性病损等。

对恶性肿瘤还应常规行胸部X线摄片检查肺部有无转移。

2. 计算机体层扫描摄片（CT） 除具有图像清晰，层面连续，便于判断病损的部位、范围、破坏性质等优势外，还可借助注射造影剂，拍摄增强片以显现某些软组织结构（肌、血管等）所出现的不同密度的变化，以判断病变累及范围、大小和性质，对临床诊断和治疗有重要参考价值。

3. 磁共振成像（MRI） 是一种超导磁体装置，能进行解剖学的剖面成像。它的优点是：对软组织或血管的病变显示特别好；能充分显示病变的全貌及立体定位。与CT比较，不用造影剂增强即能显示肌、血管及肿瘤的浸润范围，并且无电离辐射，对人体基本无害。

4. 超声体层（UT） 通常采用B型超声探测仪。对口腔颌面部囊性肿瘤和软组织肿瘤，如原发于腮腺、颈部的肿瘤的诊断有帮助。它能较准确地提示有无肿块存在及其大小。

5. 放射性核素检查 由于肿瘤细胞与正常细胞在代谢上有区别，核素的分布就不同。目前常用半衰期短和低能量的核素，如^{99m}Tc、^{131}I等。

（四）穿刺及细胞学检查

对囊肿、血管瘤、淋巴管瘤等均可行穿刺检查。对唾液腺或某些深部肿瘤也可用6号针头行穿刺细胞学检查，称“细针吸取活检”。此法区别良、恶性肿瘤的确诊率可达95%。

（五）活组织检查

活组织检查简称“活检”，系从病变部位取一小块组织制成切片，在显微镜下观察细胞的形态和结构，以确定病变的性质，肿瘤的类型及分化程度等。这是目前比较准确可靠的诊断方法。活组织检查必须正确掌握，不恰当的活组织检查不但增加患者痛苦，而且可以促使肿瘤转移，影响治疗效果。

（六）肿瘤标志物检查

恶性肿瘤的血液、尿或其他体液中可发现一些特殊的化学物质，这类物质通常以抗原、激素、受体、酶蛋白以及各种癌基因等的形式出现，由于这些产物多由肿瘤细胞产生、分泌和释放，故被称为“肿瘤标志物”。

现在肿瘤标志物的检查在临床已开始应用。根据血液及尿的化验，不仅可了解患者全身情况，还可以协助对肿瘤的诊断。如患恶性肿瘤的患者常有血沉加速，黏蛋白增高；晚期骨肉瘤患者的血清碱性磷酸酶可增高；多发性浆细胞肉瘤血浆球蛋白增高，尿内可发现凝溶蛋白（也称本-周蛋白）；恶性黑色素瘤全身转移时，尿中黑色素试验可呈阳性等。

五、治　　疗

对肿瘤的治疗，应有综合治疗和多学科治疗的观点。因为第一次治疗，常是治愈的关键。应根据肿瘤的性质和临床表现，结合患者的全身情况，具体分析，制定一个比较合理的治疗方法。

（一）治疗原则

1. 良性肿瘤　良性肿瘤一般以外科手术治疗为主。

2. 恶性肿瘤　应根据肿瘤的组织来源、生长部位、分化程度、发展速度、临床分期、患者机体状况等全面研究后再选择适当的治疗方法，目前主要以综合治疗为主。

淋巴造血组织来源的肿瘤对放射线和化学药物具有高度的敏感性，且常为多发性并有广泛性转移，故宜采用放射、化学药物和中草药治疗为主的综合治疗。骨肉瘤、纤维肉瘤、肌肉瘤（胚胎性横纹肌瘤除外）、恶性黑色素瘤、神经系统的肿瘤等一般对放射治疗不敏感，应以手术治疗为主，手术前后可给以化学药物作为辅助治疗。对放射线有中度敏感的鳞状细胞癌及基底细胞癌，则应结合患者的全身情况，肿瘤生长部位和侵犯范围，决定采用手术、放疗、化疗抑或综合治疗。

临床上根据癌瘤侵犯的范围，国际抗癌协会（UICC）设计了 TNM 分类法。T 是指原发肿瘤；N 是指区域性淋巴结；M 是指有无远处转移。关于具体的临床分类分期请参看本章附录。

（二）治疗方法

1. 手术治疗　手术目前仍是治疗口腔颌面部肿瘤的主要和有效的方法，适用于良性肿瘤或用放射线及化疗不能治愈的恶性肿瘤。手术时必须遵循肿瘤外科原则，对恶性肿瘤必须完全、彻底切除。对可能有淋巴转移的恶性肿瘤，还应施行根治性颈淋巴结清扫术或肩胛舌骨上颈淋巴结清扫术，以将其所属区域的淋巴组织彻底清除。

口颌面部恶性肿瘤手术失败的主要原因为局部复发或远处转移。因此，在手术中应严格遵循“无瘤”操作的原则：保证切除手术在正常组织内进行；避免切破肿瘤，污染手术野；防止挤压瘤体，以免播散；应行整体切除不宜分块挖出；对肿瘤外露部分应以纱布覆盖、缝包；创口缝合时必须更换手套及器械。此外，对可疑肿瘤残存组织或未能切除的肿瘤，可辅以电灼、冷冻、激光、局部注射抗癌药物或放射等治疗。

凡肿瘤过于广泛或已有多处远处转移者一般不宜行手术治疗；对年老体弱或伴有严重全身器质性疾病的患者，手术治疗也应持慎重态度。

2. 放射治疗　射线照射组织，可引起一系列的细胞电离，使病理组织受到破坏，特别是分化较差的细胞，更容易受到放射线的影响。正常组织细胞虽也可受到一定的损害，但仍可恢复其生长和繁殖的能力；而肿瘤细胞则被放射线所破坏，不能复生。良性肿瘤由于和正常细胞比较接近，一般都不适用于放射治疗。

由于核科学的迅速发展，目前各种放射性核素都逐渐被广泛地应用到临床上来，丰富了放射治疗的内容。治疗方式主要有外照射及腔内照射两类。口腔颌面部肿瘤的放疗以^{60}Co 及 5MeV 的直线加速器为最常用。快中子治疗尚在实验中。

由于放射线可以杀死肿瘤但同时也可以损伤正常组织和器官。近年来，“精确放疗”的概念受到更多的重视。精确放疗即肿瘤区接受的照射剂量最大；正常组织接受的照射剂量最小；肿瘤区的定位和照射区最准确和剂量分布最均匀。因此，精确放疗具有高精度、高剂量、高疗效和低损伤的特点。

3. 化学药物治疗 化学药物治疗自 1946 年开始用氮芥治疗恶性肿瘤，20 世纪 70 年代逐渐发展，现已成为恶性肿瘤重要的辅助治疗之一。在化学治疗中，应注意化学药物的毒性。

（1）药物分类：常用的化学抗癌药物按其化学性质及作用有下列几类：

1）细胞毒素类（烷化剂）：主要药物是氮芥、环磷酰胺、卡莫司汀、洛莫司汀、二甲三氮烯咪唑酰胺（抗黑瘤素）等。

2）抗代谢类：常用药物有甲氨蝶呤、氟尿嘧啶、巯嘌呤、阿糖胞苷等。

3）抗生素类：常用的有博莱霉素、平阳霉素、放线菌素 D、丝裂霉素、表柔比星（表阿霉素）等。

4）激素类：常用的有肾上腺皮质激素、丙酸睾酮、己烯雌酚等。

5）植物类：常用的有长春新碱、长春地辛、喜树碱、秋水仙碱等。

6）其他：有甲基苄肼、羟基脲、顺铂等。

近年来，国内外都在从事细胞动力学的研究，对肿瘤细胞增殖和生长特点，有了较多的认识，也为选择、合理使用抗癌药物，提供了理论基础，从而有可能更好地提高化学药物的治疗效果。

细胞增殖周期可以分为有丝分裂期（M 期）和间期；间期又可分 G_1 期（脱氧核糖核酸合成前期）、S 期（脱氧核糖核酸合成期）和 G_2 期（脱氧核糖核酸合成后期）。有丝分裂结束后的细胞可以继续进行增殖（增殖细胞）；亦可暂时或一时不进行增殖，处于静止状态（非增殖细胞或 G_0 细胞）；有些细胞则不再增殖，通过分化而死亡（图 8-1）。

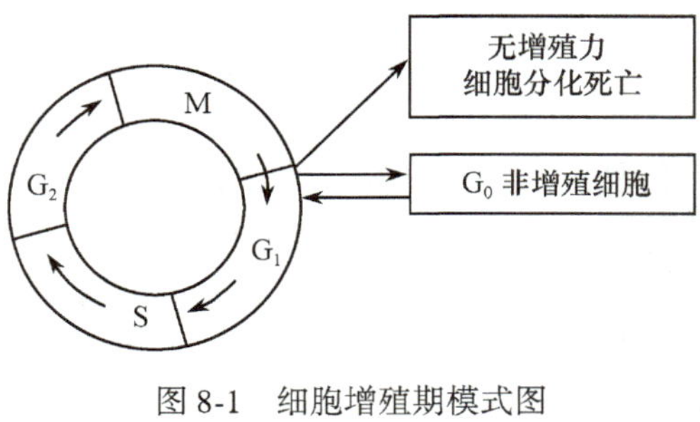

图 8-1 细胞增殖期模式图

根据各种抗癌药物对细胞周期的作用及其对增殖细胞和休止细胞的敏感性不同，可将现有抗癌化学药物分为两大类。

第一类为细胞周期非特异性药物：药物可作用于细胞增殖周期的各期。主要为一些细胞毒素类和抗生素类药物，如氮芥、环磷酰胺、卡莫司汀、甲基苄肼、丝裂霉素、多柔比星、抗黑素瘤、泼尼松、顺铂等。

第二类是细胞周期特异性药物：这类药物主要是一些代谢类和植物类药物。它们都通过抑制细胞脱氧核糖核酸的生化合成及有丝分裂而发挥作用。因此，只能影响已进行细胞周期或处于增殖状态的细胞；对未进入细胞周期的休止的细胞则不敏感。这类药物又分为两类：

时相特异性药：即对处于某一期的增殖细胞敏感。主要是指对 M 期或对 S 期敏感，而对增殖细胞间歇的 G_1、G_2 期和非增殖细胞的 G_0 期活性低，不敏感。对 M 期特异性药物的作用是抑制有丝分裂中的纺锤体，如长春新碱、长春碱、秋水仙碱等；对 S 期特异性药物如甲氨蝶呤、阿糖胞苷、羟基脲、喜树碱等。

周期特异性药物：即对多数的增殖细胞都有活性，但对非增殖细胞 G_0 期不敏感，如氟尿嘧啶、放线菌素 D 等。

（2）治疗方案：根据肿瘤细胞动力学理论、药物的性质以及肿瘤的病理特点来制定不同的治疗方案给药，可以发挥最大的疗效和减低毒性。目前，临床上常用的治疗方案有以下两种：

1）单一化学药物治疗：原则上应用选择性比较强的药物。如鳞状细胞癌应用平阳霉素；腺癌类应用喜树碱或氟尿嘧啶治疗。

2）联合化学药物治疗：联合化学药物治疗应选择作用于肿瘤不同细胞周期，以及考虑到不同毒性的药物进行合并。

4. 其他治疗方法 如免疫、低温、高温、激光、中药等，对肿瘤的治疗都有一定的效果。

六、预　　防

目前，口腔颌面部癌症患者的 5 年生存率在 60% 左右，效果尚不能令人满意。其原因为现在癌症的治疗是一种“癌后治疗”，即在癌症已形成之后。此外，肿瘤的发病率呈逐年上升趋势，在某些地区的死亡原因中，肿瘤已是主要原因。因此，肿瘤工作必须贯彻“预防为主”的方针，即三级预防：Ⅰ级预防为病因学预防，是降低发病率的最根本措施；Ⅱ级预防主要是贯彻三早，即：“早发现、早诊断、早治疗”，以提高治愈率；Ⅲ级预防系指以处理和治疗患者为主，其目标是根治肿瘤，延长寿命，减轻病痛以及防止复发等。根据三级预防的概念，对口腔颌面部癌瘤的预防包括以下几个方面：

1. 消除或减少致癌因素 除去病因是最好的预防方法。消除外来的慢性刺激因素，如及时处理残根、残冠、错位牙，磨平锐利的牙尖，去除不良修复体，避免口腔黏膜经常损伤和刺激。注意口腔卫生，不吃过烫和刺激性强的食物，烟、酒，在户外暴晒或在有害工业物质接触下工作时，应加强防护措施，讲究卫生，增强体质，避免精神过度紧张和抑郁，保持乐观主义精神和身心健康，对预防肿瘤的发生均具有一定的意义。

2. 及时处理癌前病损 按照 WHO 的建议（1972），关于癌前病损的定义是：“一种已有形态学上改变的组织，它较其外观相应正常的组织具有更大的发癌可能”。因此，及时处理癌前病损是预防和阻断发生口腔颌面癌瘤的重要环节。口腔颌面部最常见的癌前病损有白斑和红斑。

3. 加强防癌宣传 各级防治机构要加强口腔癌瘤的宣传和普及防癌知识，使群众了解癌瘤的危害性及一些防癌知识，提高对癌瘤的警惕性。诸如：认识癌前病损及早期症状的特点；有怀疑时应进行检查，及时发现肿瘤，早期治疗。

4. 开展防癌普查或易感人群的监测 早期恶性肿瘤是可以治愈的，但到了晚期治疗效果就很差。癌症早期由于症状多不明显或与有关疾病的症状相类似而易被忽略或误诊。定期进行防癌普查，能早期发现癌瘤，早期诊断，并从而在癌症早期得到有效的治疗，是当前防癌工作的重要方面。及时确诊，早期治疗，也是提高治愈率的最有效措施。防癌检查应在高发人群或易感人群中进行普查，对具有明显家庭史或遗传因素肿瘤患者的子女进行监护随访。防癌检查对预防和治疗口腔颌面部肿瘤具有非常重要的意义。

第2节　口腔颌面部囊肿

一、软组织囊肿

（一）皮脂腺囊肿

皮脂腺囊肿中医称“粉瘤”。主要由于皮脂腺排泄管阻塞，皮脂腺囊状上皮被逐渐增多的内容物膨胀而形成的潴留性囊肿。囊内为白色凝乳状皮脂腺分泌物。

1. 临床表现　常见于面部，大小不一，囊肿位于皮内，并向皮肤表面突出。囊壁与皮肤紧密粘连，中央可有一小黑色素点。皮脂腺囊肿呈圆形，与周围组织界限明显，质地软，无压痛，可以活动。继发感染时可有疼痛、化脓，此类囊肿可以恶变为皮脂腺癌。

2. 治疗　局麻下手术切除。沿颜面部皮纹方向做梭形切口，应切除包括与囊壁粘连的皮肤。切开皮肤后，锐性分离囊壁，将囊肿与粘连的皮肤一并切除。冲洗创口后缝合，术后6～7天拆线。如囊肿继发感染，应切开排出脓液和豆渣样物质，并用中药（七三丹或八二丹）或石炭酸等腐蚀剂烧灼囊腔，囊壁腐蚀脱落后多可愈合。

（二）皮样或表皮样囊肿

皮样或表皮样囊肿为胚胎发育时期遗留于组织中的上皮细胞发展而形成的囊肿；后者也可由于损伤或手术使上皮细胞植入而形成。皮样囊肿囊壁较厚，由皮肤和皮肤附件所构成。囊腔内无皮肤附件者，则为表皮样囊肿。

1. 临床表现　多见于儿童及青年。皮样囊肿好发于口底或颏下，表皮样囊肿好发于眼睑、额、鼻、眶外侧、耳下等。囊肿生长缓慢，呈圆形，位于黏膜或皮下较深部位或口底肌肉之间。囊肿表面光滑，与周围组织无粘连。触诊时质地坚韧而有弹性，似面团状。穿刺检查可抽出乳白色豆渣样分泌物。

皮样或表皮样囊肿一般无自觉症状，但位于口底部、下颌舌骨肌、颏舌骨肌、颏舌肌之上的囊肿，多向口内突出。囊肿增大时可将舌推向后上方，使舌体抬高，影响语言，甚至发生吞咽和呼吸困难；位于下颌舌骨肌、颏舌骨肌、颏舌肌以下的囊肿多向颏部突出。

2. 治疗　手术摘除。位于口底肌肉之上的囊肿，应在口底黏膜上做弧形切口；位于口底肌肉之下的，则在颏部皮肤上做弧形切口。

颜面部皮样或表皮样囊肿，应沿皮纹方向在囊肿表面皮肤上做切口，切开皮肤及皮下组织，显露囊壁，然后将囊肿与周围组织分离，完整摘除，分层缝合。

（三）甲状舌管囊肿

胚胎发育第4周，第一对咽囊之间，咽腔腹侧壁的内胚层向下方陷入，形成一个憩室状结构，即甲状腺始基；以后逐渐向下面的间质内伸展，借甲状舌管和咽表面的上皮粘连。第6周时，甲状舌管自行消失，在起始点处仅留一浅凹即舌盲孔。如甲状舌管退化不完全，由残存上皮分泌物聚积，可在颈前正中舌根至甲状腺的行程内形成先天性甲状舌管囊肿。

1. 临床表现　多见于1～10岁的儿童，亦可见于成年人。囊肿可发生于颈正中线，自舌盲孔至胸骨切迹间的任何部位，但以舌骨上下部为最常见。囊肿生长缓慢，多呈圆形，质软，周围界限清楚，与表面皮肤和周围组织无粘连，穿刺检查可抽出透明、微混浊的黄色稀薄或黏稠性液体。位于舌骨下方的囊肿，在囊肿和舌骨体之间有时可扪及坚韧的条索与舌骨体粘连。囊肿可随吞咽动作上下移动。患者多无自觉症状。若囊肿位于舌盲孔附近，可使舌根部抬高，发生吞咽、语言和呼吸功能障碍。囊肿可经过舌盲孔与口腔相通而继发感染，出现疼痛，吞咽时尤甚，囊肿自行破溃或因误诊为脓肿行切开引流，则形成甲状舌管瘘。亦可见出生后即存在的原发瘘。甲状舌管瘘如长期不治，还可发生癌变。

链接

与舌异位甲状腺的鉴别：舌异位甲状腺常位于舌根部或舌盲孔的咽部，呈瘤状突起，表面紫蓝色，质地柔软，周界清楚。患者常有语言不清，呈典型的“含橄榄”语音；较大时可出现吞咽困难和不同程度的入睡后呼吸困难等梗阻症状。用核素^{131}I 扫描时，可见异位甲状腺部位有核素聚集。

2. 治疗　应手术彻底摘除囊肿或瘘管。手术的关键是：应将囊肿或瘘管及舌骨中份一并切除，以防止复发。

（四）鳃裂囊肿

属于鳃裂畸形的一种，是由胚胎发育期胚胎鳃裂残余组织所形成。

1. 临床表现　可发生于任何年龄，但常见于 20～50 岁，来源于第一鳃裂者，年龄则常更小些。鳃裂囊肿位于面颈部侧方，根据其来源不同，位于面颈侧的不同部位。临床上最多见的是第二鳃裂来源的鳃裂囊肿。常位于颈上部，大多在舌骨水平，胸锁乳突肌上前 1/3 前缘附近。囊肿大小不定，生长缓慢，表面光滑，有时呈分叶状。患者无自觉症状，但如发生上呼吸道感染后可骤然增大，出现疼痛则感觉不适。触诊囊肿质地软，有波动感，但无搏动。囊肿穿破后可长期不愈，形成鳃裂瘘；先天未闭合者，则称原发性鳃裂瘘。

第一鳃裂瘘可位于耳垂至下颌角之间的任何部位，并常伴有皮脂样分泌物溢出。第三、四鳃裂囊肿最为罕见。多位于颈根部、锁骨上区。

鳃裂囊肿可发生恶变，而原发性鳃裂癌极为罕见。

链接

鳃裂囊肿穿刺可见黄色或棕黄色、清亮、含或不含胆固醇的液体。鳃裂瘘常有黏液样分泌物溢出，行造影检查可明确其瘘管走向，协助诊断。

2. 治疗　手术彻底切除可根治，如遗留残存组织，可导致复发。术中注意保护颈部重要血管及神经。

二、颌骨囊肿

颌骨囊肿根据组织来源和发病部位分为牙源性、发育性、血外渗性囊肿三大类。

（一）牙源性颌骨囊肿

牙源性颌骨囊肿是由成牙组织或牙的上皮或上皮剩余演变而来的。包括两大类：一类是由于根尖周病变发展而来的根端囊肿；另一类是在牙齿发育过程中，由于颌骨内形成牙齿的上皮结构退化、变性而发生的囊肿为发育性牙源性上皮囊肿，包括始基囊肿、含牙囊肿。

（1）根端囊肿：是由于根尖肉芽肿、慢性炎症的刺激，引起牙周膜内的上皮残余增生。增生的上皮团中央发生变性和液化，周围组织液不断渗出，逐渐形成囊肿，亦可称根尖周囊肿。如果根尖肉芽肿在拔牙后未作适当处理仍残留在颌骨内而发生的囊肿，则称为残余囊肿（图 8-2）。

（2）始基囊肿：发生于成釉器发育的早期阶段，即在牙釉质和牙本质形成之前，受炎症和损伤刺激后，成釉器的星形网状层发生变性和液化，渗出的液体蓄积其中而形成囊肿（图 8-3）。

（3）含牙囊肿：又称滤泡囊肿，发生于牙冠或牙根形成之后，在缩余釉上皮与牙冠面之间出现液体渗出而形成含牙囊肿（图 8-4）。可来自一个牙胚或多个牙胚。

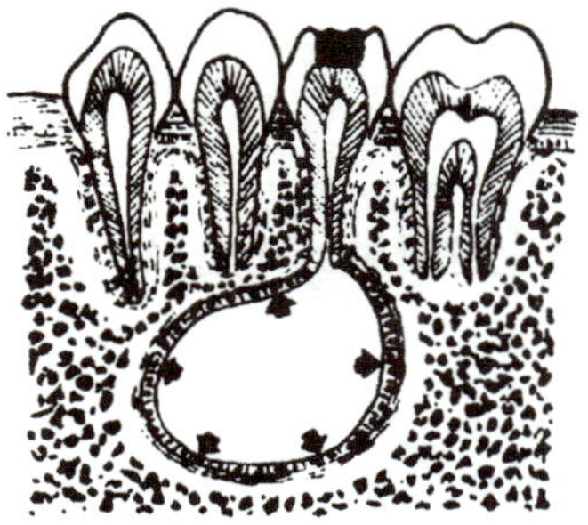
图 8-2　根端囊肿

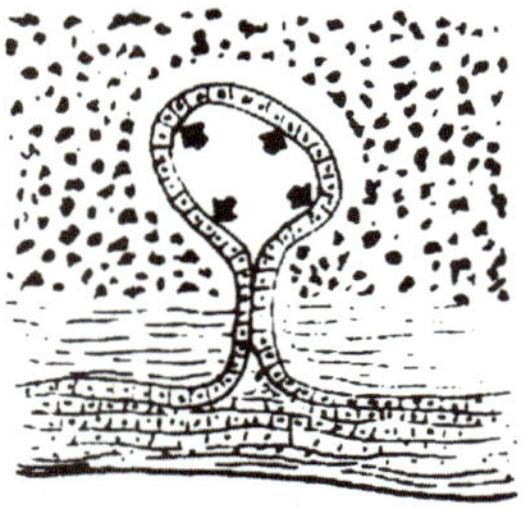
图 8-3　始基囊肿

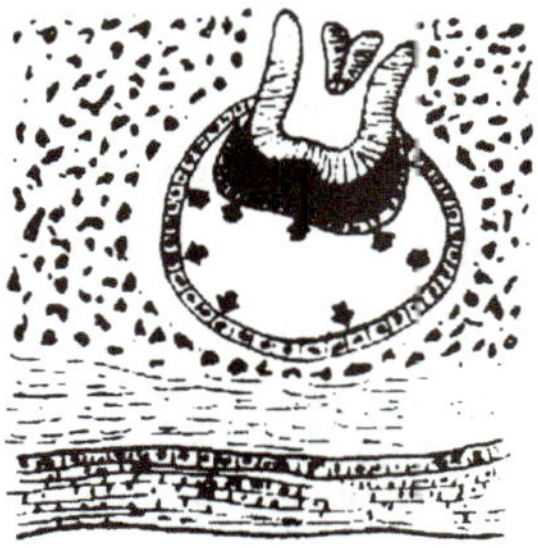
图 8-4　含牙囊肿

1. 临床表现　多发生于青壮年，可发生于颌骨任何部位。根端囊肿多发生于上颌骨前牙，病变区牙齿往往有深龋、残根或死髓牙；始基囊肿好发于下颌第三磨牙区及下颌升支部；含牙囊肿好发于下颌第三磨牙区及上颌尖牙区。常伴有缺牙或有多余牙。

牙源性颌骨囊肿生长缓慢，初期无自觉症状。若继续生长，骨质逐渐向周围膨胀，表面骨质被压迫吸收而变为极薄的骨板，扪诊时可有乒乓球样感觉，并发出所谓羊皮纸样脆裂声，最后，此层极薄的骨板也被完全吸收时，则可有波动感。

囊肿多向唇颊侧膨隆，造成面部畸形。当囊肿发展到很大，邻近牙受压，根周骨质吸收，可使牙发生移位、松动与倾斜。当下颌骨囊肿发展过大，骨质损坏过多时，可能引起病理性骨折。上颌骨囊肿可侵入鼻腔及上颌窦，将眶下缘上推，使眼球受到压迫，影响视力，甚或产生复视。

如因拔牙、损伤使囊肿破裂时，可见囊内有草黄色或草绿色液体流出。囊肿如有感染，则出现炎症现象，患者感觉胀痛、发热、全身不适等。

2. 诊断　根据病史、临床表现和 X 线检查。穿刺是一种比较可靠的诊断方法。穿刺可抽出草黄色囊液，在显微镜下可见到胆固醇晶体。

3. 治疗　采用外科手术摘除。如伴有感染须先用抗生素或其他抗菌药物控制炎症后，再行手术治疗。术前应摄 X 线片，以明确囊肿与邻近组织的关系。

囊肿较为局限时，手术一般在局麻下进行。切口的大小，根据囊肿的部位及波及范围而定。切口以能充分暴露手术野，便于彻底清除囊壁为原则，常选用口内切口或口外切口进行手术。

（1）口内切口：在口腔前庭沟处作弧形切口，注意切口部位要有骨支持。切开口腔前庭处黏膜和骨膜，翻转组织瓣，用骨凿在骨壁最薄处开一小洞，用骨钳去除囊肿表面的骨质。如骨壁已破坏，囊膜与骨膜粘连时，应仔细分离或将粘连的骨膜一并切除，以免残留复发。用骨膜分离器或刮匙将囊壁自骨壁剥离，将囊肿全部摘除；冲洗创口，止血后缝合。如囊腔内有牙根暴露，但该牙仍能保留，则应行根管治疗及根尖切除。

上颌骨囊肿如范围较广波及上颌窦，或手术时与上颌窦穿通，或上颌窦有炎症时，均应进行上颌窦根治术。将囊壁与上颌窦整个黏膜同时刮除，严密缝合口内创口，同时在下鼻道开窗,骨腔内填塞碘仿纱条,并从下鼻道开口处引出,3～5日后逐步由此抽出纱条。

(2) 口外切口:如囊肿位于下颌体、下颌角或下颌支,累及范围较广,应在全身麻醉下从口外切口。平行于患侧下颌下缘1.5～2 cm处做弧形切口。切开皮肤、皮下组织、颈阔肌,避开面神经下颌缘支,结扎颌外动脉、面前静脉,翻起骨膜;将波及的牙拔除,去骨后将囊肿摘除;然后分层缝合,放置引流,加压包扎。术中避免损伤下牙槽神经血管束。对于囊肿范围较大,骨质缺损较多,可能发生病理性骨折者,术后需做颌间结扎暂时固定。

颌骨囊肿摘除后所遗留的死腔,常常是手术创口延期愈合的主要原因,因此须处理好死腔。消灭死腔的方法有蝶形手术、血块充填法、囊腔植骨术、生物材料植入等。蝶形手术就是将遗留的骨腔边缘尽量去除,使近圆形的骨腔变为浅碟状的骨腔,从而外覆的软组织可以压向腔底消灭死腔。

(3) 囊肿减压成形术:又称袋形缝合术,适用于下颌骨巨大囊性囊性病变。是一种创伤较小的颌骨囊肿治疗方法,但治疗周期较长。是在囊肿表面开窗,去除部分骨质及囊壁,引流出囊液,并缝合黏骨膜瓣与囊壁以保持引流通畅,消除囊内压力,在颌骨的功能重建下,囊腔可逐渐缩小,外形得以恢复。通常开窗术后的减压时间为6～18个月,减压后囊肿未完全消失者可行Ⅱ期手术刮除剩余囊壁。

(二) 非牙源性颌骨囊肿

非牙源性囊肿可由胚胎发育过程中残存于面突连接处的上皮发展而来,如面裂囊肿,亦可为损伤所致的血外渗性囊肿以及动脉瘤样骨囊肿等。

1. 临床表现　面裂囊肿多见于青少年,可发生于不同面突融合的部位。其症状与牙源性囊肿大致相似,即主要表现为颌骨骨质的膨胀。根据不同胚裂的部位可出现相应的局部症状。

(1) 球上颌囊肿:发生于上颌侧切牙与尖牙之间,牙常被排挤而移位。X线片显示囊肿阴影在牙根之间,而不在根尖部位。

(2) 鼻腭囊肿:位于切牙管内或附近(来自切牙管残余上皮)。X线片可见切牙管扩大的囊肿阴影。

(3) 正中囊肿:位于切牙孔之后,腭中缝的任何部位,亦可发生于下颌正中线处。X线片可见缝间有圆形囊性阴影。

(4) 鼻唇囊肿:位于上唇底和鼻前庭内。囊肿在骨质表面,X线片示骨质无破坏现象。在鼻底口腔前庭可扪及囊肿存在。

2. 治疗　一旦确诊,应及时行手术治疗,以免引起邻近牙的移位和造成咬合紊乱。手术方法与牙源性囊肿相同,但一般选口内切口。

(三) 血外渗性囊肿

主要为损伤后引起骨髓内出血、机化、渗出而形成,与牙组织本身无关。

1. 临床表现　在颌骨囊肿中,血外渗性囊肿最少见。多见于青壮年。患者可有明显损伤史。牙数目正常,无移位现象。X线片囊肿边界不清。临床值得注意的是,血友病也可引起颌面骨的血外渗性囊肿,称为血友病假瘤。

2. 治疗　手术治疗。方法与牙源性囊肿相同。手术途径根据囊肿部位、大小而定。对血友病囊肿治疗应按血友病患者手术原则进行处理。

第3节 良性肿瘤及瘤样病变

一、色 素 痣

色素痣来源于表皮基底层能产生黑色素的色素细胞。根据组织病理学特点，色素痣可分为交界痣、皮内痣和复合痣三种。

1. 皮内痣 为大痣细胞分化成更成熟的小痣细胞，进入真皮及其周围结缔组织中；原在交界处的痣细胞进入真皮中。

2. 交界痣 痣细胞在表皮和真皮交界处，呈多个巢团状。

3. 复合痣 在痣细胞进入真皮的过程中，常同时有皮内痣和残留的交界痣。

临床表现：交界痣为淡棕色或深棕色斑疹、丘疹或结节，一般较小，表面光滑、无毛，平坦或稍高于皮表。一般不出现自觉症状。高于皮肤表面的交界痣易受刺激后出现恶性变，如迅速增大、色泽加深、局部微痒或灼痛，表面出现感染、破溃、出血，或痣周围皮肤出现卫星小点、放射黑线、黑色素环，以及痣所在部位的区域淋巴结肿大等。恶性黑色素瘤多来自交界痣。毛痣、雀斑样色素痣均为皮内痣或复合痣，这类痣极少恶变，如有恶变亦系来自交界痣部分。

治疗：手术切除，激光、冷冻治疗。

二、牙 龈 瘤

系来源于牙周膜及颌骨牙槽突的结缔组织的炎性增生物或类肿瘤性病变。牙龈瘤不属于真性肿瘤，但又具有肿瘤的外形及生物学行为，如切除后易复发等。根据组织病理学表现，分为纤维性、血管性（或肉芽肿性）和巨细胞性三种。

1. 临床表现 女性多见，以青年及中年人为常见。好发生于前磨牙区牙龈乳头部。唇颊侧多见。肿块较局限，呈圆球或椭圆形，有时呈分叶状。一般有蒂，如息肉状；无蒂者基底宽广。随着肿块的增长，可以破坏牙槽骨壁；X线摄片可见骨质吸收牙周膜增宽的阴影。牙可松动、移位。

2. 治疗 局麻下手术切除。一般应将所波及的牙一并拔除，否则容易复发。

三、纤 维 瘤

纤维瘤起源于面部皮下、口腔黏膜下或骨膜的纤维结缔组织。

1. 临床表现 生长缓慢，为无痛肿块、质地较硬、大小不等、表面光滑、边缘清楚，与周围组织无粘连，呈圆球形或结节状。

2. 治疗 手术完整切除。口腔颌面部纤维瘤如处理不当，极易复发；多次复发后易恶变。临床诊断为纤维瘤，术中须做冰冻切片，如证实为恶性时，应按恶性肿瘤治疗原则处理。

四、牙源性肿瘤

牙源性肿瘤是由成牙组织，即牙源性上皮及牙源性间叶组织发生而来的一类肿瘤。

（一）牙瘤

生长于颌骨内，由一个或多数牙胚组织异常发育而形成。其中可含不同发育阶段的各种牙胚组织，直至成形的牙；数目不等，可能有数个或数十个；形态不规则，可能近似正常牙，也可以没有牙的形态而只是一个钙化的团块。

1. 临床表现　多见于青年人，生长缓慢，早期无自觉症状，增大后牙瘤所在部位膨胀，或压迫神经引起疼痛。牙瘤患者常有缺牙现象。

X线可见病变组织密度似牙组织的一团影像。在影像与正常组织之间有一条清晰的阴影，此为牙瘤的被膜。

2. 治疗　手术摘除。

（二）牙骨质瘤

来源于牙胚的牙囊或牙周膜。肿瘤由呈片状的牙骨质或呈圆形的牙骨质小体所组成。

1. 临床表现　多见于青年人，女性较多。X线摄片显示牙根尖周围呈现致密影像，可与牙根融合。周围有环形密度减低区。

2. 治疗　手术摘除。如肿瘤较小，又无症状，可无需治疗。

（三）牙源性角化囊性瘤

旧称牙源性角化囊肿，来源于原始的牙胚或牙板残余。角化囊性瘤可癌变。

1. 临床表现　多见于青壮年，可发生于颌骨任何部位，好发于下颌第三磨牙区及下颌支部。其临床表现与牙源性颌骨囊肿相同，请参阅口腔颌面部囊肿章节。多发性角化囊性瘤同时伴发皮肤基底细胞痣或基底细胞癌、分叉肋、眶距增宽、颅骨异常、小脑镰钙化等症状时，称为"痣样基底细胞癌综合征"或"多发性基底细胞痣综合征"。如临床上仅为多发性角化囊性瘤并无基底细胞痣（癌）等症状时，也可称为角化囊性瘤综合征。基底细胞痣（癌）或角化囊性瘤综合征常有阳性家族史，被认为系常染色体显性遗传病。

牙源性角化囊性瘤穿刺可见白色皮脂样角化物。

2. 治疗　与牙源性囊肿有相似之处，但由于角化囊性瘤的易复发性，及复发可恶变的特性，手术要求刮除更彻底；刮除囊壁后用苯酚或硝酸银等腐蚀剂涂抹骨创，或加用冷冻治疗，以消灭子囊，防止复发。必要时可考虑在囊肿外围切除部分骨质。多次复发或病变范围太大的角化囊性瘤，需将颌骨连同病变的软组织一起切除，即时植骨。

（四）成釉细胞瘤

系颌骨中心性上皮肿瘤，在牙源性肿瘤中较为常见。

1. 临床表现　多见于成年人。男女发病无明显差别。下颌骨比上颌骨多，以下颌骨体及下颌角部为常见。生长缓慢，初期无自觉症状，逐渐发展可使颌骨向唇颊侧膨大，造成面部畸形。如侵犯牙槽突时，可使牙松动、移位或脱落；肿瘤继续增大时，使颌骨外板变薄，甚至吸收。这时肿瘤可侵入软组织内，影响下颌骨的运动度，甚至发生咀嚼、吞咽和呼吸障碍。肿瘤向口内突出者常见对颌牙的压痕，如果咀嚼时发生溃疡，可能造成继发感染而化脓、溃烂、疼痛。肿瘤压迫下牙槽神经可有下唇麻木，颌骨破坏较多时，可发生病理性骨折。

上颌骨的成釉细胞瘤可波及鼻腔、上颌窦、眼眶及鼻泪管，出现鼻阻塞，眼球移位、复视及流泪。

2. 诊断　根据病史、临床表现、X线特点，可作初步诊断，典型成釉细胞瘤的X线表现：早期呈蜂房状，以后形成多房性囊肿样阴影，单房比较少。成釉细胞瘤因为多房性以及有一定程度的局部浸润性，故周围囊壁边缘常不整齐、呈半月形切迹。在囊内的牙根尖可有不规则吸收现象。

3. 治疗 主要行外科手术治疗。一般不行刮除术,应将肿瘤周围的骨质至少在 0.5cm 外切除,否则易复发。成釉细胞瘤是临界瘤,术中应作冰冻病理检查,如有恶变,按恶性肿瘤手术原则处理。

链接

成釉细胞瘤与角化囊肿的鉴别

成釉细胞瘤可见颌骨呈膨胀性生长,角化囊肿沿颌骨长轴生长;X 线片成釉细胞瘤有切迹,多房性常见,根尖有吸收,而角化囊肿多含有牙。

(五) 牙源性黏液瘤

可发生于软组织和颌骨。黏液瘤无包膜,切面呈胶胨状。

1. 临床表现 多见于青年人,性别无明显差异。多发生于颌骨,以下颌骨较多见。前磨牙区和磨牙区为好发部位。肿瘤生长缓慢,呈局部浸润性生长。早期无明显症状,肿瘤增大可引起颌骨膨胀。X 线摄片显示骨质膨胀,骨质破坏呈蜂房状透光阴影,边缘不整齐。

2. 治疗 手术完整切除。由于肿瘤无包膜,手术不彻底时易复发,应行方块切除。

五、脉管性疾病

系来源于血管或淋巴管的肿瘤或畸形,包括血管瘤和脉管畸形两大类。脉管畸形包括微静脉畸形、静脉畸形、动静脉畸形、淋巴管畸形和混合畸形;淋巴管畸形又分为微囊型和大囊性,混合畸形分为静脉-淋巴管畸形和静脉-微静脉畸形。

(一) 血管瘤

是婴幼儿最常见的血管源性良性肿瘤,其来源及发病机制尚不清楚。

1. 临床表现 女性多见。大多数发生在面颈部皮肤、皮下组织,少数见于口腔黏膜。血管瘤的生物学行为特性是可以自发性消退。其病程可分为增殖期、消退期、消退完成期。多见于婴儿出生时(约 30%)或出生后一个月内出现,最初表现为苍白色斑,随后出现毛细血管扩张,周围绕以晕状白色区域;迅速变红并高出皮肤,高低不平似杨梅状。随着婴儿的生长发育期,分别在约 4 周以后和婴儿 4~5 个月时,瘤体出现快速增大。如生长在头颈部,不但可引起畸形,还可影响功能,如吸吮、呼吸、视力等。一般 1 年以后进入消退期。消退过程缓慢,瘤体色泽由鲜红变向暗紫、棕色,皮肤可呈花斑状。但据统计其完全消退率仅为 40%,多数为不完全消退,并且大面积血管瘤消退后常遗留局部色素沉着、瘢痕、纤维脂肪块、皮肤萎缩下垂等。

2. 诊断 根据病史、年龄、性别及病变形态,表浅血管瘤的诊断不难。位置较深的血管瘤,可用体位移动试验、超声、动脉造影、瘤腔造影及磁共振血管成像(MRI)等协助诊断,并为治疗和疗效评价提供依据。

3. 治疗 常用的治疗方法有药物治疗、激光治疗、手术治疗,对于复杂病例,主张采用综合治疗。婴幼儿血管瘤由于有明显自然消退趋势,绝大多数病例仅应定期随访观察等待,当血管瘤累及重要组织危及生命或有活动性出血时,应积极治疗。

激素治疗仅适用于婴幼儿增殖早期血管瘤,因血管瘤内皮细胞处于胚胎状态,对激素治疗较敏感,过去首选口服大剂量泼尼松进行治疗,取得了一定效果,但激素治疗有不良作用。现在临床上多采用口服普萘洛尔(心得安)治疗增殖期血管瘤,其优点是不良作用少且轻微,对消退期血管瘤也有治疗作用。

(二) 脉管畸形

1. 静脉畸形　过去称海绵状血管瘤,是由衬有内皮细胞的无数血窦组成。血窦大小形态不一,如海绵结构。窦腔内血液凝固形成血栓,并可钙化为静脉石。好发于颊、颈、眼睑、唇、舌及口底、位置深浅不一,表浅病损皮肤或黏膜呈蓝色或紫色;如深部病变皮肤黏膜色泽正常。边界不清,扪之柔软,压之体积可缩小,压力去除后可恢复正常,有时可扪到静脉石。当头低位时,肿瘤充血膨大;恢复正常位置后,肿胀随之缩小,恢复原状,此为体位移动试验阳性。一般无自觉症状,如病变不断发展变大,可引起颜面、唇、舌等畸形和功能障碍。若继发感染,可引起疼痛、肿胀,表面皮肤或黏膜溃疡,并有出血危险。

2. 微静脉畸形　俗称葡萄酒色斑。多发于颜面部皮肤,口腔黏膜少见。病变与皮肤表面平,边界清,呈鲜红或紫红色。外形不规则,大小不一,从小的斑点到数厘米,大的可以扩展到一侧面部或越过中线到对侧。手指按压病变表面颜色可退去,去除压力后,血液立即充满病变区,恢复原来大小和色泽。

3. 动静脉畸形　过去称蔓状血管瘤。主要由血管壁显著扩张的动脉与静脉直接吻合而成。多见于成年人,好发于颞浅动脉所在的颞部或头皮下组织中。病损高起呈念珠状,表面皮温较正常皮温高。患者自己可感觉到搏动,扪诊有震颤感,听诊有吹风样杂音。若将供血动脉全部压闭,则病损区的搏动和杂音消失。病变可侵入基底的骨质,也可突入皮肤,使其变薄,甚至坏死、出血。

4. 淋巴管畸形　过去称淋巴管瘤,系淋巴管先天发育异常形成。多见于儿童及青少年。好发于舌、唇、颊及颈部。根据其结构可分为微囊型和大囊型两类。

(1) 微囊型:过去称毛细管型及海绵型淋巴管瘤。由淋巴管扩张形成,淋巴管极度扩张弯曲构成多房性囊腔,颇似海绵状。淋巴管内充满淋巴液,在皮肤或黏膜上呈现孤立或多发的散在小囊性结节状或点状病损,无色、质软,一般无压缩性,边界不清。口腔黏膜的淋巴管畸形有时与微静脉畸形同时存在,出现黄、红色小疱状突起,称为淋巴管-微静脉畸形。发生于面部、唇及下颌下区的皮下组织者,常使患处显著肥大畸形;发生于舌部者常合并毛细管型,舌黏膜表面粗糙,有成群透明滤泡或血泡,呈现巨舌症,引起颌骨畸形、开𬌗、反𬌗、牙移位、咬合紊乱等。如长期发生慢性炎症,舌体可变硬。

(2) 大囊型:又称囊性水瘤。是临床上最多见的类型。好发于婴幼儿,多见于颈部、锁骨上区、下颌下区。一般为多房性囊腔,彼此间隔;病损大小不一,表面皮肤色泽正常,扪诊柔软,有波动感,穿刺可抽出透明、淡黄色水样液体。体位移动试验阴性。

5. 混合型脉管畸形　即存在一种类型以上的脉管畸形时都可称为混合型脉管畸形。如微静脉畸形与静脉畸形、血管瘤与脉管畸形并存等。病变因所含成分不同而临床表现各异。

诊断　根据病史及各型临床表现,对表浅脉管畸形的诊断不难。位置较深的脉管畸形可采用体位移动试验、穿刺检查、超声、囊腔造影、磁共振血管成像(MRI 或 MRA)等进行诊断。

治疗　由于脉管畸形不会自行消退,其治疗应根据类型、位置及年龄的不同而选择适宜的治疗。常用治疗方法有外科手术切除、放射治疗、硬化剂注射等,一般采用综合疗法。

微静脉畸形主要采用脉冲染料激光治疗,国内主要使用铜蒸气或氪激光治疗。静脉畸形可采用激光治疗、硬化剂注射治疗和手术治疗，以硬化剂注射治疗为主要治疗手段，常用硬化剂为5%鱼肝油酸钠、平阳霉素、无水乙醇。动静脉畸形主要采用外科手术切除治疗，随着介入治疗的发展，术前应用经导管动脉栓塞术，可减少术中出血，继而手术切除病变，修整外形。淋巴管畸形主要以硬化剂注射治疗为主，可配合手术治疗，以改善美观和功能，提高患者的生存质量。

虽然目前治疗脉管畸形的方法较多，但对大的脉管畸形的治疗问题还未完全解决。

六、神经源性肿瘤

（一）神经鞘瘤

神经鞘瘤亦称施万瘤，来源于神经鞘膜。多见于中年人。主要发生于脑神经，如听神经、面神经、舌下神经、迷走神经；其次是周围神经，以头部、面部、舌部最为常见；交感神经发生者较为少见。

1. 临床表现 生长缓慢，包膜完整，属良性瘤，但也有恶性者。常为圆形或卵圆形，质地坚韧，来自感觉神经者常有压痛，或放射样痛。肿瘤可沿神经轴侧向左右移动，但不能沿神经长轴活动。来自面神经的神经鞘瘤可表现为腮腺肿块，易被诊断为多形性腺瘤。术中如肿块与面神经不能分离，应警惕有面神经鞘瘤的可能。

2. 治疗 手术摘除。当肿瘤位于重要神经干时，注意不要损伤神经，沿神经膜轴向切开，小心剥开神经，然后切除肿瘤。

（二）神经纤维瘤

系由神经鞘细胞及成纤维细胞两种主要成分组成的良性肿瘤。

1. 临床表现 多见于青年，生长缓慢。可单发，也可多发，主要表现是皮肤呈大小不一的棕色斑，或呈灰黑色小点状或片状病损。皮肤内有多发性瘤结节，质较硬，如来自感觉神经，可有明显触痛，多发性瘤结节可沿皮下神经分布，呈念珠状，也可呈丛状。沿神经分布的区域内，有时有结缔组织呈异样增生，皮肤松弛或折叠下垂，遮盖眼部，发生功能障碍，面部畸形。肿瘤质地柔软，虽瘤内血运丰富，但一般不能压缩。

有遗传倾向，为常染色体显性遗传。

2. 治疗 手术切除。因肿瘤血运十分丰富，含有血窦，故应做好充分的备血及选择低温麻醉。

七、嗜酸粒细胞增生性淋巴肉芽肿

亦称"嗜酸性淋巴肉芽肿"或"嗜伊红淋巴肉芽肿"，主要为淋巴结肿大，淋巴细胞增生及嗜酸性粒细胞浸润。

1. 临床表现 常发生于20～40岁的成年人，绝大多数为男性患者。发病缓慢，病程较长。主要表现为软组织肿块，有时为多发，好发于腮腺区、眶部、颧颊部、下颌下、上臂等部位。肿块区皮肤瘙痒，可有皮肤粗厚及色素沉着；肿块大多可以推动，有区域性及广泛性表浅淋巴结肿大，中度硬韧，无压痛。化验检查常见血液中白细胞轻度增多，特别是嗜酸粒细胞明显增多，可高达60%～70%（绝对计数也明显增加），淋巴细胞亦相应增多。

2. 治疗 对放射治疗敏感，每个照射野总量给10～20Gy即可使其消退。对于全身多发性者可行化疗及肾上腺皮质激素治疗。

八、骨源性肿瘤

（一）骨化性纤维瘤

为颌面骨比较常见的良性肿瘤。骨化性纤维瘤为大量的、排列成束和漩涡状的纤维组织所构成，其中含有一些大小不等、排列不规则的骨小梁和钙化团块，骨小梁周围有少数成骨细胞，并含有骨样组织，此瘤多为实质性，囊性较少见。

1. 临床表现　多见于青少年，女性多见。单发者为多，可发生于上、下颌骨，但以下颌骨较为多见。生长缓慢，早期无自觉症状，不易被发现；肿瘤逐渐增大后，可造成颌骨膨胀肿大，引起面部畸形以及牙移位。下颌骨骨化性纤维瘤除可引起面部畸形外，还可导致咬合错乱，有时可继发感染，出现骨髓炎症状；上颌骨骨化性纤维瘤常可波及颧部、上颌窦及腭部，使眼眶畸形，眼球突出或移位，甚而产生复视。

2. 诊断　临床上骨化性纤维瘤与骨纤维异样增殖症，或称骨纤维结构不良很难鉴别，后者一般认为不是骨性肿瘤。骨化性纤维瘤是一种良性肿瘤，在 X 线片上表现为颌骨局限性膨胀，界限清楚，圆形或卵圆形，密度减低，病变内可见不等量的和不规则的钙化阴影。骨纤维异样增殖症则为发育畸形，发病年龄较早，病期较长，以上颌骨为多见，常为多发性。在 X 线片上表现为颌面骨广泛性或局限性沿骨长轴方向发展。呈不同程度的弥散性膨胀，病变与正常骨之间无明显界限。有的呈毛玻璃状，少数表现为多房性囊状阴影。

3. 治疗　手术切除。小的或局限的骨化纤维瘤，应手术彻底切除。但较大的骨化纤维瘤或多发性的骨纤维异样增殖症，一般在青春期后施行手术，切除部分病变，恢复其功能及形态。

（二）骨巨细胞瘤

骨巨细胞瘤又名破骨细胞瘤，主要由多核巨细胞和较小的梭形或圆形的间质细胞所组成。巨细胞瘤由易出血的肉芽组织构成，无包膜。虽属良性，但具有侵袭性。

1. 临床表现　多发生于 20 ~ 40 岁的成年人，男女无显著差别，常发生在颌骨的中央部，故又称为中央性巨细胞瘤。一般生长缓慢，如生长较快，则可能有恶性变。早期一般无自觉症状，但有时可能引起局部间歇性隐痛。逐渐膨胀而致颌骨变形。X 线摄片检查，典型巨细胞瘤呈肥皂泡沫样或蜂房状囊性阴影，伴骨质膨胀。在囊性阴影区无钙化点或新生骨质，肿瘤周围骨壁界限清楚。

2. 诊断　根据病史，临床表现以及 X 线可大致诊断，最终准确诊断是病理检查。

3. 治疗　手术切除。术中做冰冻切片病理检查，如病理属Ⅰ级，可采用彻底刮除并在基底部烧灼；病理属Ⅱ、Ⅲ级者视病变范围大小，可行方块切除或部分切除。

第 4 节　恶 性 肿 瘤

在我国，口腔颌面部的恶性肿瘤中，以来源于上皮组织的癌最为常见，来源于间叶组织的肉瘤较少。在癌瘤中，以鳞状细胞癌最多，一般占 80% 以上；其次是腺性上皮癌及未分化癌。本节重点讨论口腔颌面部鳞癌。

一、癌

在我国，口腔颌面部鳞状细胞癌（鳞癌）多发生于 40 ~ 60 岁的成人，男性多于女性。部位以舌、颊、牙龈、腭、上颌窦为常见。鳞癌常向区域淋巴结转移,晚期可发生远处转移。根据病理分化程度,鳞癌一般可分为三级:Ⅰ级分化较好,Ⅲ级分化最差;未分化的癌恶性程度最高。由于鳞癌的发病部位、分化程度不同,其临床表现也不同;治疗时应根据其组织结构、生长部位、恶性程度、临床分期及患者的情况等选择合适的方法。

(一)舌癌

1. 临床表现 舌癌是最常见的口腔癌,舌前2/3癌属口腔癌,舌后1/3癌属口咽癌。男性多于女性。多为鳞癌,舌根部有时亦可发生淋巴上皮癌及未分化癌。舌癌多发生于舌缘,其次为舌尖、舌背及舌根等处,常为溃疡型或浸润型。一般恶性程度较高,生长快,浸润性较强,常波及舌肌,导致舌运动受限。

因舌体具有丰富的淋巴管和血液循环,加以舌的机械运动频繁,舌癌常发生早期颈淋巴结转移,且转移率较高。舌尖部的癌多向颏下淋巴结转移或直接转移至颈深中淋巴结;舌侧缘的癌多向下颌下及颈深中、上群淋巴结转移;舌根部癌多转移至下颌下或颈深淋巴结;发生于舌背或越过舌体中线的舌癌可向对侧颈淋巴结转移。舌癌远处转移多至肺部。

2. 治疗 应行综合治疗,包括放疗和化疗,但以手术为主。对于早期舌癌,由于颈淋巴结转移率较高,一般主张做选择性,肩胛舌骨上或功能性颈淋巴清扫术。晚期病例则应采取综合治疗,可先行化疗,再手术,术后放疗。为恢复舌的功能,超过1/2以上的舌体缺损均应行一期舌再造术。

(二)牙龈癌

1. 临床表现 下牙龈癌较上牙龈癌多见。男性多于女性。牙龈癌多为分化度较高的鳞状细胞癌,生长较慢,以溃疡型为最多见。早期向牙槽突及颌骨浸润,使骨质破坏,引起牙松动和疼痛。如肿瘤波及周围组织,则有相应的临床表现,如下牙龈癌发展到磨牙后区及咽部可引起张口困难。牙龈癌可循淋巴转移至患侧下颌下及颈深淋巴结,且下牙龈癌比上牙龈癌淋巴结转移早,同时也较多见。远处转移比较少见。

2. 治疗 以外科手术为主。根据肿瘤大小及侵犯情况,作肿瘤与周围正常组织(软组织和骨组织)切除术,颌骨方块切除或部分切除或一侧切除,下牙龈癌同期行选择性颈淋巴清扫术,上牙龈癌必要时可行根治性淋巴结清扫术。

(三)颊黏膜癌

颊黏膜癌在口腔癌中居第二或第三位。多为分化中等的鳞状细胞癌,少数为腺癌及恶性多形性腺瘤。

1. 临床表现 多发生于磨牙区附近,呈现溃疡型或外生型,生长较快,向深层浸润。如向后发展可波及软腭及翼下颌韧带,引起张口困难。

颊黏膜鳞癌常转移至下颌下、颈深上淋巴结,有时也可转移至腮腺淋巴结,远处转移较少见。

2. 治疗 小的颊黏膜鳞癌可先行放疗、化疗,较大的肿瘤应手术切除,如切除范围较大,应采用组织瓣整复,以免瘢痕挛缩影响张口。有淋巴结转移时,可行颊、颌、颈联合根治术。

(四)腭癌

1. 临床表现 腭癌UICC分类应指位于硬腭的原发性癌肿;软腭癌应列入口咽癌范围。硬腭癌以来自唾液腺者为多,鳞癌多发生于软腭部位,呈现溃疡型。发生于硬腭的鳞癌,细胞多高度分化，发展一般比较缓慢，常侵犯腭部骨质，引起腭穿孔。向两侧发展可侵蚀牙龈。软腭部鳞癌较硬腭部鳞癌恶性程度高，当侵犯邻近组织的咽部及翼腭窝，引起吞咽疼痛及张口受限。软腭癌的淋巴结转移较早并较多，主要是向颈深上淋巴结转移，有时双侧颈淋巴结均可累及。也可发生血行转移。

2. 治疗　硬腭鳞癌的细胞分化较好，适宜于手术切除或低温治疗，组织缺损可用赝复体整复。颈淋巴结有转移时应同时行颈淋巴结清扫术。

（五）口底癌

1. 临床表现　口底癌系指原发于口底黏膜的癌。在我国较少见。早期常发生于舌系带的一侧或中线两侧，多为中度分化的鳞状细胞癌。早期鳞癌常为溃疡型，以后向深层组织浸润，发生疼痛、唾液增多、舌运动受限，并有吞咽困难及语言障碍。口底癌早期常可发生双侧颈淋巴结转移。

2. 治疗　手术治疗。较晚期的病例，如肿瘤侵及下颌骨，或有颈部淋巴转移时，应施行口底部、下颌骨、颈淋巴联合根治术。对双侧颈淋巴结转移的患者，可同时或分期行颈淋巴结清扫术。

（六）唇癌

唇癌为发生于唇红缘黏膜的癌。主要为鳞癌，腺癌很少见。

1. 临床表现　多发生于下唇。早期为疱疹状结痂的肿块，或局部黏膜增厚，随后出现火山口状溃疡或菜花状肿块。唇癌生长缓慢，早期无疼痛，以后肿瘤可向周围组织扩散，并向下颌下、颈部淋巴结转移。上唇癌的转移较下唇早，并多见，但唇癌的转移较其他口腔癌少见，且转移较迟。

2. 治疗　早期病例可采用外科手术治疗、放射治疗、激光治疗或低温治疗，均有良好的疗效；但对晚期病例及有淋巴结转移者则应用外科治疗。原发灶切除后，可用邻近组织瓣立即整复。

（七）皮肤癌

颜面部皮肤癌主要有鳞状细胞癌及基底细胞癌，以基底细胞癌较为多见。

1. 临床表现　基底细胞癌较鳞状细胞癌生长缓慢，长时期内无自觉症状。初起时皮肤出现灰黑色或棕黄色斑，伴有毛细血管扩张。以后在病变的中央部分发生潮湿、糜烂、表面结痂或出血。痂皮剥脱形成溃疡，边缘高起外翻，表面凹凸不平，略呈水珠状。有的边缘匍匐性向周围扩散，并可破坏骨和软骨。基底细胞癌较鳞状细胞癌恶性程度为低，一般不发生淋巴结转移。

鳞状细胞癌初起时为一疣状浸润区域，表面有完整的正常上皮覆盖，生长速度较基底细胞癌快，常向深层及邻近组织浸润。如表面皮肤组织破溃，则形成如火山口样的溃疡，溃疡的基底常覆盖有坏死组织，表面呈菜花样，边缘及底部都较硬，经久不愈合，常流出有特殊臭味的液体或出血。鳞状细胞癌一般向耳前、下颌下或颈部淋巴结转移，但转移率较低。

2. 治疗　早期病例可用手术、放疗、药物治疗、激光治疗或低温治疗，效果都很好，多数可治愈，临床上应根据肿瘤的范围及组织来源选择合适的治疗方法。放疗常用于鳞状细胞癌，基底细胞癌对放疗敏感性较差。

鳞状细胞癌手术治疗需作广泛切除，切除边缘距肿瘤边缘应 1cm 以上，基底细胞癌则可稍保守。术后组织缺损可进行植皮或皮瓣转移。对颜面部皮肤癌淋巴结转移的处理，同样应行颈淋巴结清扫术。

（八）上颌窦癌

上颌窦癌以鳞状细胞癌为最常见，偶为腺源性上皮癌。

1. 临床表现 因位于上颌窦内，早期无症状，不易发觉，当肿瘤发展到一定程度，出现较明显的症状时才被注意。如肿瘤发生自上颌窦内壁时，常先出现鼻阻塞、鼻出血、一侧鼻腔分泌物增多，鼻泪管阻塞有流泪现象；肿瘤发生自上颌窦上壁时，常先使眼球突出、向上移位，可能引起复视；当肿瘤发生自上颌窦外壁时，则表现为面部及颊沟肿胀，以后皮肤破溃、肿瘤外露，眶下神经受累可发生面颊部感觉迟钝或麻木；肿瘤发生自上颌窦后壁时，可侵入翼腭窝而引起张口困难；当肿瘤发生自上颌窦下壁时，则先引起牙松动、疼痛、颊沟肿胀，应注意与牙周炎鉴别。晚期可扩散到颅底，引起相应的颅脑并发症。

上颌窦癌常转移至下颌下及颈部淋巴结，有时可转移至耳前及咽后淋巴结。远处转移少见。

2. 诊断 上颌窦癌的早期诊断常常是治疗能否成功的关键。可借助X线体层摄片、CT检查等方法明确诊断。

3. 治疗 最好采用综合疗法，而以外科手术治疗为主。早期肿瘤局限于上颌窦内无骨质破坏者，可施行上颌骨全切除术。如肿瘤波及周围骨质，可根据病情性扩大切除或颅面联合切除术等，有淋巴结转移时同期行淋巴结清扫术；术前术后可选择放疗、化疗或低温治疗。

（九）中央性颌骨癌

主要发生自牙胚成釉上皮的剩余细胞。在组织类型上可以是鳞癌也可以是腺性上皮癌。

1. 临床表现 中央性颌骨癌好发于下颌骨，特别是下颌磨牙区。早期无自觉症状，随病情发展可出现牙痛、局部疼痛及下唇麻木。肿瘤破坏骨密质向颊舌侧生长，破坏牙槽突可引起多数牙松动、脱落，可向区域性淋巴结（下颌下、颈深上群）及血循转移，预后较差。

2. 诊断 下唇麻木常是中央性颌骨癌的首要症状。X线早期表现为病损局限于根尖区骨密质之内，呈不规则虫蚀状破坏；以后才破坏并浸润骨密质。也可行活组织病理检查。

3. 治疗 手术切除。一般应行选择性颈淋巴结清扫术。为了防止远处转移，尚应配合化疗。

二、软组织肉瘤

软组织肉瘤系一组起源于间叶组织的恶性肿瘤。好发于年轻人或儿童，壮年次之，老年比较少见。

从病理类型看，软组织肉瘤有以下几种类型：纤维肉瘤；恶性纤维组织细胞瘤；脂肪肉瘤；神经纤维肉瘤；嗅神经母细胞瘤；血管肉瘤；卡波西肉瘤；平滑肌肉瘤；横纹肌肉瘤；滑膜肉瘤；腺泡状软组织肉瘤。

口腔颌面部以纤维肉瘤为最常见，其次为横纹肌肉瘤，其他软组织肉瘤较为少见。

1. 临床表现 发病年龄较癌年轻；病程发展较快；多呈现为实质性（或有分叶）肿块，表皮或黏膜血管扩张充血，晚期始出现溃疡或有溢液、出血；肿瘤浸润正常组织后可引起相应一系列功能障碍症状，诸如呼吸不畅、张口受限及牙关紧闭等；淋巴结转移一般较少见，但常发生血循环转移,晚期肿瘤可呈现巨大肿块,全身多见恶病质。

2. 诊断 软组织肉瘤的诊断一般不难,借助病理检查大多可以明确组织类型。难以区分低分化或未分化的组织类型,可用免疫组化、特殊染色协助诊断。

3. 治疗 局部根治性广泛性切除,术后可辅以放射治疗及化学治疗。由于软组织肉瘤淋巴转移率较低,一般进行治疗性颈淋巴清扫术。对于远处转移的肿瘤,应根据原发灶和转移灶的情况,酌情选用手术、化疗、姑息治疗。

三、骨源性肉瘤

骨源性肉瘤系起源于骨间质的恶性肿瘤。按病理组织学表现骨源性肉瘤有以下类型:骨纤维肉瘤;骨肉瘤,亦称成骨肉瘤;周围性或近密质骨骨肉瘤;放射后骨肉瘤;软骨肉瘤;间叶软骨肉瘤;尤文肉瘤;骨恶性纤维组织细胞瘤。在口腔颌面部以骨肉瘤为最常见,其次为软骨肉瘤及恶性纤维组织细胞瘤。

1. 临床表现 可发生于任何颌面骨,但以上、下颌骨为最常见。发病年龄较轻,多见于青年和儿童;病程较快,呈进行性的颌面骨膨胀性生长,皮肤表面常有血管扩张及充血;颌面骨在影像学检查中均有不同程度、不同性质的骨质破坏,且呈中央(心)性,由内向外发展;后期肿块破溃,可伴发溢液或出血;颌骨破坏可导致牙松动甚至自行脱落,巨型肿块可导致患者咀嚼、呼吸、语言等功能障碍。

骨源性肉瘤可发生远处转移,骨肉瘤最常见,转移部位以肺、脑为多。骨恶性纤维组织细胞瘤则常发生区域性淋巴结转移。

2. 诊断 骨源性肉瘤的诊断主要靠X线、CT。

骨源性肉瘤X线的基本特征为:软组织样阴影伴骨破坏,呈不规则透射阴影;有时有骨质反应性增生及钙化斑、块出现;牙在肿瘤多呈漂浮状。

成骨性骨肉瘤的骨质增殖,密度较高,新生细小的骨刺由骨密质伸向外围,呈典型的日光放射状排列。软骨肉瘤有时也可表现如骨肉瘤的日光放射状。尤文肉瘤的X线典型表现为由于密质层的膨胀和破坏而产生的"洋葱皮样"变化,但这种变化多见于长骨,而罕见于颌骨。

3. 治疗 以手术为主的综合治疗。骨源性肉瘤采用综合治疗预后虽然可有明显提高,但仍比鳞癌、腺源性上皮癌差。

四、恶性淋巴瘤

恶性淋巴瘤系起源于淋巴系统的恶性肿瘤。根据病理分为霍奇金淋巴瘤(Hodgkins lymphoma,HL)和非霍奇金淋巴瘤(non-Hodgkins lymphoma,NHL)。NK/T淋巴瘤好发于口腔及面部中线部位,以溃疡、坏死为主要临床症状,由于以前病检多次仅报告为慢性炎症,故曾称为"中线坏死性肉芽肿"。

1. 临床表现 可发生于任何年龄,但以儿童与青壮年多见。发生于淋巴结者呈结内型;发生于淋巴结外者称结外型。我国的NHL多为结外型。结内型以颈部淋巴结发病最常见,同时伴有其他部位淋巴结肿大,如腋下、腹股沟等处;早期,肿大的淋巴结大小不等,表面光滑,质地坚韧,无压痛,可以移动;后期肿大的淋巴结增大并融合成团,与周围组织粘连,固定。结外型以牙龈、腭部、舌根、颊、颌骨等部位常见,早期常为某部位单发,表现为炎症、坏死和肿块等;后期肿瘤生长迅速,可引起相应的症状,如牙龈出血、疼痛、鼻阻塞、咀嚼困难等症状。恶性淋巴瘤常沿淋巴管扩散，瘤细胞进入血液循环，可成为淋巴性白血病。

2. 诊断 主要依靠活组织病理检查确诊。

3. 治疗 恶性淋巴瘤对放射治疗和化学药物治疗都比较敏感。

五、恶性黑色素瘤

恶性黑色素瘤来源于成黑色素细胞，好发于皮肤，但在我国发生于口腔黏膜者反比面部皮肤为多，约占 80% 以上。发病年龄多在 40 岁左右，男女无大差别，但其预后以女性较好。

1. 临床表现 恶性黑色素瘤的早期表现大多数为皮肤痣及黏膜黑斑；发生恶变时，则迅速长大，色素增多，为黑色或深褐色，呈放射状扩展；在肿瘤周围及基底有色素沉着加剧的增生浸润现象，病变内或周围出现结节（卫星结节），表面发生溃疡，易出血和疼痛，并有所属区域的淋巴结突然增大。

口腔内恶性黑色素瘤恶性程度较高，多发生于牙龈、腭及颊部的黏膜。肿瘤呈现蓝黑色，为扁平结节状或乳突状的肿块，生长迅速，常向四周扩散，浸润至黏膜下及骨组织内，引起牙槽突及颌骨破坏，使牙发生松动。常发生广泛转移，约 70% 早期转移至区域性淋巴结。肿瘤又可经血流转移至肺、肝、骨、脑等器官，其远处转移率可高达 40% 。

2. 诊断 主要根据色素表现及临床症状，不宜行活组织检查，即使是转移性淋巴结亦不应作吸取组织检查，因活检可促使其加速生长，并使肿瘤播散发生远处转移。可行病灶冷冻活检，并争取一期完成治疗。

3. 治疗 应以综合序列治疗为主。对放射治疗不敏感。手术原则必须作广泛彻底切除，切除范围要比其他恶性肿瘤更广、更深。恶性黑色素瘤的综合序列治疗可采用：原发灶首选冷冻治疗→化学治疗→颈部选择性或治疗性清扫术→免疫治疗。

附：有关口腔颌面部恶性肿瘤的 TNM 分类分期

在此介绍口腔颌面部恶性肿瘤的 TNM 分类分期，供临床参考。

T：原发肿瘤

N：区域性淋巴结

M：远处转移

（一）解剖分区

唇

1. 上唇，唇红表面
2. 下唇，唇红表面
3. 口角

口腔

1. 颊黏膜

(1) 上下唇内侧黏膜表面

(2) 颊黏膜表面

(3) 磨牙后区

(4) 上下龈颊沟

2. 上牙槽牙龈
3. 下牙槽牙龈

4. 硬腭

5. 舌

（1）轮廓状乳头前的舌背部和舌侧缘（舌前 2/3）

（2）舌腹部

6. 口底

（二）临床分类

Tx ———原发肿瘤不能评估

T0———原发灶隐匿

Tis———原位癌

T1 ———肿瘤最大直径≤2cm

T2 ———肿瘤最大直径>2cm，≤4cm

T3 ———肿瘤最大直径>4cm

T4a ———唇：肿瘤侵犯邻近区域穿破骨皮质，侵犯舌、颈部皮肤

口腔：肿瘤侵犯邻近组织穿破骨皮质，侵犯舌深部肌层及舌外肌、上颌窦、皮肤

T4b———肿瘤侵犯咀嚼肌间隙、翼板、颅底和（或）包裹颈内动脉

注：原发性牙龈癌仅侵蚀骨或牙槽突的表面，不定为 T4

Nx———不能评估有无区域性淋巴转移

N0 ———无区域性淋巴结转移

N1 ———同侧单个淋巴结转移，直径≤3cm

N2 ———同侧单个淋巴结转移直径>3cm，但≤6cm；或同侧多个淋巴结转移，但其中最大直径≤6cm；或双侧或对侧淋巴结转移，其中最大直径≤6cm

N2a ———同侧单个淋巴结转移，直径>3cm，但≤6cm

N2b ———同侧多个淋巴结转移，其中最大直径≤6cm

N2c ———双侧或对侧淋巴结转移，其中最大直径≤6cm

N3 ———转移淋巴结最大直径>6cm

Mx———不能评估有无远处转移

M0 ———无远处转移

M1 ———有远处转移

M1 可进一步标明以下各部位：

肺 PUL　淋巴结 LYM　皮肤 SKI　骨 OSS　骨髓 MAR　肝 HEP　胸膜 PLE

脑 BRA　腹膜 PER　其他部位 OTH

（三）临床分期

0 期	Tis	N0	M0
Ⅰ期	T1	N0	M0
Ⅱ期	T2	N0	M0
Ⅲ期	T3	N0	M0
	T1	N1	M0
	T2	N1	M0
	T3	N1	M0

Ⅳ期

A 期	T4a	N0	M0
	T4a	N1	M0
	T1	N2	M0

	T2	N2	M0
	T3	N2	M0
	T4a	N2	M0
B 期	任何 T	N3	M0
	T4b	何 N	M0
C 期	任何 T	任何 N	M1

目标检测

一、选择题

A1 型题

1. 舌癌的最好发部位是
   A. 舌尖　　B. 舌背
   C. 舌根　　D. 舌腹
   E. 舌侧缘
2. 牙源性角化囊肿易复发,下列因素中与复发无关的因素是
   A. 囊壁薄
   B. 可能存在多发病灶
   C. 同一病灶内有多个囊腔
   D. 可能存在子囊
   E. 囊肿内有角化物
3. 面部皮肤癌较多见的是
   A. 鳞状细胞癌　　B. 腺上皮癌
   C. 基底细胞癌　　D. 未分化癌
   E. 淋巴上皮癌
4. 囊性淋巴管瘤的临床表现如下,除外
   A. 好发于儿童及青少年
   B. 主要发生于颈部、锁骨上
   C. 表面皮肤正常、柔软有波动感
   D. 内有透明浅黄色水样液体
   E. 有可压缩性,体位移动试验阳性
5. 以下关于牙龈瘤的叙述哪项是错误的
   A. 女性多见,与内分泌有关
   B. 可以破坏牙槽骨壁
   C. 病变波及的牙齿需要拔除
   D. 病变波及的骨膜及邻近骨组织需要去除
   E. 切除后不易复发
6. 以下关于海绵状血管瘤的叙述哪项是错误的
   A. 表浅肿瘤呈现蓝色或紫色
   B. 扪之柔软,可被压缩
   C. 有时可扪到静脉石
   D. 扪诊有震颤感,听诊有吹风样杂音
   E. 体位移动试验阳性

A2 型题

7. 患者,女性,13 岁,左面部肿大、畸形,随年龄而增长。查:左鼻及唇颊增大、下坠、质软,面部及躯干皮肤有多处棕色斑。最可能的临床诊断是
   A. 嗜酸性粒细胞增生性淋巴肉芽肿
   B. 囊性淋巴管瘤
   C. 神经纤维瘤病
   D. 放线菌病
   E. 海绵状血管瘤
8. 患者,女性,16 岁,颏下舌骨前见 3cm×3cm 肿块,界限清楚,呈圆球形,与周围组织无粘连,可活动,质地柔韧似面团样感觉,无触痛,自颏下扪压肿物不缩小而向舌下突起,吞咽时肿物不上下移动,最可能的诊断是
   A. 甲状舌管囊肿　　B. 海绵状血管瘤
   C. 舌异位甲状腺　　D. 皮样囊肿
   E. 脂肪瘤
9. 患者,女性,22 岁,上颈部包块冬枣大小,触质软,似有囊性感。穿刺病变时可穿刺出不凝固血性液体,则其最有可能的诊断是
   A. 血管淋巴管瘤　　B. 神经鞘瘤
   C. 淋巴管瘤　　D. 淋巴血管瘤
   E. 血管内皮瘤

A3 型题

(10～12 题共用题干)

患儿,男童,3 岁,右颈上部无痛性肿块三年。体检见右颈上部胸锁乳突肌前及表面有一肿块,3cm×4cm,质地软,有波动,边界不甚清,表面皮肤色泽正常。

10. 最可能的临床诊断为
    A. 血管瘤　　B. 囊性水瘤
    C. 甲状舌管囊肿　　D. 口外型舌下腺囊肿
    E. 海绵型淋巴管瘤
11. 穿刺的液体最可能的性状为
    A. 血性液体　　B. 呈棕色

C. 乳白色　　D. 淡黄色、清亮

E. 淡黄色、微浑、含胆固醇结晶

12. 可能有的临床体征

A. 透光试验阳性　　B. 压缩试验阳性

C. 体位移动阳性　　D. 听诊有吹风样杂音

E. Horner 征阳性

（13～16 题共用题干）

患者，男性，43 岁，右下颌体部膨胀 5 年，生长缓慢。查体：下颌骨畸形，现张口受限，右下磨牙松动脱落，肿物表面见齿痕，颊侧膨隆。X 线片示：右下颌角部阴影约 4cm×5cm 大小，可见多房性透光区，边缘呈半月切迹，左下前磨牙牙根呈锯齿状吸收，下颌骨下缘受累。

13. 最可能的诊断是

A. 角化囊肿　　B. 根尖周囊肿

C. 成釉细胞瘤　　D. 含牙囊肿

E. 骨化纤维瘤

14. 属于其特征的是

A. 穿刺抽出褐色液体

B. X 线片肿瘤内可见钙化影

C. 肿瘤部位骨皮质膨隆

D. X 线片示多房病变且房室大小悬殊

E. X 线片示牙根呈锯齿状吸收

15. 关于其组织来源不正确的是

A. 成釉器　　B. 牙板残余上皮

C. 牙周膜内上皮　　D. 口腔黏膜基底细胞

E. 根尖周囊肿衬里上皮

16. 其治疗方案应为

A. 肿瘤刮除术

B. 下颌骨方块切除术

C. 半侧下颌骨切除

D. 下颌骨部分切除+同期植骨

E. 下颌骨全切除

二、名词解释

1. 肿瘤标志物　2. 交界痣　3. 根端囊肿

三、问答题

1. 化学药物有哪几类？
2. 怎样鉴别鳃裂囊肿、甲状舌管囊肿、皮样囊肿？
3. 恶性肿瘤的“无瘤”操作原则是什么？

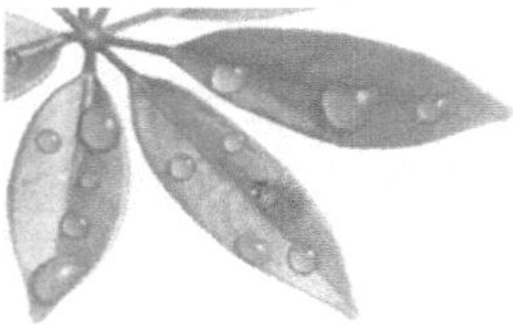

第 9 章

唾液腺疾病

学习要点

1. 涎石病临床表现、检查方法，涎石病的好发部位及原因。
2. 慢性化脓性腮腺炎的临床表现及治疗原则。
3. 急性化脓性腮腺炎与流行性腮腺炎的鉴别要点。
4. 常见唾液腺囊肿及唾液腺肿瘤的诊断及治疗要点。

第 1 节　唾液腺炎症

一、涎　石　病

涎石病是在腺体或导管内发生的钙化性团块而引起的一系列病理改变。涎石易造成涎液的排出障碍，涎液潴留，易继发感染，引起腺体炎症反复发作。

（一）病因

涎石形成的原因仍不完全清楚，一般认为与某些局部因素有关，如异物炎症等，也可能与无机盐新陈代谢紊乱有关，主要发生在下颌下腺，约占 85%，其次为腮腺，其他腺体较少，可能与下列因素有关：①颌下腺分泌的唾液含黏液量高，钙盐含量也高。②下颌下腺导管长，开口大，易受伤，唾液易淤滞。③颌下腺导管自下、向上走行且有弯曲，腺体分泌液逆重力方向流动。

（二）临床表现

多见于 20～40 岁的中青年，病程长短不一。早期症状主要是阻塞，患者主诉常为进食时颌下腺部位肿胀疼痛，程度跟涎石部位、大小有关。若涎石体积较小，阻塞程度轻，无任何症状；若涎石较大，阻塞程度重，表现为肿胀和疼痛，有时较剧烈呈针刺样称“涎绞痛”。停止进食后，腺体分泌减少，疼痛症状减轻甚至消失。导管内的涎石，触诊可扪及硬块，并有压痛感。涎石阻塞还可引起腺体感染及下颌下间隙的感染。

（三）诊断

根据进食肿胀及疼痛的特点，病史反复发作，导管口溢脓已经双合诊触及导管结石等可诊断；常规投照下颌横断𬌗片和下颌下腺侧位片具有较高的诊断价值。

（四）治疗

下颌下腺涎石病的治疗目的是去除结石，消除阻塞，保留下颌下腺。但当腺体已丧失分泌功能形成慢性化脓性及纤维硬化性下颌下腺炎时都应手术摘除下颌下腺。

1. 保守治疗　小结石可让病人口含酸性食物或维生素 C 片，促使腺体分泌，有望自行排出。

2. 手术取石　适用于能扪及、相当于下颌第二磨牙以前部位的涎石。局麻下在涎石后方用缝线从导管深面穿过提导管，然后沿导管长轴方向切开口底黏膜，显露导管并切开取出结石，冲洗后仅缝合黏膜即可。

3. 下颌下腺摘除术　适用于涎石位于下颌下腺内或在导管后部，下颌下腺反复感染形成慢性硬化性下颌下腺炎以及下颌下腺肿瘤的患者。

二、下颌下腺炎

下颌下腺炎是指下颌下腺腺体实质的炎症，多由其导管的阻塞、狭窄、手术和外伤而继发，且常与涎石并存。

（一）病因

主要原因是下颌下腺导管阻塞、狭窄，致使涎液淤滞及排出不畅，口腔中的细菌逆行感染。

（二）临床表现

下颌下腺炎多见于中青年人。有急性和慢性之分。临床上最多见的是慢性下颌下腺炎。急性下颌下腺炎多为慢性过程中的急性发作。

慢性下颌下腺炎患者的临床症状较轻，主要表现是进食时下颌下区反复肿胀，疼痛。也有下颌下腺炎呈类似肿瘤样表现，与进食关系不明确。检查腺体呈硬结样肿块，挤压腺体可见导管口有脓性或黏液性唾液流出。也有的呈结节状，类似下颌下腺混合瘤表现。

下颌下腺炎症应与下颌下淋巴结炎症相鉴别。下颌下淋巴结炎好发生于儿童，大多有原发灶，如牙痛、咽痛、牙周发炎等，早期可扪及较硬的淋巴结，口底双手双合诊下颌下腺为正常大小。淋巴结炎症破溃后波及下颌下三角为腺源性下颌下间隙感染，下颌下腺导管口无红肿，挤压下颌下腺导管口无脓液流出。

急性下颌下腺炎多有慢性炎症病史，常突然肿大，持续性疼痛，下颌下区明显红肿，导管口溢脓，可伴全身发烧，白细胞增高。

（三）治疗

1. 急性炎症期的治疗　应用抗生素控制感染，保持口腔卫生。口含维生素 C 片或酸性饮料，促使导管引流通畅。如脓肿形成应及时切开引流。

2. 慢性炎症期的治疗　涎石在下颌第二磨牙以前，可手术切开导管取石。导管后份及下颌下腺内的结石，则需手术摘除下颌下腺。反复感染下颌下腺形成硬块或结节，亦需下颌下腺摘除术。

下颌下腺摘除术

一般在局麻下进行，切口：手术在下颌骨下缘下 1.5～2cm 处。显露下颌下腺：切开颈阔肌、颈深筋膜即可显露颌下腺。摘除下颌下腺：分离下颌下腺周围找出颌外动脉及面前静脉钳夹、切断并结扎。在下颌下腺的后上方找出颌外动脉的近心端，钳夹、切断并双重结扎。在口底处切断下颌下腺导管并结扎。术中注意保护舌神经、舌下神经、面神经下颌缘支。

三、急性化脓性腮腺炎

急性化脓性腮腺炎是一种比较严重的腮腺感染，较少见。常见于腹部大手术后，以及慢性腮腺炎的急性发作。是细菌逆行感染至腮腺实质内，引起腮腺腺体急性炎症反应。病原菌主要是金黄色葡萄球菌，其次是链球菌、肺炎链球菌等。

（一）病因

1. 慢性腮腺炎急性发作。

2. 流行性腮腺炎患者继发细菌感染。

3. 严重的代谢紊乱，如腹部大手术，由于禁食、术中损伤、水电解质平衡紊乱，唾液分泌减少，易发生逆行性感染。

4. 严重的全身疾病，如脓毒血症、急性传染病等，机体的抵抗力降低，口腔内的细菌可逆行进入导管。

（二）临床表现

多见于单侧腮腺，早期较轻，进一步发展则疼痛加重，影响进食和睡眠。表现为以耳垂为中心的肿胀、疼痛和牙痛。口内腮腺导管口红肿，挤压腮腺腺体时导管口可有脓性涎液流出，当炎症波及咬肌时可出现张口受限。可有不同程度的全身反应，如发热等，化验检查白细胞总数及分类可能增高。

（三）诊断及鉴别诊断

急性化脓性腮腺炎诊断，根据所在部位及全身和局部的临床表现并不困难，但要与以下疾病相鉴别。

1. 流行性腮腺炎 大多发生于5～15岁的儿童，有传染接触史及季节流行特点，常双侧腮腺同时或先后发生。腮腺肿大、充血、疼痛，但腮腺导管口无红肿，唾液分泌清亮无脓液。白细胞计数正常，淋巴细胞比例增高，一般一次感染后可终身免疫。

2. 咬肌间隙感染 主要是牙源性感染，如下颌阻生第三磨牙冠周炎，有牙痛史。但部分病例一开始即表现为咬肌间隙感染而无牙痛，与急性化脓性腮腺炎非常相似，但其肿胀中心及压痛点位于下颌角部，张口受限明显，腮腺导管口无红肿，分泌物清亮。

（四）治疗原则

1. 全身选择广谱、有效的抗生素。取导管口溢出的脓液做细菌培养和药敏试验及时纠正机体的脱水和电解质紊乱。

2. 局部治疗 未形成脓肿可配合热敷、理疗、外敷中草药促进炎症吸收；饮用酸性饮料促进腺体分泌和排出，保持口腔卫生，用漱口剂漱口。

3. 脓肿形成应及时切开引流。

切开引流的指征：病程1周以上，抗感染治疗无效或疗效不明显，全身中毒症状加重，高热持续不退；局部出现跳痛和局限性压痛点或凹陷型水肿明显；导管口有脓液排出；穿刺抽出脓液。

切开引流方法：局麻下在耳前及下颌支后缘，从耳屏往下至下颌角作切口，切开皮肤、皮下组织及腮腺咬肌筋膜，用弯血管钳钝性分离进入脓腔，建立引流。注意向不同方向分离，分开各腺小叶的脓腔达到彻底引流，冲洗脓腔，放置引流条。

四、慢性化脓性腮腺炎

慢性化脓性腮腺炎是指腮腺腺体的慢性化脓性炎症。包括慢性复发性腮腺炎和慢性阻塞性腮腺炎。

（一）病因

儿童复发性腮腺炎病因较为复杂，一般认为是先天性发育异常、末梢导管扩张、遗传及儿童免疫功能不全、细菌感染等。

成人的复发性腮腺炎为儿童复发性腮腺炎延期治愈而来，组织病理表现为小叶间导管扩张及周围淋巴细胞浸润，扩张的导管内含有浓缩的黏液分泌物及脱落的导管上皮，炎症细胞少见。病变晚期，结缔组织纤维化，替代腺小叶结构。

（二）临床表现

慢性化脓性腮腺炎多发于青壮年，男性稍多，儿童发病年龄自婴幼儿至 15 岁，以 5 岁为最多。单侧或双侧腮腺肿胀，有脓和口腔有异味感。检查见腮腺肿大，导管口红，压迫腮腺可见导管口有“雪花样”唾液或脓液流出。

腮腺造影可见腮腺导管扩张，复发性腮腺炎末梢导管可有点状或球状扩张，阻塞性腮腺炎主导管、叶间、小叶间导管扩张，呈腊肠样改变。如有结石导管内可出现充盈缺损区。

（三）治疗原则

常采用综合治疗，以保守治疗为首选。如导管有结石的应予摘除，导管狭窄的可采用圆头探针扩张导管，碘化油、抗生素冲洗导管等。多次药物治疗效果差的可选放疗或结扎导管使腺体萎缩。保守治疗无效的可行手术切除腮腺，保留面神经。

第 2 节 唾液腺肿瘤及瘤样病变

一、唾液腺瘤样病变

唾液腺黏液囊肿包括小唾液腺黏液囊肿和舌下腺黏液囊肿，是最为常见的唾液腺瘤样病变。

1. 黏液囊肿 是最常见的小唾液腺瘤样病变，发病率极高，好发于下唇及舌尖腹侧，这是由于舌体运动常受下前牙摩擦以及不自觉咬下唇使黏膜下腺体受伤。囊肿位于黏膜下，表面光滑，呈半透明浅蓝色的小泡，形状似水泡。一般为黄豆至樱桃大小，质地软而有弹性。囊肿易被咬伤而破裂，流出蛋清样透明黏稠液体，囊肿消失。破裂处愈合后，又被黏液充满，形成囊肿。反复受损后不再有典型的囊肿表现，而表现为白色瘢痕状突起，囊肿的透明度降低。

2. 舌下腺囊肿 多发于青少年，一般无自觉症状，根据位置临床上分为以下三型。

（1）单纯型：常位于口底的一侧，有时可扩展到对侧，由于囊壁薄并紧贴口底黏膜，囊肿呈浅紫蓝色，扪之有波动感，较大的囊肿可将舌抬起，引起吞咽及语言困难。

（2）口外型：有些舌下腺囊肿口内表现不明显，而主要表现为口外下颌下区肿物，即舌下腺囊肿口外型。触之柔软，与皮肤无粘连，穿刺可抽出蛋清样液体，与皮肤无粘连。

（3）哑铃型：口内舌下区和口外下颌下区均可见囊肿突起。

3. 治疗 小唾液腺黏液囊肿，可在抽尽囊液后，向囊腔内注入 2% 碘酊 0.2 ~ 0.5ml，停留 2 ~ 3 分钟，再将碘酊抽出。目的是破坏上皮细胞，使其失去分泌功能而不再形成囊肿。较大囊肿可手术摘除。手术方法：局部浸润麻醉下，纵向切开黏膜。在黏膜下，囊壁外面钝、锐性分离囊壁，取出囊肿。

舌下腺囊肿的根治方法是切除舌下腺，残留部分囊壁不致造成复发。对于口外型舌下腺囊肿，可全部切除舌下腺后，将囊腔内的囊液吸净，在下颌下区加压包扎，而不必在下颌下区做切口摘除囊肿。对全身情况不能耐受舌下腺切除的患者及婴儿，可做简单的成形性囊肿切开术，即袋形缝合术，切除覆盖囊肿的部分黏膜和囊壁，放尽液体，填入碘仿纱条。

二、唾液腺肿瘤

唾液腺肿瘤是唾液腺组织中最常见的疾病，大多为上皮组织来源的肿瘤。腮腺肿瘤发生率最高，约占80%。较常见的肿瘤有多形性腺瘤、沃辛瘤、黏液表皮样癌等。

（一）多形性腺瘤

多形性腺瘤又名混合瘤，是由肿瘤性上皮组织和黏液样或软骨样间质所组成，根据其成分比例，可分为细胞丰富型及间质丰富型。多形性腺瘤处理不当，很易复发，造成复发的原因与肿瘤的病理性质有关：①包膜常不完整，或在包膜中有瘤细胞，甚至在包膜以外的腺体组织中也可有瘤细胞存在。②肿瘤的包膜与瘤体之间黏着性较差，容易与瘤体相分离，如采用剜除术，则包膜很容易残留。手术中肿瘤破裂，往往造成种植性复发，种植性复发的肿瘤常为多发性结节。

在大唾液腺中，多形性腺瘤最常见于腮腺，其次为下颌下腺，舌下腺极少见。发生于小唾液腺者，以腭部为最常见。任何年龄均可发生，但以30～50岁为多见，女性多于男性。

多形性腺瘤生长缓慢，常无自觉症状，病史较长。肿瘤界限清楚，质地中等，高起处常较软，可有囊性变，低凹处较硬，多为实质性组织。一般可活动，但位于硬腭部或下颌后区者可固定而不活动。肿瘤长大后除表现畸形外，一般不引起功能障碍。

当肿瘤在缓慢生长一段时期以后，突然出现生长加速，并伴有疼痛、面神经麻痹等症状时，应考虑恶变。

多形性腺瘤的治疗为手术切除，不能做单纯肿瘤摘除，即剜除术，而应连同肿瘤周围的腺体组织一并切除。腮腺肿瘤应保留面神经，下颌下腺肿瘤应包括下颌下腺一并切除。腭部小唾液腺多形性腺瘤，应行肿瘤及黏膜切除，骨质有凹陷者，应包括部分骨质切除。

（二）沃辛瘤

沃辛瘤又称乳头状淋巴囊腺瘤，其组织发生与淋巴结有关。在胚胎发育时期，腮腺和腮腺内的淋巴组织同时发育，此时淋巴组织只是聚集成团的淋巴细胞，尚未形成淋巴结的包膜，因此腺体组织可以迷走到淋巴组织中。

沃辛瘤具有下列临床特点：①多见于男性，男女比例约为6∶1；②好发于年龄在40～70岁的中老年；③患者常有吸烟史，其发病可能与吸烟有关；④可有消长史，这是因为沃辛瘤由肿瘤性上皮和大量淋巴样间质所组成，淋巴样间质很容易发生炎症反应；⑤绝大多数肿瘤位于腮腺后下极，可能系该部位分布的淋巴结较多所致；⑥扪诊肿瘤呈圆形或卵圆形，表面光滑，质地较软，有时有弹性感；⑦肿瘤常呈多发性，约有12%患者为双侧腮腺肿瘤，也可以在一侧腮腺出现多个肿瘤；有些患者术后又出现肿瘤，不是复发而是多发；⑧术中可见肿瘤呈紫褐色，剖面可见囊腔形成，内含干酪样或黏稠液体，易被误诊为结核或囊肿。

沃辛瘤的治疗为手术切除。在手术切除主体瘤时应将其周围的淋巴结一并切除，如果肿瘤位于腮腺后下极，在确认面神经干的情况下，可作下极及其淋巴结切除，保留导管 肿瘤位于耳屏前，则采取保留面神经的腮腺浅叶切除术。

（三）黏液表皮样癌

黏液表皮样癌是唾液腺恶性肿瘤中最常见的，黏液表皮样癌根据黏液细胞的比例、细胞的分化、有丝分裂像的多少，以及肿瘤的生长方式，分为高分化或低分化两类。分化程度不同，肿瘤的生物学行为及预后大不一样。

黏液表皮样癌患者女性多于男性，发生在腮腺者居多，其次是下颌下腺和舌下腺，也可发生于其他小唾液腺，特别是腭腺及磨牙后腺。

高分化黏液表皮样癌的临床表现有时与多形性腺瘤相似，呈无痛性肿块、生长缓慢。肿瘤体积大小不等，边界可清或不清，质地中等偏硬，表面可呈结节状。

与高分化者相反，低分化黏液表皮样癌生长较快，可有疼痛，边界不清，与周围组织粘连，腮腺肿瘤常累及面神经，淋巴结转移率较高，且可出现血行性转移。术后易于复发，患者预后较差。因此高分化黏液表皮样癌属低度恶性肿瘤，而低分化黏液表皮样癌则属高度恶性肿瘤。

黏液表皮样癌以手术治疗为主，高分化者应尽量保留面神经功能，全腺叶及肿瘤切除。低分化黏液表皮样癌，则不能保留面神经，并行选择性颈淋巴结清扫术。

第3节　唾液腺损伤和涎瘘

涎瘘是指唾液不经导管系统排入口腔而流向面颊部皮肤表面。多发生于腮腺及其导管部。临床上主要指外涎瘘，即瘘管通向面部，涎液流向面颊部皮肤表面。

（一）临床表现

1. 腺体瘘　发生在腺体的涎瘘，腮腺区皮肤表面可见较小的点状瘘孔，并从瘘管流出少量清亮透明液体，进食时排出量显著增多，口内导管口流出的唾液基本正常。

2. 导管瘘　分为颊瘘和咬肌瘘，导管完全断裂，口内导管口无唾液流出，称为完全性瘘；若未完全断裂，导管口有部分唾液流出，称为不完全性瘘。

（二）治疗原则

1. 烧灼压迫　分泌量较少者，直接加压包扎促其愈合。陈旧性瘘可用电凝烧灼瘘道及瘘口周围组织，再加压包扎。同时配合使用药物抑制腺体分泌唾液。

2. 瘘道封闭术　烧灼压迫不能愈合者采用。

3. 腮腺导管吻合术　新受伤的腮腺导管。

4. 导管改道术　瘘管接近口腔者。

5. 腮腺切除术　炎症反复发作，其他方法失败者。

第4节　舍格伦综合征

舍格伦综合征是一种自身免疫性疾病，特点是眼干、口腔黏膜及其他黏膜干燥。若病变只限于外分泌腺时称为原发性舍格伦综合征；同时伴发结缔组织疾病时称为继发性舍格伦综合征。

（一）病因

涉及多种因素，常认为是一种自身免疫性疾病，由于遗传、免疫异常和病毒感染等造成免疫调节紊乱而致病。

（二）临床表现

多见于中年以上女性，其男女发病率之比为1∶9，主要症状是眼干、口干、唾液腺及泪腺肿大等，可伴有类风湿性关节炎等结缔组织疾病。

1. 眼球结膜干燥 眼部异物感、摩擦感、烧灼感，并可反复出现结膜炎或角膜炎。

2. 口腔黏膜干燥 舌、颊及咽喉部灼热，味觉失常；严重者言语、咀嚼及吞咽均感困难。

3. 唾液腺肿大 主要发生在腮腺，一般为双侧对称发生，边界清楚，无压痛。挤压腺体导管口分泌减少，易引起继发性逆行感染。

4. 结缔组织疾病 最常合并类风湿性关节炎，少数合并系统性红斑狼疮、硬皮病等。

（三）治疗原则

舍格伦综合征的治疗目前尚无最佳疗法。

1. 全身治疗 处理结缔组织疾病及其他并发症。

2. 局部对症治疗 处理外分泌腺功能障碍所致症状，滴眼液缓解眼干症状，人工唾液含漱湿润口腔，预防治疗龋齿，保持口腔卫生，减少逆行感染的机会。

目标检测

一、A1型题

1. 急性化脓性腮腺炎的病因主要是
   A. 外伤　B. 免疫缺陷
   C. 异物　D. 脱水及逆行感染
   E. 腮腺先天性结构异常
2. 急性化脓性腮腺炎患者不宜
   A. 理疗　B. 热敷
   C. 切开引流　D. 腮腺造影
   E. 进食酸性食物
3. 最易发生涎石的腺体是
   A. 腮腺　B. 下颌下腺
   C. 唇腺　D. 舌下腺
   E. 腭腺
4. 与面神经关系最密切的唾液腺是
   A. 下颌下腺　B. 舌下腺
   C. 腮腺　D. 腭腺
   E. 唇腺
5. 唾液腺黏液囊肿最常见于
   A. 腭腺　B. 下颌下腺
   C. 颊腺　D. 腮腺
   E. 下唇
6. 儿童复发性腮腺炎可发生于任何儿童期，最常见于
   A. 2岁左右　B. 5岁左右
   C. 8岁左右　D. 10岁左右
   E. 15岁左右

二、名词解释

1. 涎石症　2. 涎瘘　3. 舍格伦综合征

三、问答题

1. 涎石为何多发于下颌下腺？
2. 简述慢性复发性腮腺炎的诊断依据及鉴别诊断。
3. 简述急性化脓性腮腺炎切开引流的指征。
4. 舌下腺囊肿的治疗原则是什么？
5. 多形性腺瘤为什么容易复发？
6. 简述腺样囊性癌的临床病理特点及相应的处理原则。

第 10 章

颞下颌关节疾病

学习要点

1. 颞下颌关节紊乱病的病因、临床表现及防治方法。
2. 颞下颌关节脱位的复位方法。
3. 颞下颌关节强直的原因,描述其临床表现及治疗原则。

颞下颌关节又称下颌关节,是具有转动和滑动两种运动形式的左右联动关节,由下颌骨的髁突、颞骨的关节面及两者之间的关节盘、关节周围的关节囊和关节韧带组成。它参与咀嚼、语言、吞咽、表情等功能活动,要求关节运动既稳定又灵活,当一侧关节发生病变时又必然会影响到另一侧的功能活动。髁突是下颌骨的生长发育中心之一,儿童期髁突发生病变,下颌骨的发育将会受到影响,从而导致功能和外形的异常。此外,关节窝与颅中窝、外耳道等部位相毗邻。

第 1 节　颞下颌关节紊乱病

颞下颌关节紊乱病(TMD)是颞下颌关节疾病中最为常见的疾病。好发于青、中年,以 20~30 岁患病率最高,女性多于男性。本病病因及发病机制比较复杂,至今尚未完全阐明,其命名也有些混乱,如科斯滕综合征、疼痛功能紊乱综合征、肌筋膜疼痛功能紊乱综合征、颞下颌关节应激综合征、颞下颌关节紊乱症、颞下颌关节紊乱综合征、颞下颌关节内紊乱或颞下颌关节内错乱等。目前国内外普遍接受和使用的是颞下颌关节紊乱病这一名称。

颞下颌关节紊乱病是一组疾病相关症状(关节区及关节周围肌疼痛、关节运动过程中弹响和杂音、下颌运动异常)的总称,而并非指单一的疾病。该病可单独累及颞下颌关节或关节周围肌群,也可两者都累及,多数为功能紊乱,少数为关节结构紊乱甚至器质性破坏,但一般有自限性,不会发生关节强直。

一、病　　因

颞下颌关节紊乱病的发病原因目前尚未完全阐明,虽然有较多病因学说,但都不能单独圆满阐明本病的发病过程及临床症状。经过多年的临床观察和研究,目前多数学者认为本病是多病因发病,并提出发病的相关因素,一般认为有以下几个方面:

1. 心理社会因素　根据临床观察和研究,发现颞下颌关节紊乱病的患者,常有情绪焦急、易怒、精神紧张、容易激动和失眠等精神症状。有的患者明显地存在精神因素与发病之间的因果关系。在慢性迁延性的患者中,也存在精神因素对疾病反复发作的影响。

20 世纪 50 年代,美国人 Schwartza 和 Moul-ton 开始认识到颞下颌关节紊乱病的心理问题。此后许多国外学者证实了颞下颌关节的改变都是继发的，咀嚼肌的痉挛与精神压力、精神紧张、疲劳等精神心理因素有关系，如患者尿液中的儿茶酚胺的浓度比常人高以及夜磨牙的程度与症状有明显的关系等。高速、张震康等学者应用明尼苏达多项人格问卷调查（MMPI）和生活事件体验问卷（LEES）调查，结果显示颞下颌关节紊乱病患者 MMPI 异常者占 70%，其中以疑症、抑郁、癔症量表分值显著增高。近年来，国内报道在关节囊、关节盘附着和滑膜下层广泛分布着 P 物质神经纤维，在精神紧张的状况下，可使关节囊、肌肉内释放神经肽，如 P 物质等。这些物质可使血管扩张、发生炎症反应和释放自由基等，导致疼痛。

2. 㕮因素 对颞颌关节紊乱病患者进行检查时常常发现有明显的㕮因素，如㕮干扰、牙尖早接触、严重锁㕮、深覆㕮、多数后牙缺失、垂直距离过低等，㕮决定着髁突在关节窝内的位置，从而使下颌关节发生适应性的生理或病理形态和结构的改建。在适当范围内的改建是对新的咬合及㕮关系的一种功能性适应，超出一定范围就可能导致病理性变化。

患者一旦消除这些异常的㕮关系则症状可缓解甚至消除。临床上常有拔除错位萌出的第三磨牙后，颞下颌关节紊乱病的症状随之消失的病例。肌电图也证明㕮关系紊乱可引起咀嚼肌群的痉挛，当㕮关系紊乱消除后，肌痉挛也可缓解。

3. 关节负荷过重 适度的关节负荷对维持关节的正常结构、功能和生理改建是必需的，有重要意义，然而过重的关节负荷，超出生理限度，不仅可直接引起咀嚼肌疲劳和疼痛，而且可导致颞下颌关节发生退行性改变，甚至关节的器质性破坏。创伤㕮、偏侧咀嚼、夜磨牙、咬牙习惯、常咀嚼坚硬食物、长时间嗑瓜子、咀嚼口香糖、过大张口、口腔治疗时张口时间过长、关节手术、髁突骨折、下颌发育不对称等均可导致关节负荷过重。

4. 免疫因素 免疫学研究表明关节软骨的主要成分如胶原蛋白多糖、软骨细胞都具有抗原性。正常情况下关节软骨有基质包裹，与血管系统隔离，成为封闭抗原，不能被自身免疫系统识别。因外伤或疾病等原因使这些抗原暴露后可引起自身免疫反应。

5. 关节解剖因素 现代人上下颌骨明显小于古代人，使下颌骨更加轻便；现代人关节结节明显低于新石器时代人，关节窝也更浅，使髁突能更多向前滑动；现代人髁突明显变小，髁突颈部变细，关节窝明显大于髁突，使髁突不仅可以自由向前滑动，也可做侧方、后退运动。

从功能上看，随着人类的进化，颞下颌关节变得更加灵巧，以适应更复杂的功能，这就使肌肉、韧带等变得薄弱，颞颌关节也成为人体关节中最容易脱位的关节。

6. 其他因素 职业性劳损及不良姿势：如用手支撑下颌的不良习惯、长时低头驼背伏案工作、教师讲课过多说话等均可致头颈部肌肉的肌张力不平衡，而诱发本病。寒冷刺激：如晨练户外活动、外出突遇寒冷等。医源性因素：不正确的正畸治疗、不良修复体等也可致本病。

总之，颞下颌关节紊乱病的病因是复杂的，多年来一直认为精神心理因素与咬合及㕮因素是本病的两个主要致病因素，然而也存在严重分歧，目前多数学者认为本病是多因素共同作用的结果。

二、临床表现

颞下颌关节紊乱病病程较长，几年或十几年，且常反复发作。一般有三个阶段：功能紊乱阶段、结构紊乱阶段、关节器质性破坏阶段，它显示了本病的早期、中期和后期。各期的症状可不尽相同，还可以见到两期的症状同时存在或交替发生，但不同的个体，症状的轻重并不一致。有的患者处于功能紊乱期，但症状明显，难以忍受；有的患者处于器质性病变期，症状反而较轻。这主要与患者的承受力和全身状况有关。

颞下颌关节紊乱病的临床表现复杂，但归纳起来有三个主要症状：即下颌运动时关节或关节周围肌群的疼痛，关节在运动时出现弹响或杂音，下颌运动异常。这三个症状可同时存在或交替出现在病程的各期中。

1. 下颌运动异常　包括开口度异常（过大或过小）；开口型异常（偏斜和歪曲）；开闭口运动关节绞锁等。正常成人自然开口度平均 4.0cm，开口型垂直向下不偏斜。如双侧翼外肌功能亢进，开口运动时髁突越过关节结节，可出现开口度过大；如慢性滑膜炎，则开口度过小；如关节盘破碎，开口运动时髁突要绕过关节盘障碍才能完成开口运动，则会出现关节绞锁。

2. 疼痛　主要表现在开口和咀嚼运动时关节区或关节周围肌肉的疼痛。一般无自发痛。急性滑膜炎发作时，偶有发生。无论是功能或结构紊乱还是咀嚼肌张力异常，都必然使关节结构在功能运动中承受异常的压力，使关节的各种结构如滑膜、关节盘、关节软骨、关节韧带、关节囊和关节后区的疏松组织等，遭受损伤产生疼痛。有的患者有肌和肌筋膜的疼痛扳机点，压迫扳机点可引起远处的牵涉区疼痛。此外，一些病程较长的患者，关节区会有酸胀、不适、咀嚼肌容易疲劳，以及面颊、颞枕区等慢性疼痛和感觉异常。

3. 弹响和杂音　正常关节的运动是一个连续、润滑、无声的过程。这取决于三个条件，即光滑的关节面、滑液的润滑作用和关节盘-髁突的协调运动。上述三个条件中一个或几个因素发生了改变都可能会出现关节运动时的弹响或杂音。常见异常声音有：

（1）弹响音：开口运动中有"咔、咔"的声音，多为单音，有的是双音，可复性关节盘前移位时可能出现这类弹响。

（2）破碎音：开口运动中有"咔吧、咔吧"的破碎声音，多为双音或多音，如关节盘穿孔、破裂或移位可能出现这类破碎音。

（3）摩擦音：在开口运动中有连续的似揉玻璃纸样的摩擦音，如关节骨表面破坏、软骨面粗糙可出现摩擦音。

三、诊断和鉴别诊断

（一）诊断

根据病史和临床检查诊断颞下颌关节紊乱病并不困难。常见的辅助检查有：

1. X 线平片（关节薛氏位和髁突经咽侧位）　可发现有关节间隙改变和骨质改变，如硬化、骨破坏、增生等；

2. 关节造影和磁共振检查　可发现关节盘移位、穿孔、关节盘诸附着的改变以及软骨的变化；

3. 关节内镜检查　可发现本病的早期改变，如关节盘表面粗糙、滑膜充血、关节腔内渗出、关节盘和关节面粘连等。

（二）鉴别诊断

由于很多其他疾病也常出现颞下颌关节紊乱病的症状，因此，必须加以鉴别：

1. 肿瘤　颞下窝、翼腭窝、上颌窦后壁癌、腮腺恶性肿瘤、鼻咽癌及颞下颌关节等部位肿瘤可侵犯翼外肌等肌群，常出现开口困难或牙关紧闭等类似颞下颌关节紊乱病的症状，而被误诊为颞下颌关节紊乱病,应加以鉴别。

2. 颞下颌关节炎

(1) 急性化脓性颞下颌关节炎:关节区可见红肿,压痛明显,尤其后牙稍用力咬合时可引起关节区剧痛。本病较少见,常有感染及外伤病史。

(2) 类风湿性颞下颌关节炎:常伴有全身游走性、多发性关节炎,尤以四肢小关节最常受累,晚期可发生关节强直。

3. 耳源性疾病 耳部疾病,如外耳道疖肿和中耳炎时,其疼痛常放射到关节区并引起开口受限和咀嚼困难。

4. 颈椎病 该类患者常出现颈、肩、背、耳后区以及面侧部疼痛。但疼痛与开口咀嚼无关,而常与颈部活动和姿势有关,并可有手部感觉和运动异常。X 线摄片检查颈椎有无骨质变化,可鉴别诊断。

5. 茎突过长症 除有吞咽时咽部疼痛和异常感觉外,常在开口、咀嚼时引起髁突后区疼痛以及关节后区、耳后区和颈后区牵涉痛。X 线检查可观察到过长或钙化的茎突。

6. 癔症性牙关紧闭 常与全身其他肌痉挛或抽搐伴发。此病往往有癔症史,多发于女青年,常有精神诱因,突然发生开口困难或牙关紧闭,用语言暗示或间接暗示常能奏效。

7. 破伤风牙关紧闭 破伤风牙关紧闭是由破伤风杆菌引起的一种以肌阵发性痉挛和紧张性收缩为特征的急性特异性感染。一般有外伤史。痉挛通常从咀嚼肌开始,先是咀嚼肌少许紧张,即患者感到开口受限,继而出现强直性痉挛呈牙关紧闭;同时还因表情肌的紧缩形成"苦笑"面部特殊表情面容,可伴有面肌抽搐。由于破伤风初期症状可表现为开口困难或牙关紧闭,故患者常首先到口腔科就诊,应特别注意与颞下颌关节紊乱病鉴别,以免误诊。

四、临床分类、分型和治疗

颞下颌关节紊乱病是一组疾病的总称。国内外不少学者对其分类进行了研究,并提出很多分类。这里重点介绍 1997 年全国第二届颞下颌关节紊乱综合征专题研讨会参照国际通用的分类,并在以往的分类基础上作了补充和修改后提出的新的临床分类。根据临床特点、病变的部位和病理改变,颞下颌关节紊乱病在临床上可以分为四类,每类有若干型。

(一) 咀嚼肌紊乱疾病类

咀嚼肌功能不协调、功能亢进和痉挛及肌筋膜痛,为关节外疾患,关节的结构和组织正常,以开口度异常、开口型异常以及受累肌疼痛为主要临床表现。关节结构基本正常,但可有弹响发生;弹响多发生于开口末和闭口初。X 线检查无骨质改变,可伴有关节间隙异常。这类疾病经过适当治疗可以痊愈,但也可进一步发展成结构紊乱或气质性疾病。常见类型有:

1. 翼外肌功能亢进

(1) 临床表现:主要症状是弹响和开口过大呈半脱位。其主要机制是翼外肌功能亢进致下颌运动过度,在最大开口位时,翼外肌下头继续收缩,把髁突连同关节盘过度的牵拉过关节结节。弹响发生在开口末期,有时也可发生在开口末和闭口初期,侧方运动和前伸运动时不会出现。在开口末发生弹响伴随的症状是开口过大,有的达 5 ~6cm,呈半脱位状。弹响发生在一侧时,开口型在开口末偏向健侧;两侧均有弹响者,开口型不偏斜或偏向翼外肌收缩力较弱侧。患者不感到关节区疼痛,压痛阴性。

（2）治疗：调整翼外肌功能。可用 1% 利多卡因 5ml 作翼外肌封闭，每日一次，5 ~ 7 日为一疗程。每次封闭的量和间隔时间可根据开口度、弹响消失情况和程度来调整。为了巩固治疗效果，应配合肌训练，使最大开口位时，加强舌骨上诸肌的力量，可以减弱翼外肌收缩能力。

2. 翼外肌痉挛

（1）临床表现：主要症状是疼痛和开口受限。引起疼痛和开口受限的机制是翼外肌痉挛。在开口、咀嚼食物时，患者自觉关节区或关节周围疼痛，并可以指出疼痛处位于关节区深部，但不能触及。一般无自发痛，不影响睡眠。疼痛性质为钝痛。检查开口度中度受限，为 2 ~ 2.5cm，而被动开口度可大于自然开口度。在翼外肌相应面部，相当于下关穴处和上颌结节后上方有压痛，但不红肿；一般关节本身无压痛，无弹响。开口时下颌偏向患侧。翼外肌痉挛严重者，可出现急性殆紊乱。一旦肌痉挛解除，以上症状均消失。

（2）治疗：主要是解除肌痉挛，同时消除或尽可能减弱引起肌痉挛的因素。解除肌痉挛的方法有：

1）理疗：用 15% 氯化钙溶液作两侧关节区及咀嚼肌区钙离子导入，每日 1 次，7 ~ 10 次为一疗程。其他温热理疗如蜡疗、磁疗、超短波、红外线等也可选用。

2）封闭疗法：用 2% 利多卡因 2 ~ 3ml 行翼外肌封闭，如封闭后疼痛减轻，开口度增大则可每日一次或隔日一次；5 次为一疗程。如封闭后疼痛无明显改善，则不应继续封闭，否则反而加重症状。

3）中药局部热敷：把中药包好加工热敷于关节区，每日 1 ~ 2 次，每次 15 分钟。热敷同时行有节律的开闭颌运动。

处方：当归 15g、白芷 9g、薄荷 6g、乳香 9g、没药 9g、川乌 6g、香附 9g、三七 9g、细辛 6g、丝瓜络 15g。

4）其他：也可采用药罐、按摩、推拿、局部热敷等方法治疗。

3. 咀嚼肌群痉挛

（1）临床表现：主要是闭颌肌，有时是单一闭合肌痉挛，更多的是闭合肌群的痉挛。主要症状是严重开口受限，开口度仅在 0.5 ~ 1.5cm，但开口痛和咀嚼痛不明显，也无弹响和杂音，不少患者还伴有头痛，病期较长，症状可持续数周、数月甚至一年。如长期的无适当的治疗，功能性肌痉挛可以发展成肌纤维变性痉挛，以致难以完全恢复正常。检查到时可触到相应的肌痉挛处发硬有压痛；在静止期，用听诊器可听到有肌杂音。

（2）治疗：治疗方法同翼外肌痉挛，但以温和的物理疗法为宜，可采用理疗、稳定殆板，精神要放松，注意休息。可服用镇静、肌松弛剂，如地西泮及肠溶阿司匹林等。疗程往往较长。

4. 肌筋膜痛　肌筋膜痛又称肌筋膜疼痛功能紊乱综合征。

（1）临床表现：主要由殆因素、精神心理紧张、咀嚼肌承受负荷过大，外伤后以及寒冷刺激引起单个或多个咀嚼肌和肌筋膜疼痛。疼痛性质为局限性持久性钝痛，有明确的部位，并有扳机点，压迫扳机点可引起远处部位的牵涉痛和不适感。开口轻度受限，一般是晨起时比较明显，随一天的活动而减轻。可开口到正常范围，但可引起疼痛。

（2）治疗：可服用镇静剂和镇痛剂如地西泮及肠溶阿司匹林。对压痛点的肌肉和肌筋膜用 2% 利多卡因封闭治疗，每日 1 次，每次注射 1 ~ 2ml，5 次为一疗程。

（二）关节结构紊乱疾病类

又称关节内紊乱症，指髁突、关节盘和关节窝之间在运动中，甚至在静止状态下不能保持正常的位置关系，特别是关节盘-髁突（盘、突关节）复合体出现结构关系异常改变。包括各种关节盘移位，关节盘附着松弛或撕脱，关节囊扩张等。临床上伴有关节半脱位、关节运动时弹响、破碎音、疼痛及开口度、开口型异常等。该类疾患常继发于咀嚼肌紊乱。有的可以治愈；有的则可发展成关节器质性改变；也有的长期稳定在这一阶段。X线检查均无关节骨质改变，但可见关节间隙异常。X线造影检查有助于诊断各类关节盘移位，关节盘各附着松弛或撕脱、关节囊扩张。临床常见有下面三型。

1. 可复性关节盘前移位

（1）临床表现：表现为在开口初期的弹响。主要是髁突-关节盘运动失调。正常的张口运动中，髁突、关节盘在翼外肌作用下，协调运动，使其保持稳定和协调运动。当运动失调时，髁突可能与关节盘的前带发生挤压使之变形，当关节盘恢复原来形状而伸直时发生弹响。也可能是由于关节盘向前移位，髁突的横嵴撞击关节盘后带后缘而发出声响。随着关节盘前移程度加重，开口初期的弹响可发展为开口中期，以及开口末期的弹响。本病除弹响外，可伴有关节区的压痛。X线薛氏位片可见关节后间隙变窄，前间隙变宽。造影片可证实关节盘移位。

（2）治疗：嘱咐患者避免食用硬质食物，局部可以热敷，对于弹响发生在开口初的患者还可戴用殆垫治疗，以促进关节盘复位；已经无法戴用殆垫者可行关节镜外科复位治疗，但复位后效果不甚可靠，故应慎用；建议不影响关节功能的患者以保守治疗为主。

2. 不可复性关节盘前移位

（1）临床表现：机制与可复性关节盘前移相同。所不同的是在开口运动时，髁突挤压变形的关节盘，使之不能复位，故称不可复性关节盘前移位。临床患者有典型的关节弹响病史，继之有间断性关节绞锁史，然后弹响消失，张口受限。张口时下颌偏向患侧。关节区疼痛，症状类似翼外肌痉挛，测量被动开口度时，开口度不能增大。X线平片见关节前间隙增宽，造影片可证实不可复性关节前移位。

（2）治疗：发病时间较短者可用2%利多卡因关节腔内注射后使用手法复位，使不可复性关节盘前移位，变成为可复性关节盘前移位，复位后按可复性关节盘前移位治疗。此外采用1%透明质酸钠作关节腔内注射，可以改变关节腔内流变学性能，减少关节内的摩擦，对关节盘复位和关节疼痛的治疗有一定疗效。对于病程较长者如手法不能复位，可以戴用枢轴殆板，扩大关节间隙，使之复位。对仍然不能复位的患者，可行关节镜外科复位治疗或开放性关节盘复位术，进行关节内粘连松解以改善关节功能。

3. 关节囊扩张伴关节盘附着松弛

（1）临床表现：可以由翼外肌功能亢进所致，也可由于开口运动过度、急性关节前脱位、关节韧带撕裂而使关节囊、关节盘诸附着松弛。主要症状是开口度过大，并且均有半脱位或复发性关节脱位。还常伴有慢性关节滑膜炎。X线造影片可见关节囊扩张和关节盘附着松弛。

（2）治疗：主要是采用硬化剂治疗，使关节腔发生轻度粘连，从而缩小关节腔和关节活动度。用5%鱼肝油酸钠0.25～0.5ml做关节腔内注射。为减少硬化剂对组织的刺激，在注射前应先用2%利多卡因1ml行关节腔内注射。硬化剂注射后均有局部水肿反应，一般在一周左右逐渐消退，开口度缩小，半脱位和弹响也消失。如复发可再次注射硬化剂。注意应避免将硬化剂注射到关节囊外，以免伤及面神经。

(三) 炎性疾病类

(1) 临床表现:包括由各种原因造成的开口过大或外伤,引起滑膜或关节囊的急性炎症;或由殆因素等引起滑膜或关节囊的慢性炎症。有些关节结构紊乱病、骨关节病可继发或并发滑膜炎。慢性炎症则常反复发作,病程较长。滑膜炎的临床表现为关节局部疼痛,并随功能活动而加重,特别是髁突后方尤为明显,且局部有明显的压痛,一般不红肿。关节囊炎和滑膜炎临床上难以鉴别。

(2) 治疗:可采用口服非甾体类抗炎镇痛药,同时辅以理疗。疗效不佳者可局部组织封闭,同时限制下颌运动,以利于炎症消退和组织的恢复,封闭方法是用泼尼松龙混悬液 0.5ml(12.5mg)加入 2% 利多卡因 0.5 ~ 1ml,做关节上腔注射,3 个月之后行第 2 次注射。关节区超声药物导入也有一定疗效,也可采用红外线、超短波、磁疗、热敷等疗法。

(四) 骨关节病类

这类疾病以前称之为关节器质性改变类。通过 X 线摄片造影和关节镜等检查可以发现关节骨、软骨和关节盘有器质性、退行性改变。骨关节病患者的主要症状除了可同时出现以上几种疾病的症状外,关节运动时还可闻及连续的摩擦音或多声的破碎音。这类疾病在病情稳定期自觉症状不甚明显,也无明显功能障碍,有的经过治疗或经过几周到几个月,破坏的骨质可以基本修复。同时伴有滑膜炎或关节囊炎的患者,自觉症状明显且反复发作,可称骨关节炎。临床常见类型有:

1. 关节盘穿孔

(1) 临床表现:本病常为关节盘移位发展而成。常见的关节盘穿孔,破裂部位为关节盘双板区,主要症状是关节各种方向运动的如何阶段都有多声破碎音;开口型歪斜,关节区疼痛并常常伴有翼外肌痉挛及关节滑膜炎的临床症状。

(2) 治疗:首先要以保守治疗为主。经过综合治疗后症状仍反复发作并影响功能的患者,可采取手术治疗。对穿孔部位位于双板区的患者,可行关节盘修复术;对穿孔不能修复的患者,则采用关节盘摘除术。

2. 关节骨质退行性变

(1) 临床表现:可由关节结构紊乱病发展而成,也可单独发生。主要表现为开、闭口运动中关节有连续的摩擦音,如捻发音或揉玻璃纸音。患者如伴有上述关节疾病则可伴有其他相应的关节症状。不少患者的症状长期保持稳定,关节功能代偿良好。

(2) 治疗:与关节盘穿孔、破裂型相同。有的经过治疗后关节功能可基本恢复。经保守治疗后,仍反复发作,影响功能者,可采用髁突修整术或髁突高位切除术。

第 2 节　颞下颌关节脱位

颞下颌关节脱位是指由于各种原因使下颌骨髁状突超越了关节运动的正常范围,脱出关节窝之外而又不能自行复位的情况。关节脱位按部位可分为单侧脱位和双侧脱位;按脱位性质可分为急性脱位、复发性脱位和陈旧性脱位;按髁突脱出关节窝的方向、位置可分为前方脱位、后方脱位、上方脱位和侧方脱位,后三种脱位主要见于外伤,其脱位方向、位置由外伤打击的力量和方向而定,可伴有下颌骨骨折和颅脑损伤。临床上以急性和复发性前脱位最为常见,本节分别加以介绍。

一、急性前脱位

（一）病因

急性前脱位是临床上最常见的颞下颌关节脱位。造成颞下颌关节前脱位的因素较多，有外在的因素，但更多的是内在的因素。

1. 咀嚼肌功能紊乱（翼外肌功能亢进、咀嚼肌疲劳）。

2. 关节结构异常（关节窝过浅、关节囊松弛或关节韧带松弛等）。

3. 大张口，如打哈欠、唱歌、咬大块食物等。

4. 长时间开口过度、全麻经口插管时、未做好防护的口腔治疗，如后牙根管治疗、拔除阻生牙、全麻腭裂手术等。

5. 下颌骨外伤 在正常情况下，大开口末，髁突和关节盘从关节窝向前方滑动至关节结节之下方或稍前方，此时关节盘后韧带和全部张闭口肌处于紧张状态，将髁突和关节盘稳定在这一位置使之不再向前方移动，若咀嚼肌功能紊乱，翼外肌继续收缩，把髁突过度向前拉过关节结节，同时闭颌肌群反射性痉挛，就使髁突定位于关节结节前上方从而不能自行复位，即导致关节前脱位。若急性前脱位能及时复位，损伤的关节盘各附着和关节囊未得到及时修复，即可导致关节囊、关节盘、关节韧带损伤、松弛造成以后复发性关节脱位。

（二）临床表现

急性前脱位可分为单侧关节前脱位和双侧关节前脱位。

1. 双侧关节急性前脱位

（1）下颌呈半开口状，开闭口障碍并出现语言不清、不能咀嚼及吞咽困难、流涎。

（2）下颌前伸、双颊变平、脸形变长、前牙开𬌗或反𬌗、仅有部分后牙接触。

（3）双侧耳屏前触诊有凹陷，在颧弓下可触及脱位的髁突。

（4）X 片显示双侧髁突脱位于关节结节前上方。

2. 单侧关节急性前脱位

（1）下颌呈半开口状，开闭口障碍，颏部及下颌中线偏向健侧。

（2）患侧后牙早接触，健侧后牙反𬌗，其余牙无正常接触。

（3）患侧耳屏前凹陷，不能触及髁突。

（4）X 片显示患侧髁突脱位于关节结节前上方而健侧正常。

（三）诊断

依据关节脱位的病史和临床表现进行诊断。外伤所致的急性前脱位应与下颌骨髁突颈部骨折作鉴别诊断。双侧髁突颈部骨折，前牙呈开𬌗，耳屏前肿胀但不空虚；单侧髁突颈部骨折，下颌中线偏向患侧；当诊断有困难时，可拍 X 线片，协助诊断。

（四）治疗

颞下颌关节急性前脱位后，应及早复位，复位后限制下颌运动。

1. 复位 复位前应设法减轻或消除患者紧张情绪，做好患者的思想准备，使关节周围肌肉放松，这样才能使复位顺利进行。

复位时一般不需要麻醉，少数患者复位确有困难时，可行咀嚼肌神经阻滞麻醉或予适量镇静剂。常用的复位方法为口内手法复位（图 10-1）。

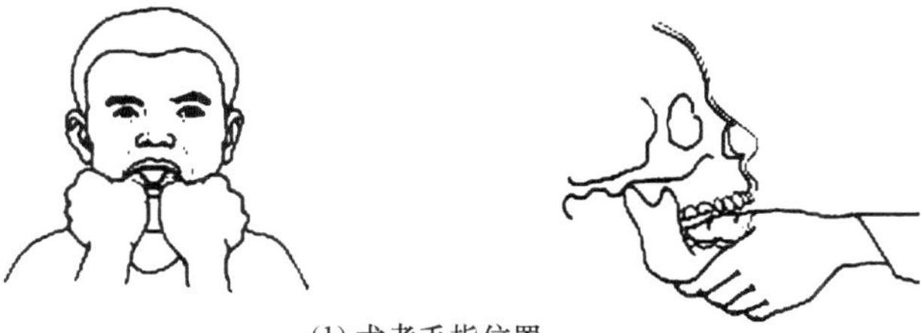

(1) 术者手指位置

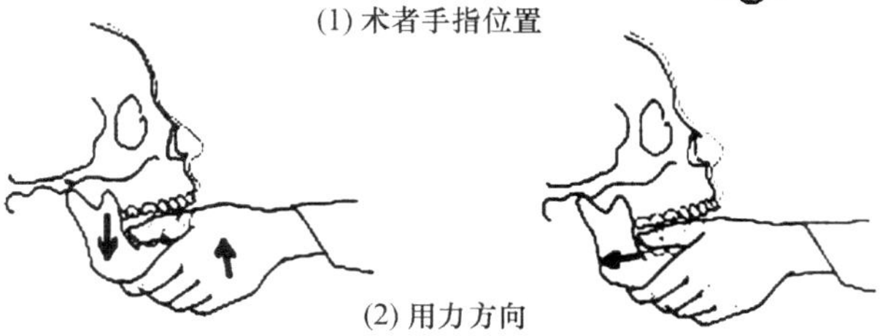

(2) 用力方向

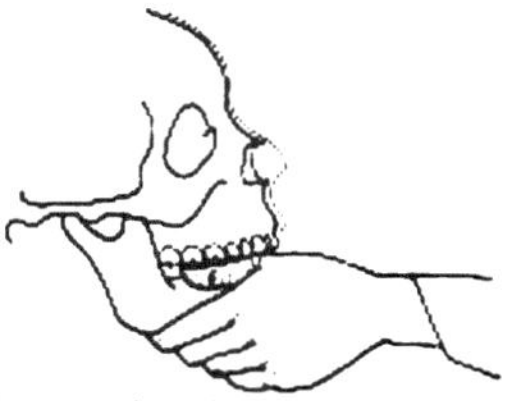

(3) 无牙𬌗手指在牙槽嵴上位置

图 10-1　颞下颌关节前脱位口内复位法

复位方法及步骤：

(1) 嘱患者坐于治疗椅或背靠墙面坐于较低的板凳上，头部有依靠，下颌牙𬌗平面低于术者双手下垂时肘关节水平。

(2) 术者站于患者前方，两拇指用纱布缠绕后进入患者口内，并置于下颌磨牙𬌗面上，其余手指托在下颌体部的下缘。

(3) 复位动作要领：下压、上提、后推、侧滑。即复位时，拇指压下磨牙𬌗面使下颌角向下，其余手指同时将颏部缓慢上提，使整个下颌骨发生旋转，当髁突移至关节结节水平以下时，再将下颌向后推动，同时术者应迅速将大拇指自𬌗面滑向颊侧口腔前庭，以防被患者咬伤，此时髁突即可自行滑入关节窝内而复位。

(4) 双侧关节脱位，最好双侧同时复位，若有困难时可先复位一侧，接着再复另一侧。

2. 限制下颌运动　颞颌关节复位后，为了使被牵拉过度受损的韧带、关节盘附着和关节囊得到修复，应限制下颌运动 2～3 周（颅颌绷带固定），最大开口度不超过 1cm。以防继发复发性关节脱位和颞下颌关节紊乱病的发生。

二、复发性前脱位

复发性前脱位是指颞下颌关节前脱位反复发作，又称“习惯性”脱位，是一种以自身关节结构的弱点为基础，经外因诱发的典型自发性脱位，由于反复发作造成患者对脱位有畏惧感，不敢大张口，有的患者需要频繁就诊进行关节复位，也有不少患者可自行手法复位。

(一) 病因

复发性前脱位常因急性前脱位治疗不当所致，也可因关节外伤或长期翼外肌功能亢进,髁突运动过度,使关节韧带、附着及关节囊松脱引起。除此之外,长期慢性消耗性疾病、老年生理性退缩等也可引起关节复发脱位。

（二）临床表现

脱位后的临床表现与急性关节前脱位完全相同,可单侧或双侧脱位。脱位次数不等:从一年数次至每日数次,甚至可达一餐数次。由于畏惧脱位,患者在开口活动时常习惯做出用手托下颌的保护性动作,多数患者脱位时无疼痛感觉,脱位后不少患者可以自行复位。关节造影可见关节囊扩大、关节盘附着松弛。

（三）治疗

单纯限制下颌运动难以达到防止再脱位的目的,可采用硬化剂关节腔注射或手术治疗的方法。

1. 硬化剂注射 在髁突周围的关节囊内注射50%葡萄糖溶液1.0～1.5ml,可以重复注射,注射后应限制下颌活动1～2个月,如果效果不佳,可选用5%鱼肝油酸钠0.25～0.5ml或无水乙醇0.25～0.5ml作关节上腔注射。操作方法同关节上腔造影剂注射。硬化剂注射,必须严格地将药物注入关节腔内,以免损伤面神经引起面瘫。

2. 手术治疗 针对复发性关节前脱位所提出的手术方法较多,目的是限制髁突转动,去除阻碍髁突滑动的解剖结构。手术方法有关节囊和关节韧带紧缩术,关节镜手术,关节结节削平术或增高术等。以上有些手术难度较大,手术效果尚不能确定。

第3节 颞下颌关节强直

颞下颌关节强直是指由于疾病、损伤、外科手术等各种原因导致的颞下颌关节固定、运动丧失导致长期开口困难或完全不能开口。临床上可分为:①真性关节强直(骨性或纤维性)关节内病变所致关节内粘连,又称为关节内强直。②假性关节强直:关节外(如上、下颌间皮肤、黏膜、肌肉等)病变引起的关节以外的粘连,又称为颌间挛缩或关节外强直。③混合性强直:即前两种类型同时存的关节强直。

一、病　因

1. 真性关节强直 多发生于15岁以下儿童,成人较少见。

(1) 感染:是过去常见的病因。局部感染以化脓性中耳炎最常见,因为中耳与颞下颌关节相邻,儿童期两者在岩鼓裂处仅仅隔以薄层软组织,化脓性中耳炎时脓液直接扩散到颞下颌关节,使关节结构受到破坏。下颌骨骨髓炎也可扩散到关节。血源性感染如脓毒血症及败血症所致化脓性关节炎等较为少见。

(2) 创伤:是目前关节强直的主要原因,下颌骨髁突骨折、颏部创伤所至关节囊内出血或髁突骨折未经及时正确处理、分娩时产钳损伤了颞下颌关节等均可继发关节强直。

遭受创伤或感染的颞下颌关节,其正常结构可逐渐破坏,导致纤维性粘连和骨性强直。此外类风湿性关节炎也可累及颞下颌关节导致关节强直。

2. 假性关节强直 过去常见病因是坏疽性口炎(走马疳),现已罕见。而颜面部各种损伤、理化烧伤、放射治疗、颌间感染等造成面颊部组织瘢痕为常见病因。

二、临床表现

1. 关节内强直

（1）开口困难：为进行性开口困难或完全不能开口，病史较长，一般在几年以上。纤维性强直可有一定开口度，骨性强直完全不能张口。单侧关节强直可凭对侧髁突代偿活动，仍有一定开口度，开口时下颌偏向患侧；儿童患者可凭下颌骨的弹性有较小的开口度，一般仅几毫米。

（2）面下部发育障碍畸形：髁突是下颌骨生长发育中心之一，儿童期关节强直会影响下颌骨的生长发育导致畸形，一般随年龄增长而日渐明显。单侧颞下颌关节强直患者表现为面部两侧不对称，患侧下颌体、下颌支短小，颏部及整个下颌骨偏向患侧，患侧面部显丰满，健侧下颌由于生长发育基本正常，相应面部扁平狭长；双侧颞下颌关节强直者两侧下颌骨发育障碍，下颌及颏部明显内缩、后退，发育正常的上颌反而显得前突，形成特殊的小颌畸形面型，又被称为鸟嘴畸形。患者发病年龄越小面下部发育障碍越严重。由于小颌畸形和下颌后退，舌体缺乏容纳空间，舌体和舌骨处于后缩位置，使上呼吸道不通畅，患者会出现呼吸不畅或睡眠时伴有鼾声，严重者可引起阻塞性睡眠呼吸暂停通气综合征。此外，由于患者经常力图开口，下颌升颌肌群向上牵引与下颌降颌肌群向下牵拉，时间久时会形成下颌角前切迹明显凹陷。

（3）𬌗关系紊乱：儿童期发病患者会由于下颌骨发育障碍，面下 1/3 垂直距离变小，牙弓变小导致牙列拥挤错位，下颌磨牙舌向倾斜或萌出不全，下颌前牙扇形唇侧倾斜，上下颌后牙正锁合甚至无接触。关节强直发生在成年人或青春期以后，则无明显𬌗关系紊乱。

（4）髁突活动度减弱或消失：检查时将两手的小指末端放在患者双侧的外耳道内，紧贴外耳道前壁感觉髁突的活动，拇指在颧部做固定。让患者做开闭口运动和侧方运动，判定两侧髁突动度有无，并对比髁突运动的差别。纤维性强直可稍有动度，骨性强直则无动度，单侧关节强直者，健侧关节髁突稍有动度。

（5）影像学检查：常用许勒位片、下颌升支侧位片、曲面断层片及关节正侧位片，还可用 CT 检查。纤维性关节强直为正常关节解剖形态消失，关节结构有不同程度的破坏，形态不规则，关节间隙模糊且密度增高；骨性强直表现为关节正常骨结构形态完全消失，关节间隙消失，髁突和关节窝融合成致密团块呈骨球状。更严重的患者表现为致密的骨性团块范围扩大，波及下颌切迹，使髁突、颧弓、下颌切迹影像消失。

2. 关节外强直

（1）开口困难：有坏疽性口炎或上下颌骨损伤史或放射治疗史，开口困难程度因关节外瘢痕粘连的程度不同而不同。由于病理变化发生在关节外部，所以即便在生长发育期前患病，面下部畸形和𬌗关系紊乱情况也较关节内强直要轻。

（2）口腔及颌面部瘢痕挛缩或缺损畸形：口腔龈颊沟变浅或消失。由坏疽性口炎引起者，常伴有软组织缺损畸形。

（3）髁突活动减小或消失：挛缩的瘢痕较关节内强直的骨性粘连有伸缩性，故开口运动时患者髁突有轻微动度。

（4）影像学检查：关节间隙、髁突和关节窝清晰。

3. 混合性强直　同时存在关节内和关节外强直，具有二者综合的临床表现。

三、诊断及鉴别诊断

根据病史、临床表现，配合 X 线检查，诊断多无困难。由于关节内外强直手术方法不同，因此，要对关节内外强直加以鉴别诊断，见表 10-1。

表 10-1　关节内和关节外强直的鉴别诊断

鉴别点	关节内强直	关节外强直
病史	化脓性炎症病史，损伤史等	口腔溃烂、上下颌骨损伤史烧伤以及放射治疗史
颌间瘢痕	无	有
面下部外形	严重畸形（成年后患病不明显）	畸形较轻
殆关系	严重错乱（成年后患病不明显）	轻度错乱（成年后患病无影响）
X 线表现	关节间隙消失，关节部融合呈骨球状	关节部正常

四、治　　疗

各种类型的颞下颌关节强直，均需采用手术治疗，在手术前必须首先确定关节强直的类型、部位和范围，确定强直的性质是纤维性还是骨性，才能制定出正确的手术方案。手术在全麻下进行。

1. 关节内强直　纤维性强直的病例行髁突切除术；颞下颌关节成形术（又称假关节成形术），则用于骨性强直病例。

（1）截骨部位：截开的部位就是假关节形成的部位，应尽可能在下颌升支的高位截开，截开位置越高，关节功能恢复越好。常选部位：髁突颈部，适合于粘连仅限于髁突者；下颌切迹以下，下颌孔以上部位，适用于骨粘连范围大，下颌切迹消失者。对于骨粘连更为广泛者，无法在上述部位截骨，只能在下颌孔以下部位截骨，截骨后，宜采用自体骨（如带软骨的肋骨、髂骨等）游离移植行关节重建术。

（2）骨断面处理：下颌孔以上截开的骨面，应适当修整，使其圆钝，形成点与面的接触，减少再次骨性愈合的机会。

（3）保持截开的间隙：间隙保持 0.5～1.0cm，并插入各种组织（筋膜等）或生物材料或行人工关节置换术。

（4）双侧关节内强直的处理：最好一次手术，两次手术者间隔不应超过 2 周，以防第一次手术侧发生再次粘连。

（5）手术年龄：目前多主张早期手术，以便尽早恢复咀嚼功能。对伴有阻塞性睡眠呼吸暂停综合征的儿童更应尽早手术。

（6）术后进行开口训练，以防复发：一般在术后 7～10 天开始进行开口训练，最初 1～2 个月内应昼夜使用开口器，2 个月后再单独白天练习，时间至少应持续半年以上。

2. 关节外强直　切断和切除颌间挛缩的瘢痕，凿开颌间粘连的骨质，恢复张口度。同时根据病变范围及缺损大小行皮瓣移植进行修复。

3. 混合性强直　根据不同情况将关节内外强直手术方案进行综合灵活应用。

五、预后及预防

颞下颌关节强直术后复发率较高，国内外统计结果为 10%～55%，因此，必须严格做好术前、术中、术后各个环节的工作，减少术后复发。此外，颞下颌关节强直经手术治疗，下颌运动得以恢复，但咀嚼、表情、精确语言等功能仍然难以恢复到正常状态，因此，应当积极有效地治疗关节及其附近组织器官的感染性和损伤性疾病，以防关节强直的再次发生。

目标检测

一、A1 型题

1. 翼外肌功能亢进时出现
   A. 开口受限　B. 开口过大
   C. 关节绞锁　D. 开口型偏向患侧
   E. 以上均可出现
2. 关于颞下颌关节紊乱病的结构紊乱期，不包括哪种疾病
   A. 可复性关节盘前移位
   B. 不可复性关节盘前移位
   C. 关节囊扩张伴关节盘附着松弛
   D. 关节囊炎
3. 关于颞下颌关节紊乱病的器质破坏期，下列说法不正确的是
   A. 关节区疼痛明显可有压痛
   B. 开口型可偏斜或关节绞锁
   C. 关节运动时可出现杂音
   D. 可有开口受限
   E. 可有开口过大
4. 临床上最常见的脱位为
   A. 急性前脱位　B. 陈旧性前脱位
   C. 复发性前脱位　D. 侧方脱位
   E. 后方脱位
5. 单侧关节前脱位的表现有
   A. 开闭口异常，下颌中线偏向患侧
   B. 患侧后牙反𬌗
   C. 健侧后牙早接触
   D. 患侧耳屏前有凹陷，不能触及髁突
   E. X 线显示髁突位于下颌窝内
6. 真性关节强直是指
   A. 关节内强直　B. 关节外强直
   C. 混合性强直　D. 颌间挛缩
   E. 以上均不正确
7. 假关节形成术要求关节间隙保持在多少 cm 之间
   A. 0～0.5　B. 0.5～1
   C. 1～1.5　D. 1.5～2
   E. 2.0～2.5

二、名词解释

1. 颞下颌关节紊乱病　2. 关节绞锁
3. 颞下颌关节脱位　4. 关节内强直

三、问答题

1. 简述颞下颌关节紊乱病的治疗原则及主要治疗措施。
2. 单侧关节前脱位与髁突颈部骨折如何鉴别？
3. 说出颞下颌关节前脱位的口内手法复位的方法步骤。
4. 简述关节内强直的治疗原则及治疗方法，如何预防术后复发？

第 11 章

口腔颌面部神经疾病

学习要点

1. 三叉神经痛病因、临床表现及治疗方法。
2. 面神经麻痹的临床表现和治疗方法。

与口腔颌面部有关的脑神经主要是三叉神经和面神经，三叉神经主要司面部的感觉并支配咀嚼肌运动，面神经主要支配面部表情肌运动。临床上常见的神经疾病主要是三叉神经痛和面神经麻痹（又称面瘫）。

第 1 节　三叉神经痛

三叉神经是第Ⅴ对脑神经，其周围支在颅内半月神经节分为三支：第Ⅰ支（眼神经）、第Ⅱ支（上颌神经）、第Ⅲ支（下颌神经），是口腔颌面部的主要感觉神经。

三叉神经痛分为原发性和继发性两种，本节仅讨论原发性三叉神经痛，它为三叉神经分布区域内一种原因不明的、反复突然发作的、具有放射性的阵发性剧痛，而没有其他感觉障碍和器质性改变。

（一）病因

三叉神经痛的病因及发病机制，目前尚不清楚，长期以来医务工作者对三叉神经痛进行了大量的研究和临床观察及相关实验，提出了许多与发病有关的因素和学说，但每一种学说都不能阐明较可信的发病机制，也无法解释所有的临床症状。

1. 中枢性病变学说　此学说认为三叉神经痛为中枢性病变引起的。在患者的三叉神经周围支尚未发现特有的病理形态学改变。而临床观察三叉神经痛发病情况颇似癫痫，阵发性剧痛，来去突然短暂，用抗癫药物如苯妥英钠治疗有效等，因此认为是由于三叉神经的传出机制失控，导致中枢癫样放电的结果。但中枢病变学说不能解释三叉神经痛的表现往往仅限于某一分支，而其他分支所分布的区域并不受累等。

2. 周围性病变学说　此学说认为，三叉神经痛是与某些周围性病变有关，目前多数学者偏重此学说。

（1）机械压迫学说：在对三叉神经痛患者手术时，曾发现三叉神经感觉根被肿瘤压迫的情况，由此推想，三叉神经分支多通过狭窄的骨孔、骨管，加之若发生炎症（如骨膜炎）等，可使神经受压而产生疼痛。临床上应用各种减压手术治疗三叉神经痛，收到了良好的效果。

（2）颌骨内骨腔病变学说：近年来研究发现“扳机点”处的颌骨内存在着区域性的炎性病变，行颌骨病变骨腔清除术可使疼痛减轻或消失，故认为局限性颌骨病变是发生三叉神经痛的又一原因。

另外，老年性高血压、动脉硬化和血管痉挛、神经损伤等均可诱发三叉神经痛。

总之，三叉神经痛的病因可能是多方面，也许还有更重要的原因尚未发现，有待进一步研究和探索。

（二）临床表现

三叉神经痛中老年人多发，但儿童与青年也偶尔发病。多为单侧，双侧者少见。本病是以阵发性的局部剧烈疼痛为主要特征，其典型表现有以下几个特点。

1. 疼痛性质　阵发性放射性剧烈疼痛，突发突停，一般在白天发作。疼痛持续时间在患病初期极短，为 1 ~ 2 分钟，也可能为几十秒、几秒，反复发作后可延长。每天发作次数不等，可为几次到几十次，病情越重，发作越频繁。疼痛停止后无任何症状。疼痛常被描述为：刀割、撕裂、烧灼、电击样剧痛，可放射至患侧颅面的任何部位，患者由于难以忍受剧痛，常有各种试图减轻或抑制痛苦的动作，如用伸舌、咬牙甚至撞墙等。

2. 疼痛的位置　疼痛以单侧发作为主，且很少超越中线。疼痛区域与受累的三叉神经分布范围相同，临床上以三叉神经的Ⅱ支及Ⅲ支单独受累最为常见，也有上述两支同时发病者，而其他情况则罕见，患者多有拔牙史，因疼痛强烈要求拔牙或被误诊为牙痛而将牙拔除，但拔牙后仍不能缓解疼痛。

3. 诱因及“扳机点”　疼痛多由唇、颊、舌运动或外来刺激，如说笑、打哈欠、洗脸、刷牙、进食或无意间触碰等引起，自发疼痛很少，因而发作多在白昼，夜间睡眠状态下极少发作。以上刺激可在激惹颌面部的某一点时疼痛发作，并以此点开始，迅速扩展到整个病变区域。此激发疼痛的敏感点称为“扳机点”（也称发痛区），“扳机点”往往是固定的，可有一个或多个，患者就诊时由于害怕诱发疼痛发作，查体时会有意识的保护面部某些部位。

4. 其他　有些患者在疼痛发作时，伴有植物神经症状，如面部潮红、眼结膜充血、流泪、流涎等。少数患者可出现面部表情肌的不自主痉挛，称为“痛性抽搐”。也有的由于疼痛难忍，使得患者用力揉搓患区皮肤，久而久之，导致皮肤粗糙、增厚或色素沉着，也可造成皮肤损伤或感染。

（三）诊断与鉴别诊断

根据病史、症状和体征，典型三叉神经痛的诊断不难做出，但应根据主诉的疼痛区域及查体发现的阳性体征和“扳机点”所在的位置，初步了解三叉神经的哪一支受累，再用阻滞麻醉的方法进一步确定受累支。定分支检查：用阻滞麻醉的方法，从疼痛区域三叉神经末梢的上级神经干开始，逐段地向中枢注射以协助定位，如果麻醉某分支神经干后，疼痛消失或发作次数减少，即可确定为该神经干所支配的区域为病变所在。需要鉴别诊断的疾病主要有以下几种。

1. 牙源性疾病　包括急性牙髓炎、急性牙周炎、急性根尖周炎、牙髓结石等。三叉神经痛早期症状与上述疾病相似，容易误诊。有时竟连拔数牙均无效时才怀疑是三叉神经痛。牙病所致的疼痛多为短期内的阵发性或持续性疼痛，遇冷热刺激或夜间躺卧后加重，而说话、洗脸、表情等肌肉活动或触摸刺激并不引起或加重疼痛，口腔内有患牙及相关体征，面部也无“扳机点”的存在。牙髓结石一般需通过 X 线牙片进行鉴别。另外，牙病所致的疼痛在开髓或相应的治疗后能迅速缓解或消失，而三叉神经痛采取上述治疗措施无效。

2. 舌咽神经痛　也为发作性的剧烈疼痛且突然发作和突然停止，易与三叉神经第Ⅲ支的舌神经痛相混淆。三叉神经痛引起的舌痛部位在舌尖和舌体，而舌咽神经痛引起的舌痛部位在舌根。比如说话、咳嗽、吞咽等可诱发舌咽神经痛。鉴别方法为：用表面麻醉剂喷涂咽及舌根部，疼痛消失者为舌咽神经痛；而以局麻醉药物封闭下颌神经后疼痛消失者，则证实为三叉神经痛。

3. 鼻窦炎 多继发于上呼吸道感染、鼻炎之后，常有流脓涕的病史。原因是分泌物潴留及窦内黏膜肿胀压迫神经末梢。疼痛为持续性、局限性钝痛，体位改变时头痛加重，常伴有鼻塞、流脓涕、发热及嗅觉减退，鼻旁窦区可有压痛。第Ⅱ支三叉神经痛易与上颌窦炎混淆，后者可有眶下区压痛，中鼻道有脓性分泌物，久坐头痛加重等，抗感染治疗有效。鼻窦X线检查有助于鉴别。

4. 颞下颌关节疾病 疼痛是由颞下颌关节紊乱病、颞下颌关节炎症等疾病引起，疼痛部位多限于颞下颌关节区域。疼痛呈持续性，并在关节活动时加重。颞下颌关节疾病患者在患侧关节区常有肿胀、压痛、可闻及关节弹响或杂音，并出现下颌运动障碍。必要时可进行X线及专科检查以协助诊断。

颅内肿瘤压迫三叉神经半月节或鼻咽癌、上颌窦癌等向颅内蔓延累及三叉神经时，疼痛与三叉神经痛有可能相同，习惯上将其称为“继发性三叉神经痛”，以此区别于三叉神经痛。由于肿瘤占位压迫引起的“继发性三叉神经痛”，在早期可呈间歇性，晚期则表现为持续性剧痛，并呈渐进性加重。特点是除三叉神经受累外，同时可累及其他脑神经，并伴有相应肿瘤的阳性体征，如颅压增高、面部痛觉减退、鼻塞、鼻出血、角膜反射消失、眼球突出及复视等。X线拍片可见占位性病变和骨质破坏，CT或磁共振检查对于早期病变的发现以及肿瘤部位的确定意义重大。

（四）治疗

1. 治疗原则 由于三叉神经痛的病因及致病机制尚不清楚，目前虽然治疗方法较多，但仍没有疗效可靠的治疗方法。临床上，对于初患和轻症患者多采用非手术治疗，治疗无效时再行手术治疗。

2. 治疗方法

（1）药物治疗

卡马西平（酰胺咪嗪或痛惊宁）：是一种抗癫痫的药物。镇痛效果好，目前是治疗三叉神经痛的首选药物。用法：早期或轻症患者，每次0.1g，每日1次，无效可逐步增加，一般每日剂量不超过0.8g。副作用有眩晕、嗜睡、复视、共济失调或恶心、呕吐、粒细胞减少、心传导障碍等；较重的副作用有剥脱性皮炎、再障及致畸作用。患者初次服药后，应嘱减少活动，严重者可卧床休息以防跌倒或发生意外。疗效满意后1～2周可试探减至维持量至停药。长期服药者，应定期检查血、尿常规及肝、肾功能。

苯妥英钠（也称大仑丁）：也是一种抗癫痫药物。用法：每次0.1g，每日3次；疗效差者可增量为0.2g，每日3次，极限量为0.6g/日。该药的缺点是用小剂量疗效差，而大剂量应用则副作用明显，如眼震、眩晕、疲倦、共济失调以及牙龈增生、痤疮较为常见，此药对三叉神经痛的疗效不如卡马西平，但当卡马西平疗效降低时与其联用，能提高疗效，出现明显的牙龈增生时应改用其他药物。

（2）针刺治疗：常用手针或电针，一般每日1次，每次选一组穴位，针刺后留针20～30分钟，可强刺激后不留针也可配合电针和穴位红外线照射，近来也有用激光照射穴位。可在“扳机点”处进行阿是穴针疗，也可直接针刺神经干，如眶下神经、颏神经、上、下颌神经等。常用的针刺穴位见表 11-1。

表 11-1　三叉神经痛针疗选用穴位

神经分支	主穴	配穴
Ⅰ	下关、阳白、鱼腰	合谷、太阳、攒竹
Ⅱ	下关、四白、迎香	合谷、太阳、攒竹
Ⅲ	下关、承浆、颊车	合谷、地仓、东风

（3）封闭治疗

1）药物封闭：常用 1%～2% 利多卡因或普鲁卡因，方法与相应神经的阻滞方法相同，每次 2～4ml，隔日 1 次。病情好转后改为 1～2 次/周，若加入维生素 B_1、维生素 B_{12} 可提高疗效。此法多用于疼痛明显、药物治疗无效的初发患者的短期治疗。注意正规无菌操作，防止感染。

2）酒精封闭：常用 95% 的酒精或无水酒精。方法同相应区域神经干的阻滞麻醉，将酒精注射于受累支的神经干处，用量 0.5ml 左右。因注入酒精时疼痛较重，应先注入局麻醉药物。酒精主要是破坏神经组织，阻断其传导作用而达到止痛目的。此法安全、方便，止痛效果好，疗效一般为 0.5～1 年，复发后仍可再用。缺点是注射后，在神经分支相关区域痛觉和感觉一同消失且恢复较慢。故酒精封闭适用于药物治疗效果不佳而又不愿手术治疗或年老体弱不宜手术者。对于第Ⅰ支三叉神经痛的患者，尽量不用以免引起视神经的损害导致失明。

（4）射频温控热凝治疗：射频温控热凝是治疗三叉神经痛的一种较新的方法，原理是通过高频电流有选择地使感觉神经产热，温度一般控制在 75℃左右，破坏神经细胞使其蛋白质凝固、变性从而阻断神经传导达到止痛的目的，又不会损伤周围组织产生严重并发症。常用方法为：在放射影像引导下，将尖端导电的绝缘针经卵圆孔刺入半月神经节后通电热凝。此法较开颅手术简便、安全。但需较昂贵的医疗设备和娴熟的操作技术，另外也可用于周围支的治疗。

（5）手术治疗：上述各种非手术的保守治疗无效时，可考虑手术治疗。

1）颌骨病变骨腔清除术：是近年来提出并应用于临床治疗三叉神经痛的一种手术方法。根据“扳机点”的位置和经 X 线检查发现的颌骨病变，来确定手术的部位。手术方法为：①采取适当切口暴露骨腔所在的骨皮质；②用骨凿、骨钳去除骨皮质，找到病变骨腔；③刮除病变骨质；④冲洗止血，缝合伤口，一周后拆线。

2）周围神经撕脱术：是指将三叉神经痛病变所在部位的三叉神经周围支离断并将其远心段撕脱的手术方法。如眶上神经撕脱术（第Ⅰ支）、眶下神经撕脱术（第Ⅱ支）、下牙槽神经和颏神经撕脱术（第Ⅲ支）等。这些手术方法简单、安全、止痛效果可靠，但手术后复发率较高，其平均止痛时间为 1 年左右。

3）颅内手术：属脑外科范畴。因手术危险性大，并发症严重，只有在其他各种治疗方法都无效时才施行。

第 2 节　面神经麻痹

面神经是第Ⅶ对脑神经，是以运动纤维为主的混合神经，其运动纤维支配面部表情肌的活动，表达各种面部情感。面神经麻痹是指以面部表情肌运动障碍为主的一种疾病，亦称面瘫。临床上根据其病损部位分为中枢性面神经麻痹和周围性面神经麻痹两类。

中枢性面神经麻痹，也称为核上型面神经麻痹，是指病变部位在面神经核以上至大脑皮质之间。由于面神经核上部的细胞接受双侧皮质脑干束的纤维，故当一侧皮质脑干束受损时，仅对侧睑裂下的表情肌出现麻痹。此外，中枢性面神经麻痹还有与面瘫同侧的肢体瘫痪和舌肌麻痹，但不伴有味觉和涎腺分泌障碍，应注意与周围性面神经麻痹相鉴别。

周围性面神经麻痹，也称核下型面神经麻痹，是指病损发生在面神经核以下的部位。面神经支配面部表情肌的活动，并在不同的部位与支配泪腺和涎腺的分泌纤维及味觉纤维和听神经并行，因此，周围性面神经麻痹除了表现为整个半侧面部表情肌的麻痹外，还可因病损部位不同，伴有或不伴有味觉听觉异常及涎腺、泪腺的分泌障碍。周围性面神经麻痹有多种发病原因，本节只讨论临床上最常见的贝尔(Bell)面瘫。

（一）病因

病因不明，但根据长期的临床观察，可能与本病有关的疾病及原因有以下几类。

1. 病毒感染 患者发病前常有感冒病史，有些患者同时伴有鼻塞、肌痛、咽痛等病毒感染症状。实验室检查发现有的患者血清中含有单纯疱疹病毒抗体。

2. 风湿性疾病 可累及全身不同组织系统。当疾病侵及面神经或茎乳孔的骨膜时，即可发生炎性病变而致本病。

3. 遗传因素 本病在临床上有家族聚集性，可能与遗传因素有关。

4. 其他 有的患者发病前有悲哀、忧伤等精神创伤病史，也有部分患者因局部受风吹或着凉而引起，有的患者有乘车靠窗受冷风刺激或晨起突遇寒冷等。

以上原因虽不相同，但从发病机制看，或是局部营养神经的血管先发生痉挛，导致该神经组织缺血、水肿或是先有面神经肿胀、受压而导致其营养血管的血循环障碍。二者互为因果，形成恶性循环。由于面神经管狭小细长，使得面神经受压愈来愈重，最终导致面神经功能障碍，而出现面部表情肌的瘫痪。

（二）临床表现

本病多发生于中青年，以20～40岁常见。男性多于女性，绝大多数为单侧，患者发病前多无任何自觉症状，有些患者起病前几天可有同侧耳内、耳后、乳突区和面部的轻微疼痛。本病常呈急性疾病，因无自觉症状，往往是在晨起洗漱时感觉面颊部不灵活或不能含漱，进一步照镜才发现口角歪斜。症状较轻者常被他人首先发现起病。有的患者病情停留在初发状态而不进一步发展，而有的患者面肌瘫痪可在数小时内达到高峰。

临床检查可见面部表情肌瘫痪，表现为患侧额纹消失、睑裂增大、鼻唇沟变浅、口角下垂等，或由于面部表情肌瘫痪导致患侧不能做皱眉、鼓气和噘嘴等动作。由于眼轮匝肌瘫痪后，失去了受动眼神经支配的上睑提肌保持平衡协调的缘故，当患者用力闭目时，患侧眼睑不能闭口，眼球则转向上方而露出角膜下方的巩膜，此现象称为“贝尔征”。患者在进行正常说笑时，由于面部表情肌运动不均衡使口角偏向健侧。唇部活动障碍导致发音“b”、“p”不准，咀嚼时易咬伤颊黏膜。如果病程稍长，可见患侧眼结膜由于缺乏泪液滑润而呈现无光泽、充血或因泪点随下睑外翻导致泪液不能按正常引流而外溢。

除上述临床表现外，如果病变侵犯面神经管，影响鼓索神经时可出现患侧舌前2/3味觉障碍；波及支配镫骨肌神经分支时出现听觉过敏；膝状神经节受累时，患侧乳突部疼痛、外耳道和耳郭部感觉迟钝，并可伴有外耳道疱疹；若膝状神经节以上损害时岩浅大神经受侵，可出现患侧的泪腺分泌减少和面部的出汗障碍等。

此外，面神经麻痹的患者有时可发生病侧面肌不自主的抽动即“面肌痉挛”。

（三）诊断和鉴别诊断

本病有突然起病的病史及典型的面神经麻痹的体征，诊断并不困难，但应与其他原因引起的面神经麻痹作鉴别：

1. 中枢性面神经麻痹　病变部位在面神经核以上，此类疾病主要有脑出血、脑脓肿、脑外伤、脑肿瘤等。鉴别要点为：中枢性面神经麻痹患者其面上 1/3 表情活动，如闭目、皱眉等正常，面部表情肌麻痹仅限于面下 2/3。此外，还同时伴有同侧肢体瘫痪及由舌肌麻痹所致的语言不清，伸舌时舌尖偏向健侧，重症者可出现昏迷等症状。

2. 损伤　包括各种可导致面神经断离的损伤，此类患者都有外伤或手术在神经干附近的病史，外伤或手术时即可发生面肌瘫痪。

3. 肿瘤　多为面神经干周围的恶性肿瘤或面神经鞘瘤，X 线检查可见占位性病变或破坏征象，常伴有相应的症状和体征。

4. 化脓性感染　常见为化脓性中耳炎、腮腺炎。临床上有中耳或腮腺区疼痛病史，检查时前者可见中耳积脓、鼓膜充血或穿孔和外耳道溢脓等；后者有腮腺区红肿、挤压腮腺可见导管口溢脓。

（四）治疗

贝尔面瘫起病较急，如治疗及时，多数患者的面神经功能可逐渐恢复，预后较好；若面神经功能在近期内不能恢复，则日后治疗效果较差，甚至留下不同程度的后遗症。

治疗原则：急性期以改善局部血液循环，消除炎性水肿，促进神经功能的恢复为主；恢复期应尽快促进神经功能恢复和表情肌收缩训练；根据患者病情，适时选择手术治疗；同时要注意保护患侧角膜免受损伤并预防感染。治疗方法如下。

1. 药物治疗　可选用的药物有激素、血管扩张剂、抗风湿药、脱水剂、肌兴奋剂、维生素等。①急性期可静脉点滴地塞米松，5～10mg/日，3 日后减量，一般用 10 日即应停药。②烟酸 50～100mg/次，3 次/日，服药后面颈部潮红似醉酒貌最好；水杨酸钠，0.3～0.6g/次，3 次/日。③可用适量高渗葡萄糖静脉滴注，通过脱水作用减轻面神经的水肿和神经鞘的变性。④恢复期可用加兰他敏 2.5mg 肌内注射，1 次/日。⑤维生素 $B_1$100mg、维生素 B_{12}500μg，肌内注射或穴位封闭，1 次/日。

2. 针刺治疗　常用穴位有翳风、颊车、地仓、太阳、四白、耳门等。每日 1 次或隔日 1 次，交替取穴。

3. 物理治疗　急性期要注意耳周部位的保暖，并可热敷，每次 15 分钟左右，或用红外线、超短波治疗，以改善局部血液循环，促进炎症吸收。恢复期，可给予音频治疗，以加快神经功能的恢复。

4. 中药治疗　以活血、祛风、通筋络为主。

5. 局部肌肉锻炼　发病初期，患者应常用手按摩瘫痪的面肌，并对镜练习各表情肌的运动，以促进面部血液循环，维持肌张力，并可减轻瘫痪的面肌受健侧表情肌活动的过度牵引。

6. 手术治疗　保守治疗无效，病程超过两个月或发现面神经有开始变性迹象者，应进行手术治疗。常采用的手术有面神经减压术和面神经修补术，对病程长者应施行神经移植术。

此外，对患眼的保护常用佩戴眼罩的方法，嘱患者要经常滴眼药水、涂眼药膏，预防眼部干燥感染。

（五）预防

避免颌面部长时间受风寒，及时治疗风湿性疾病和病毒感染性疾病。平时坚持用冷水洗脸，加强锻炼，可以增强面部的耐寒能力及对疾病的抵抗力。

目标检测

一、A1 型题

1. 以下不属于三叉神经痛特点的是
   A. 阵发性　B. 电击样
   C. 刀割样　D. 放射痛
   E. 针刺样
2. 支配口腔颌面部感觉的主要脑神经是
   A. 舌神经　B. 舌咽神经
   C. 面神经　D. 三叉神经
   E. 迷走神经
3. 支配口腔颌面部运动的主要脑神经是
   A. 舌神经　B. 舌咽神经
   C. 面神经　D. 三叉神经
   E. 迷走神经
4. 贝尔面瘫的特点不包含
   A. 单侧发病　B. 发病前无任何症状
   C. 口眼歪斜　D. 口角偏向患侧
   E. 贝尔征
5. 面神经麻痹伴患侧舌前 2/3 味觉障碍为
   A. 鼓索神经受累　B. 镫骨肌神经受累
   C. 膝状神经节受累　D. 岩浅大神经受累
   E. 以上均不正确
6. 对三叉神经痛的治疗中，应首先选择的是
   A. 药物治疗　B. 射频治疗
   C. 减颅减压　D. 理疗
   E. 注射治疗
7. 治疗三叉神经痛的首选药物为
   A. 神经营养药　B. 苯妥英钠
   C. 激素类　D. 卡马西平
   E. 山莨菪碱

二、名词解释

1. 三叉神经痛　2. 扳机点　3. 贝尔面瘫

三、问答题

1. 试述三叉神经痛的病因学说有哪些。
2. 简述三叉神经痛的临床表现特点。
3. 如何判断原发性三叉神经痛疼痛的分支和范围？
4. 简述贝尔面瘫的临床特点和治疗原则。

第 12 章

唇裂与腭裂

学习要点

1. 唇裂与腭裂的形成。
2. 唇裂及腭裂的分类，术前准备和术后护理。
3. 唇裂与腭裂的手术步骤及方法。

先天性口腔颌面部发育畸形以唇、腭裂最为常见，偶尔可见面横裂和正中裂，而面斜裂等则极罕见。

第 1 节　概　　论

唇、腭裂是最常见的口腔颌面部先天发育畸形。它不仅能造成患儿吸吮和发音等功能活动的障碍，而且其听觉、呼吸、咀嚼及吞咽等功能也会受到不同程度的影响，同时唇裂患儿存在着严重的面容缺陷。易使患儿产生自卑和自我封闭的心理，由此而产生的社会问题也是比较严重的。

一、唇与腭的发育和发育畸形

1. 唇与腭的胚胎发育　于胚胎第 4 周，在原始口腔周围形成 5 个面突，额鼻突位于上方正中，两侧各 1 个上颌突，下方两侧各 1 个下颌突。

随着面突生长发育，额鼻突下端分化成中间的中鼻突和侧方各 1 个外侧鼻突，三者间的凹陷为嗅窝，日后发育成鼻孔。第 5 周时，两侧下颌突在中线联合，形成下颌与下唇；中鼻突下方分化成 2 个内侧鼻突（球状突）。到第 7 周，两侧内侧鼻突在中线联合，形成鼻尖、鼻小柱、上唇中部及前颌；上颌突与内侧鼻突联合，形成鼻底、鼻翼和部分面颊；上颌突与下颌突联合，形成口角。至此胎儿面部已经初步形成。第 8 周时，自上颌突内面长出外侧腭突，内侧鼻突向后长出内侧腭突。第 9 周时，两侧的内侧腭突在中线联合；两侧的外侧腭突与内侧腭突联合，两侧的外侧腭突及鼻中隔，在中线融合形成硬腭。第 12 周时，外侧腭突后缘继续生长并在中线处融合形成软腭。至此，腭部初步形成，口腔与鼻腔完全分隔（图 12-1）。

2. 唇与腭的发育畸形　在胚胎发育过程中，各面突间部分或全部未能联合或融合，就形成了唇裂、面裂、颌裂与腭裂等各种畸形。上颌突与内侧鼻突未能联合，形成唇裂；上颌突与外侧鼻突未能联合，形成面斜裂；上颌突与下颌突未能联合，形成面横裂；两侧内侧鼻突未能联合，形成上唇正中裂；两侧下颌突未能联合，形成下唇正中裂；一侧或两侧的外侧腭突未能与内侧腭突联合形成颌裂；一侧或两侧的外侧腭突与鼻中隔在中线处未能融合形成腭裂（图 12-2）。

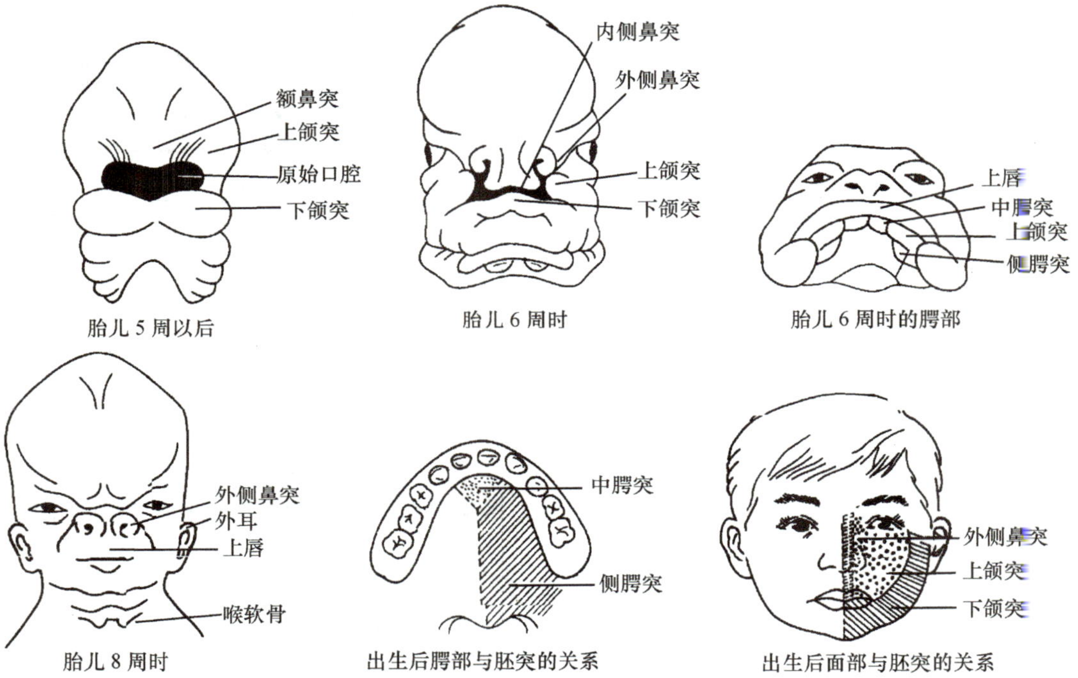

图 12-1　口腔颌面部胚胎发育过程

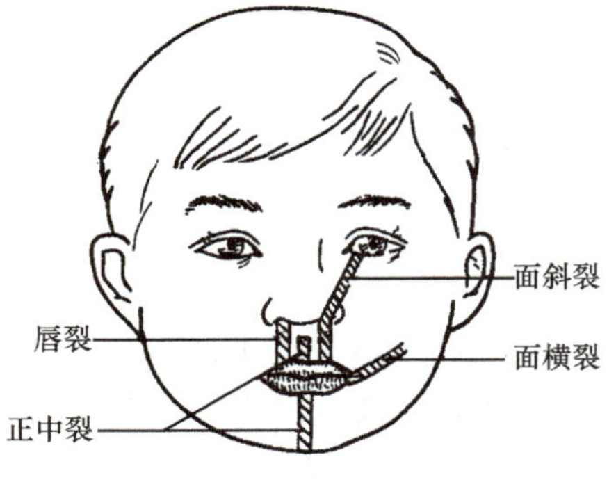

图 12-2　面裂形成的部位

二、发病因素

引起面突发育和联合或融合障碍的原因尚不清楚，可能为多种因素的影响而非单一因素所致。通常可概括成遗传因素与环境因素两类。

1. 遗传因素　由家族史调查发现，直系亲属中有唇腭裂者，其后代的类似畸形发生高于一般群体的同类畸形发生率；近亲通婚的后代，畸形发生几率提高。因此，认为与遗传因素有关，属多基因遗传性疾病。

2. 环境因素　胎儿在母体中头 3 个月时母体的生理状态，是胎儿面部生长发育的环境条件。适宜的环境一旦遭到破坏，就可能导致胎儿面部发育畸形。可能引起母体生理状态改变，诱发畸形的环境因素有：

（1）营养因素：妊娠期头 3 个月时的妊娠性呕吐或偏食习惯，造成孕妇营养缺乏或某些物质补充过剩，使营养不均衡。

（2）精神因素：妊娠早期，孕妇受明显的精神刺激，如忧郁、惊吓。

（3）感染因素：孕妇在妊娠早期患风疹、感冒等病毒性感染和弓形虫病等。

（4）药物因素：妊娠早期孕妇使用激素、镇静催眠药及抗惊厥、抗肿瘤等药物不当。

（5）内分泌因素：体内某些激素分泌异常，如糖尿病等。

（6）妇科因素：子宫内膜炎、子宫肌瘤、子宫发育不全等。

（7）其他：如密切接触放射线、微波，大量吸烟包括被动吸烟、酗酒、缺氧和损伤等。

综上所述，唇、腭裂发育畸形的发病原因较多，为防止畸形的发生，针对上述因素，应积极采取预防措施：①避免近亲结婚及患有不许结婚的法定疾病的病人结婚。②注意孕妇食物的合理搭配，保证均衡营养，禁烟、戒酒。③妊娠期保持愉快的心情，避免过多接触放射线、微波，防止过度疲劳和外伤。④欲孕妇女保持身体健康，病期不怀孕。⑤避免病毒感染及乱用有害药物。⑥孕期避开一切不适宜环境。

链接

唇、腭裂治疗专家组

1948 年，挪威建立了世界上第一个唇、腭裂治疗组，首次强调了唇、腭裂治疗的中心化、规范化、多元化、序列化、长期性和连续性，从而使唇、腭裂治疗进入了一个新的时代。唇、腭裂序列治疗是由多学科专家参与，在患者适当的年龄，按照一定程序对病人进行全面治疗的过程，多学科的概念包括：颌面外科、儿科、牙正畸科、口腔内科、整形外科、口腔修复科、耳鼻咽喉科、正颌外科、语言病理学、医学影像学、护理学、遗传学、心理学、美容医学以及社会和公共卫生工作者。

第 2 节　唇　　裂

唇裂是口腔颌面部最常见的先天畸形之一，并常伴有腭裂。据中国出生缺陷监测协作领导小组在 1996 ~ 2000 年公布的全国 31 个省市的 2218616 例围生儿的调查中，检出唇腭裂患儿 2265 例，发病率为 1.625‰，且有上升趋势，与近期国外的报道相近似。据统计，唇腭裂患者男女性别之比为 1.5 : 1，男性多于女性。

一、唇裂的临床分类

按裂隙的部位和程度进行分类（图 12-3）。

1. 按裂隙部位分类

（1）单侧唇裂：不完全性唇裂、完全性唇裂。

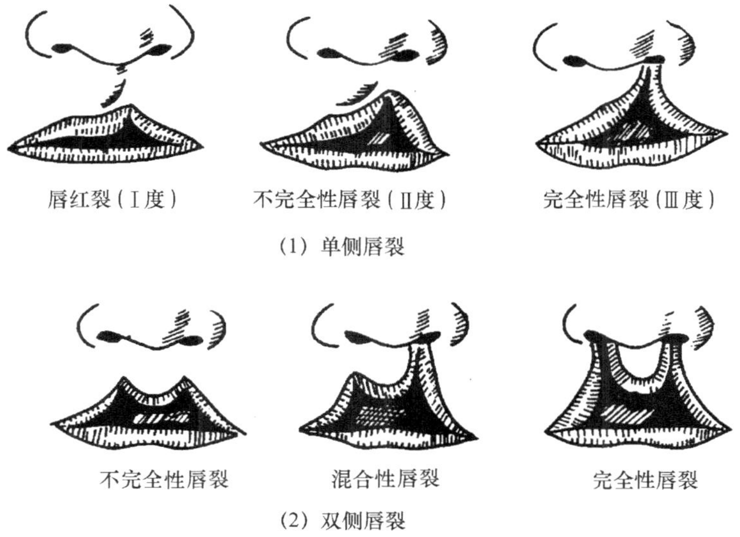

图 12-3　唇裂分类

(2) 双侧唇裂:不完全性唇裂、完全性唇裂、混合性唇裂(一侧不完全性唇裂、一侧完全性唇裂)。

2. 按裂隙程度分类

(1) Ⅰ度唇裂:裂隙仅限于唇红部。

(2) Ⅱ度唇裂:裂隙包括唇红及白唇,但鼻底完整。

(3) Ⅲ度唇裂:唇红、白唇与鼻底全部裂开。

此外,还有一种唇部皮肤与黏膜完整,但肌层未联合,在表面显有浅沟状凹陷及唇峰分离等表现,称为隐裂。

二、唇裂畸形的特点和手术原则

1. 畸形特点 唇裂(以单侧Ⅲ度唇裂为例)的畸形,与正常的鼻唇形态比较,其畸形特点如下:

(1) 患侧上唇自鼻底至游离缘全部裂开。

(2) 患侧唇高不足,人中嵴、唇峰消失,唇弓移位、不连续,唇珠不明显。

(3) 鼻尖及鼻小柱向患侧倾斜(鼻小柱根部斜向健侧)。

(4) 患侧鼻翼外侧脚向外下移、鼻翼扁平,鼻孔宽大,鼻底不完整。患侧可有不同程度的牙槽突裂及牙槽突前突、错位等。

2. 手术原则 唇裂畸形整复手术,不以缝合裂隙为满足,应达到下列要求。

(1) 重建上唇的正常形态与生理功能:上唇高度、厚度、宽度接近正常形态;与鼻、下唇、面颊协调;人中居于正中位,人中凹、人中嵴对称。

(2) 重建鼻部正常形态:鼻小柱、鼻尖、鼻长轴位于正中;鼻尖成“亦尖亦圆”的圆凸形;鼻孔等大等圆,鼻翼弧度对称;双侧鼻孔底对称无沟凹。

(3) 唇红缘呈弓形,有连续性,两侧唇峰对称。

(4) 重建唇珠的自然外形。

(5) 上唇侧面观下 1/4 ~1/3 稍位于下唇的前方,显出其生理形态。

(6) 瘢痕不明显。

单纯靠手术有时不易达到上述的理想要求,而需要进行综合性治疗。近年来,提出了有口腔外科、整复外科、口腔修复外科、口腔正畸外科、耳鼻喉科及语音病理、精神心理等有关学科的专业人员,共同参加的综合治疗,即多学科协同治疗及序列性治疗。

有些畸形,还可能在整复手术后随生长发育而逐渐出现,因此还需进行二期及多次手术。

三、手 术 年 龄

一般认为,单侧唇裂在生后 3 ~6 个月,双侧唇裂在 6 ~12 个月手术为宜。早期手术可尽早恢复上唇的形态和功能,有利于生长发育和减少术后瘢痕,并对患者及家属能有较好的心理医疗效果;对伴有牙槽突裂、腭裂者,还为日后腭裂整复创造了有利条件。

下列有一条不合适者均应暂缓手术:①适宜年龄。②饮食睡眠正常,体重、营养、发育正常。③全身无急性炎症及近日未接触传染性疾病。④鼻、咽、口唇无急、慢性炎症。

四、麻 醉 选 择

唇裂整复术麻醉方法的选择应以安全和保证呼吸道通畅为原则。除成人可在局部麻醉(眶下孔阻滞麻醉)下进行外,唇裂整复术,都应在气管内插管后施行。

五、术前准备

1. 术前检查 应做全身检查、化验血常规、尿常规、肝功能及表面抗原,必要时胸透或摄片。全面了解营养健康状况,如发现异常,须推迟手术,并查明原因予以处理。

2. 术前3日起,停止母乳或奶瓶喂食,改汤勺喂食或滴管饮食。术前1日做皮肤准备:清洁口腔与鼻腔,成人剪除鼻毛和剃须;并开始给预防性抗生素药物。

3. 手术当日早晨须禁水食,婴幼儿可在术前4小时喂食糖水200ml,然后禁食禁饮。术前30分钟,常规给予麻醉前用药如苯巴比妥(鲁米那)、阿托品。

第3节 唇裂整复术

在我国的晋、隋、唐代的中医学书籍中,已经有唇裂整复的记载,国外的正式记录始于1556年。经国外学者数百年的实践和研究,唇裂整复术有了很大的改进与创新,现代的唇裂整复术方法,已经取得了满意的效果。

唇裂手术的步骤大体为:设计定点、连线、切开、缝合等几步。

链接

唇、腭裂的序列治疗

唇、腭裂序列治疗从形态到功能,从裂到由裂引起的诸多并发症,从患者到亲属,从临床到社会包括很多内容,但最主要的基本内容应包括:外科治疗、矫形与正畸治疗、语音治疗、中耳疾患及听力减退的治疗、牙体病及牙周病的治疗和心理治疗等。

一、单侧唇裂整复术

1. 下三角瓣整复法

(1) 定点:在健侧唇红缘的唇峰与人中切迹处定点1与2,在点2外上方(即患侧唇峰)定点3,使1-2=2-3。在患侧唇红最厚处定点4(3与4缝合后成患侧唇峰,使1与4至同侧口角的距离相差不大)。在健侧鼻孔中点的鼻底线上定点7,在鼻小柱根部的患侧定点5和患侧鼻翼脚部内侧定点6(6与5缝合后成患侧鼻孔中点,两侧鼻孔等大)测量1-7(健侧唇高)与3-5(患侧唇高)的距离,两者之差(X)即为使两唇高相等,患侧唇高需要增加的高度。在点4外侧,以4为圆心X为半径画弧;以点6为圆心3-5为半径画弧,两弧相交于顶点8,使6-8=3-5。分别以4与8为圆心,X为半径,在裂隙外侧与6-8线间画弧相交于点9,使4、9、8成等边三角形。在点3的健侧定点10,使3-10=4-9=4-8=X,5、3、10大约为120°角。各点校验无误后,将亚甲蓝刺入皮内并固定,刺入不能太深以防出血。用亚甲蓝将10-3,3-5,6-8,8-9,4-9连接画线(图12-4)。

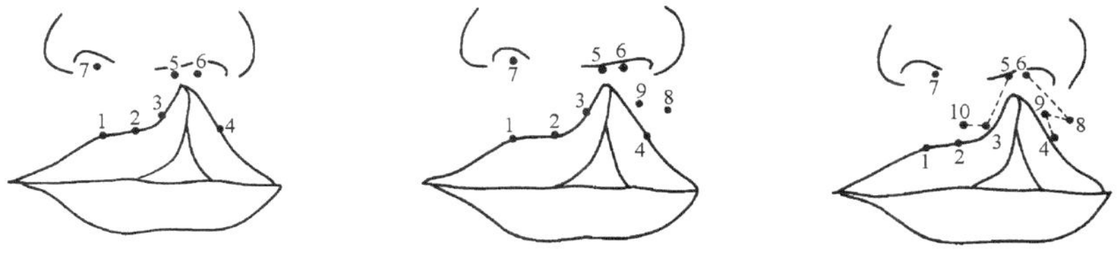

图12-4 下三角瓣整复法定点画线

(2) 切开:按3-5画线将上唇切开,切缘力求整齐精确,避免来回拉锯式的切开。患侧按6、8、9、4画线切开皮肤及上唇肌层,唇红部组织给予保留,纹式钳钳夹出血点进行止血。对裂隙宽、有牙槽突裂及鼻小柱、鼻翼畸形严重者,做前庭沟松弛切口,在骨膜上做较广泛分离,才能使上述移位、倾斜畸形恢复到正常位置,松弛切口用温热盐水纱布压迫止血(图12-5)。

(3) 缝合:止血彻底后,将各组织瓣转移至预定位置。使点3下降与1等高,鼻小柱至正常位置,3-10切口呈一个三角形缺隙;将裂隙外侧的4、8、9三角瓣嵌入三角形缺隙口,使鼻翼外侧脚恢复到健侧对称的位置。在无张力的情况下,先缝合鼻底裂隙和白唇部口腔黏膜。然后缝合肌层,使肌纤维紧密连接而不留空隙,以防有死腔而导致感染或硬结,一般缝合4针已够。最后缝合皮肤,先做三角瓣尖端的环式缝合,缝合中必须注意各点准确对位,平整和两侧对称(图12-6)。

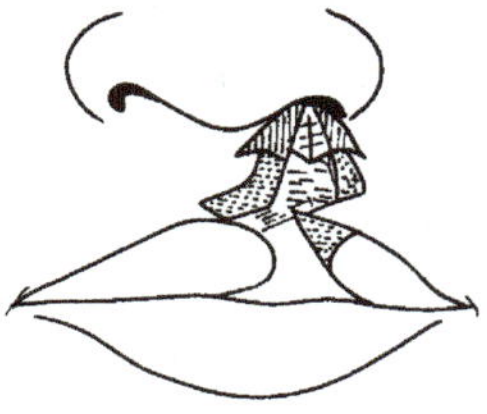

图12-5　下三角瓣整复法切开

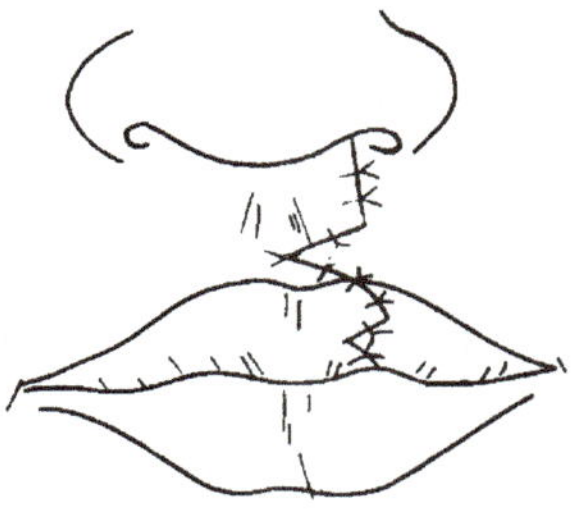

图12-6　下三角瓣整复法缝合

(4) 处理唇红和重建唇珠:唇红的修整缝合和唇珠的重建十分重要,由于裂隙两侧唇红厚度不等,应充分利用较厚侧来重建唇珠,按嵌入或对偶三角瓣原理交叉缝合,形成自然丰满的唇红(图12-7)。

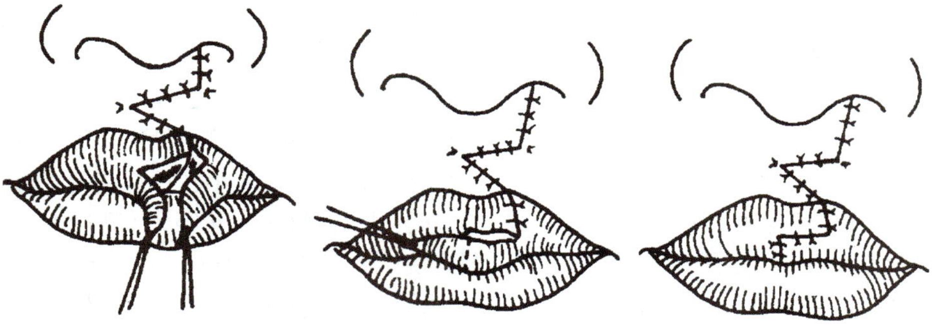

(1) 两侧唇红做切口　(2) 对偶三角瓣交叉换位　(3) 缝合后

图12-7　处理唇红和重建唇珠

(5) 鼻翼畸形的处理:轻度的塌陷可自鼻前庭的软骨前缘切开皮肤,锐分离皮下及两侧软骨间的疏松组织后,将患侧软骨缝合,自健侧部穿出打结矫正(图12-8)。

至于严重的鼻部畸形,也可在唇裂手术后进行二期手术。下三角瓣法的优缺点:

优点:定点明确,便于初学者掌握;患侧唇峰下降复位满意,使两侧唇高相等,两侧唇峰对称。

缺点:患侧正常组织切除较多,使鼻底、上唇不够丰满或上唇宽度不足而有张力;嵌入的三角瓣位于人中下部,破坏了人中凹和患侧人中嵴,外形不自然;矫正鼻翼偏斜不理想;远期效果常有患侧上唇过长。

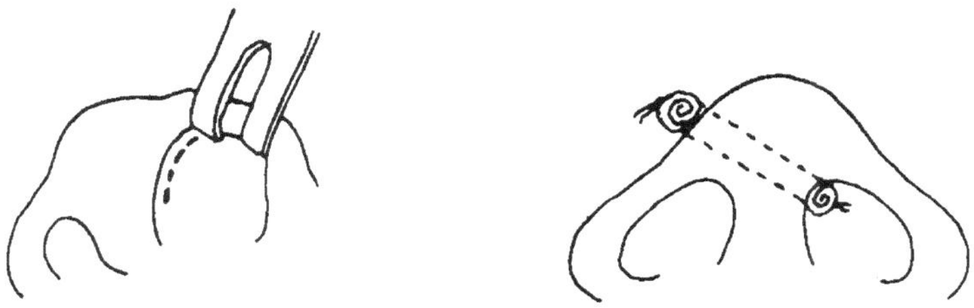

(1)切口　　(2)缝合后

图 12-8　鼻翼畸形的处理

2. 旋转推进瓣整复法

(1) 定点:在唇红缘的 1、2、3、4 点的标定与下三角瓣法相同。在鼻小柱根部中点定点 5,如鼻小柱倾斜严重时,点 5 在鼻小柱根部健侧,但不可越过健侧人中嵴。6、7 两点在鼻底线裂隙两侧的皮肤上,点 6 至鼻小柱根部和点 7 至鼻翼脚根部的距离相加,应与健侧鼻孔宽度相等,使两侧鼻孔术后等大。在患侧鼻翼脚下方定点 8,并在术中按患侧唇高再做适当调整。

各点校验无误后,同下三角瓣法用亚甲蓝固定和将 5-3、6-3、7-4、7-8 画弧线连接。这样,在健侧有 A 与 B 两个组织瓣,患侧有一个 C 组织瓣(图 12-9)。

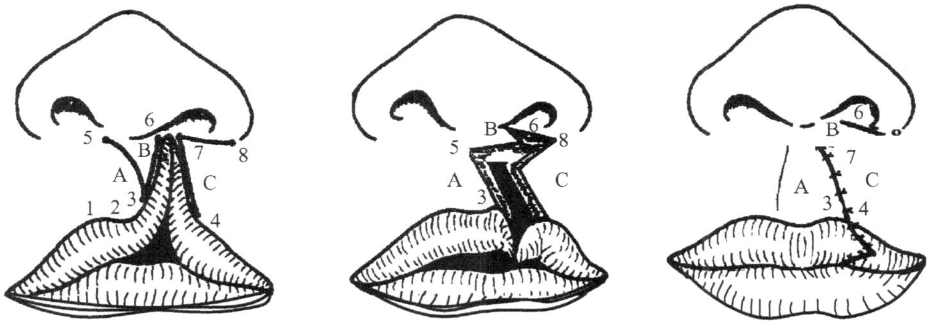

(1)定点、画线　　(2)切开　　(3)缝合

图 12-9　旋转推进法定点、画线、切开、缝合

(2) 切开:先切开 3-6 和 3-5 弧线的全层上唇,止血后将 B 瓣向裂隙并向上旋转,使鼻小柱恢复正常位置;A 瓣向裂隙并向下旋转,使 3 点下降至 1 点相同的水平位置,而后适当调整 5 点。再最后确定点 8 准确位置后,按 4-7、7-8 弧线全层切开上唇,止血后将 C 瓣向下旋转并向健侧推进,嵌入健侧 A 与 B 瓣旋转后的缺隙内,如裂隙宽、张力大应做松弛切口,可减少缝合的张力和使鼻小柱、鼻翼脚复位。

(3) 缝合:缝合的程序是 3 点与 8 点缝合后固定 B 瓣尖端;7 与 5 缝合固定 C 瓣的尖端;下降的 3 与 4 缝合,再在各固定点间缝合数针。按黏膜、肌层、皮肤的次序缝合,唇红及鼻翼畸形的处理同下三角瓣法。

旋转推进瓣法的优缺点:

优点:切除正常组织少,鼻底封闭好且丰满,鼻小柱、鼻翼畸形的矫正效果好;形成近似正常人的唇弓与人中嵴,上唇下 1/3 丰满松弛。

缺点:定点灵活不恒定,多为弧线切开,初学者不易掌握;在裂隙宽的完全性唇裂,可有患侧唇高不足;切开线弧度不明显时有类似直线瘢痕之缺陷。

二、双侧唇裂整复术

双侧唇裂的鼻唇部畸形较单侧唇裂为重，尤其伴双侧腭裂时，前颌骨与两侧的上颌骨分离，明显地突向前方。因此，常需采用生理性弹性压迫法使前突的前颌骨后退，再手术整复唇裂。手术效果较单侧唇裂差，特别是鼻小柱、人中与唇珠的形态，较难达到理想程度。对双侧完全性唇裂，也有主张分次手术，可降低手术难度，减轻手术创伤，有利于前颌骨的发育。

双侧唇裂整复术有两类。一类为前唇原长整复法。其优点：①定点简单，易于掌握；②保留组织多，术后上唇宽度不紧张，有大致的唇弓外形；③远期效果良好。另一类为前唇加长整复法，即用部分前唇为上唇中央的一部分，再自裂隙两侧转移矩形组织瓣至前唇下部增加唇高。其不足之处在于：①因缩减上唇宽度来增加上唇长度，近期效果有较好的外形，但随生长发育逐渐出现上唇高度过长而宽度过紧；②前唇的环状瘢痕影响前颌发育，造成反𬌗畸形及上颌中切牙内倾等；③远期效果不满意。仅适用于前唇较小年龄较大的少年或成人，不适用于生长发育期的婴幼儿童。现已基本不用。

双侧唇裂前唇原长整复法适用于生长发育期婴幼儿童和前唇较长的成人。虽在术后短期内上唇稍显短小，但随前唇的继续发育，唇高逐渐增长，远期效果良好。

1. 定点　在前唇皮肤与红唇交界的中点定点 1，在 1 两侧定点 2 与 3，并使 1-2＝1-3，此三点即是整复后的人中切迹及两侧唇峰。在鼻底线的鼻小柱根部两侧皮肤定点 4 与 5，2-4 与 3-5 即是整复后的两侧人中嵴。在两侧侧唇唇红最厚处定点 6 与 7，2 与 6 及 3 与 7 相对缝合后形成上唇的宽度。在两侧鼻翼脚根部内侧皮肤上定点 8 与 9，在 4 与 8、5 与 9 相对缝合后形成两侧鼻底。校验无误后，用亚甲蓝刺入皮肤内，并将 2-4、3-5、6-8、7-9 连接画线（图 12-10）。

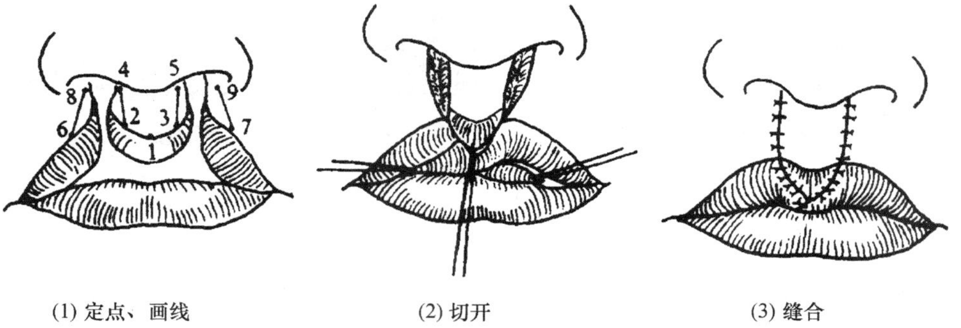

图 12-10　双侧唇裂前唇原长整复法

2. 切开　按上述画线切开前唇及侧唇，须保留切口下方的唇红组织，以备整复唇红及重建唇珠用。如张力较大时，可在裂隙外侧前庭沟做松弛切口。双侧唇裂的切口总长度大于单侧唇裂，故出血也较多，更应彻底止血。

3. 缝合　将 4 和 8、5 和 9、2 和 6、3 和 7 点准确对合并分层缝合黏膜、肌层、皮肤。修整两侧唇红组织，将前唇部分唇红插入两侧的唇红之间形成唇珠。

三、唇裂整复术术后护理

1. 全麻清醒前，患者取平卧位头偏一侧，使口内分泌物流出，严防分泌物或呕吐物误吸。

2. 全麻清醒 2 小时后，可先喂少许糖水。清醒 4 小时后可滴管或勺喂乳食及流食；一般进流食 1 周,每次餐后均应喂少许开水以利清洁。

3. 术后 24 小时内应给予适量抗生素以预防感染。

4. 次日起,唇部创口予以暴露,保持清洁。可以用过氧化氢及生理盐水或 3% 硼酸与 95% 酒精混合液清洗血痂、鼻涕或食物痂皮,尤其是唇红血痂必须及时清除。也有人提出采用创可贴包扎。

5. 拆线前如有个别线结感染,可用抗生素溶液湿敷;如已形成线结脓肿应及时拆线,防止感染弥散,并加强清洗换药及减张固定。

6. 创口愈合正常者,术后 5 ~7 日拆线,唇红部及口腔内缝线,可稍晚拆线或任其自行脱落。如创口张力较大,为防止创口裂开,可先间隔拆线之后再拆去剩留缝线并继续减张。术后 10 ~14 日撤除减张。

7. 拆线后近期内须防止唇部跌伤与碰撞,以免创口裂开。

第 4 节　腭　　裂

腭裂是口腔颌面部又一类最常见的先天性畸形,常与唇裂伴发也可单独发生。腭裂除有软组织畸形外,还有骨组织的畸形。腭裂修复的主要目的是解决术后正常发音功能,而单纯封闭裂痕不能达到这个目的。

一、腭裂的临床分类

腭裂的分类方法较多,按裂隙部位可分为单侧腭裂与双侧腭裂,按裂隙程度可分为不完全性腭裂与完全性腭裂。目前常用的腭裂临床分类如下(图 12-11)。

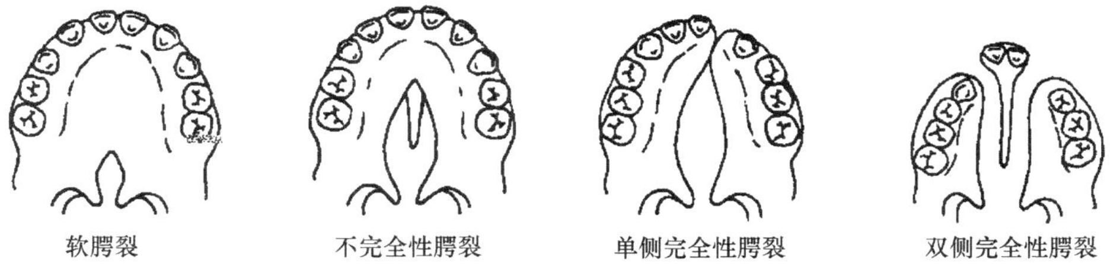

图 12-11　腭裂的临床分类

(1) 软腭裂:包括腭垂裂,常不伴唇裂。

(2) 不完全性腭裂:软腭与部分硬腭裂开牙槽突完整,常伴有单侧不完全性唇裂。

(3) 单侧完全性腭裂:自腭垂起经软硬腭至侧切牙与尖牙之间的牙槽突全部裂开,常伴同侧完全性唇裂。

(4) 双侧完全性腭裂:裂隙自腭垂起向前,经软硬腭至侧切牙与尖牙之间斜向两侧牙槽全部裂开,鼻中隔,前颌部分游离孤立在中央,常伴有双侧唇裂。此外,还有隐裂(黏膜完整,肌层与硬腭骨质裂开),一侧完全腭裂、另一侧不完全性腭裂的混合型双侧腭裂,腭垂缺失,硬腭裂孔等。

二、腭裂畸形的特点与功能障碍

1. 腭部形态异常　软硬腭部分或完全由后向前使腭垂一分为二,严重时可见牙槽突断裂和畸形。

2. 吸吮功能障碍 由于患者口鼻相通，口腔内不能产生负压，故无力吮吸，迫使改为人工喂养。

3. 腭裂语音 患者语音的特点是发元音时气流进入鼻腔，产生鼻腔共鸣，带有浓重鼻音。发辅音时，气流从鼻腔漏出，口腔内无一定强度气压，出现鼻漏气而语音不清。

4. 口鼻腔自洁能力差 因口鼻相通，鼻内分泌物易流入口腔，进食时食物逆流到鼻咽腔，从而易引起口鼻腔感染。

5. 牙列错乱 因牙槽突裂或唇裂、腭裂术后槽骨、上颌骨发育不足，形成内陷，致牙错位萌出，从而牙列紊乱或错殆。

6. 听力障碍 腭裂形成肌性损害，腭帆张肌和腭帆提肌附着异常，咽鼓管开放能力较差，易患中耳炎及咽鼓管感染。部分患儿常有听力障碍。

7. 上颌骨发育不良 面中1/3较低凹，额及颏部凹度正常，呈碟形脸。

腭裂的面容改变不是主要的，重要的是进食、吞咽、语言等功能障碍和由此带来的对生活、学习、工作的影响和心理精神压力。

三、手术年龄及麻醉

腭裂手术的年龄尚有不同观点。主张早期手术者认为在1～2岁时为宜，因为可尽早恢复正常的发音条件，建立正常的发音习惯，有利于语言功能的恢复。主张较晚手术者认为手术在5～6岁为好，因在此期行麻醉及手术较早期手术时安全，还可避免加重颌骨发育障碍的可能。此外，国外还有主张腭裂手术整复分二期进行的方法。

总之，腭裂手术的年龄，应根据全身情况、手术安全性、设备条件、技术力量、家属的要求等综合考虑而定。

腭裂整复术都应气管内插管全身麻醉，以保障呼吸道的通畅和供氧。

四、术 前 准 备

腭裂整复术的手术操作较唇裂整复术复杂、困难，创伤较大，失血较多，手术时间较长，在咽、腭部进行，都应在全麻下进行。因此，术前须周密准备，应详细询问病史和全身检查，了解全身健康状况和有无重要器官的先天性畸形等，否则须延迟手术。对口腔，耳、鼻、咽喉部的炎症，应先予治疗。术前常规使用抗生素及必要时做好输血的准备。

五、手术原则及手术类型

（一）腭裂整复的手术原则

腭裂整复的手术原则，是采用临近裂隙的腭部组织瓣闭合裂隙和延长软腭长度；利用咽后壁组织瓣增长软腭长度，侧壁组织瓣缩小咽腔的宽度从而达到腭咽闭合，恢复腭、咽部生理功能的目的。腭裂手术方法较多，大致可分为两大类手术：一类手术方法是以封闭裂隙、保持和延伸软腭长度、恢复软腭生理功能为主的腭成形术；另一类手术是缩小咽腔、增进腭咽闭合为主的咽成形术。后者的适应证是腭咽闭合功能不全者。

（二）腭裂手术基本步骤和方法

1. 切口 沿硬腭的齿龈缘2～3mm切开黏膜，深达骨膜深层。向后直到上颌结节，再弯向外侧，绕过后磨牙向外向后延伸切口。切开两侧裂隙缘，显露软腭的肌肉，前端横过硬腭转向裂隙，与裂缘切口重叠（图 12-12）。

2. 形成硬腭黏膜骨膜瓣　切开硬腭后在骨膜下分离黏膜骨膜瓣，边分离边用 1：200000 肾上腺素盐水小纱布压迫止血。分离至硬腭骨后缘时需注意不要损伤腭大血管神经束。两侧分别进行，边分离边止血，形成两块硬腭的黏膜骨膜瓣（图 12-13）。

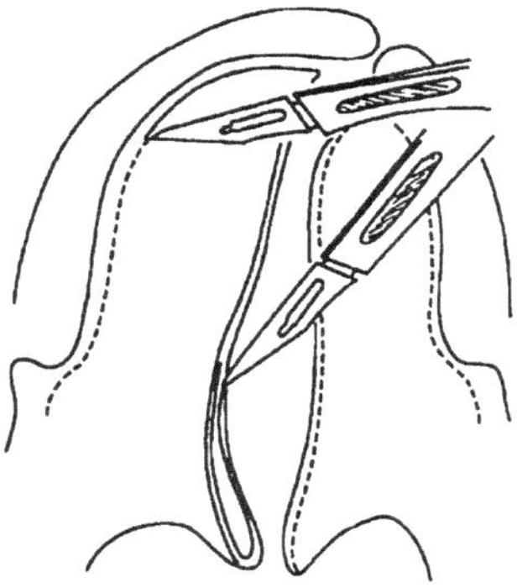

图 12-12　切开裂隙边缘

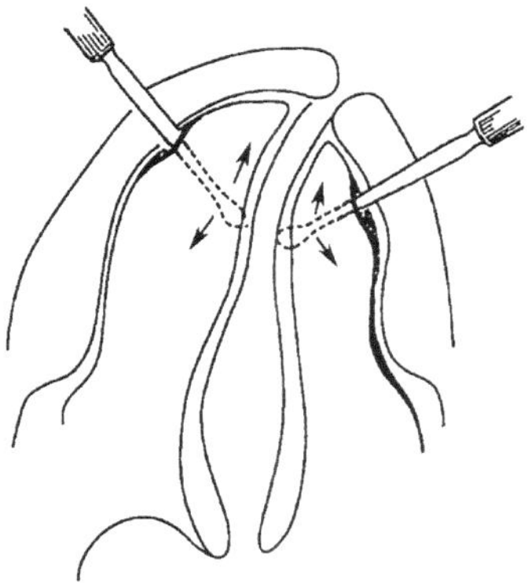

图 12-13　形成硬腭黏膜骨膜瓣

3. 松解腭大血管神经束　对裂隙小于 1/3 腭宽者可省略此步骤。裂隙宽度等于或大于腭宽 1/3 者需要松解腭大血管神经束。在腭大孔穿出的腭大血管神经周围钝性分离其外周组织，切勿损伤血管神经束。在磨牙后内显露翼钩和腭帆张肌，稍加钝性分离，不凿断翼钩，即可使两侧黏膜骨膜瓣向内松解，缝合时可无张力，保证切口愈合（图 12-14）。

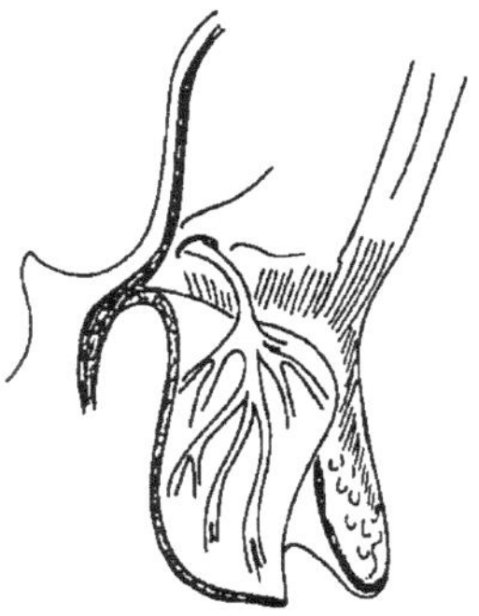

图 12-14　分离腭大血管神经束

4. 缝合　先将裂缘两侧黏膜骨膜瓣和犁骨黏膜瓣缝合后，再缝合腭垂（悬雍垂）及软腭鼻侧黏膜，在鼻侧打结。然后缝合肌层，使裂开的肌肉在中央缝合牢靠，恢复其正常的解剖结构。最后缝合口腔侧的软硬腭的黏膜层，结打在口腔侧。多数采用 3-0 尼龙单丝线缝合，术后反应轻，有利于伤口的愈合（图 12-15、图 12-16）。

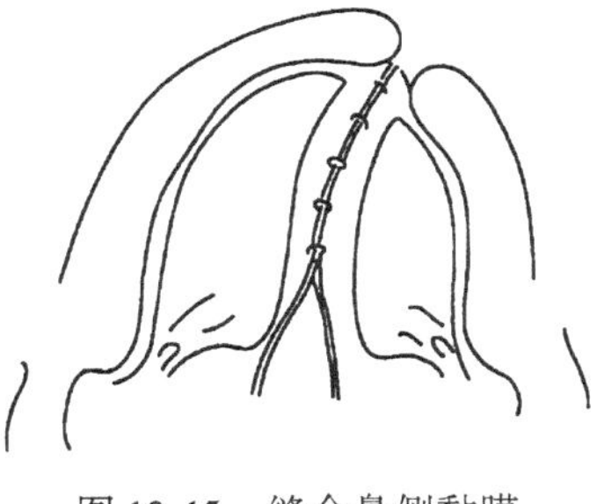

图 12-15　缝合鼻侧黏膜

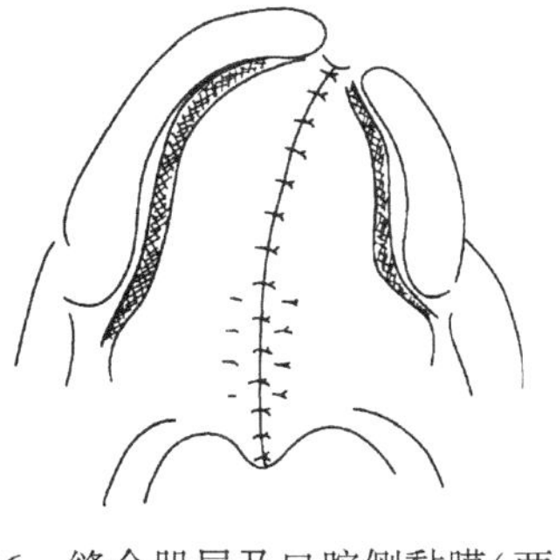

图 12-16　缝合肌层及口腔侧黏膜（两瓣法）

六、腭裂术后的护理

1. 术后麻醉护理　手术结束全麻清醒后才可拔管，一般需在苏醒过程中观察患者呼吸、脉搏和体温。宜侧卧或取扁桃体位，便于口内血液分泌物流出口外，防止吸入肺部。若发生舌后坠,可放置口腔通气道或牵引线牵拉舌体,必要时给氧,完全清醒4小时后,方可进少量开水。

2. 术后出血 术日当天,唾液内带有少量血水属正常现象,若有明显渗血或有血凝块现象,给全身止血剂,局部用纱布压迫,必要时缝合出血点。

3. 肺部并发症 术后可见肺炎、肺水肿多因咳嗽反射不健全,误吸,输液过多、过快引起。常见频繁咳嗽、鼻翼煽动、口唇发绀、听诊可闻异常呼吸音。应及时给氧,控制输液速度计量,使用利尿剂,勤翻身,常规使用抗生素。

4. 保持口腔清洁 鼓励多饮水,每餐后做口腔护理,严禁大声哭叫、逗笑。每日少食多餐,小口慢咽,流质饮食2~3周后改半流1~2周,然后才可进普食。

5. 可用呋麻合剂滴鼻,1日3~5次。

6. 鼻腔不通气或睡眠打鼾多因咽部肿胀呼吸通道狭窄所致,可给侧卧位睡眠,数日后逐渐恢复至正常。

目标检测

一、A1型题

1. 唇、面、腭裂的发病原因
   A. 与遗传无关　B. 单一基因遗传性疾病
   C. 多基因遗传性疾病　D. 与环境无关
   E. 与环境密切相关
2. 单侧唇裂整复术的较合适的年龄在
   A. 1~2月龄　B. 3~6月龄
   C. 1~2岁　D. 3~6岁
   E. 6~8岁
3. 婴幼儿唇腭裂整复术的麻醉最好选用
   A. 基础麻醉加眶下神经阻滞麻醉
   B. 双侧眶下神经阻滞麻醉
   C. 经气管插管的全身麻醉
   D. 经鼻腔气管插管的全身麻醉
   E. 基础麻醉
4. 目前,多主张在什么年龄行腭裂整复术
   A. 6月龄　B. 18个月左右
   C. 3岁左右　D. 5~6岁
   E. 8~12岁
5. 单侧完全性唇裂的发生的原因是
   A. 一侧的球状突未与上颌突未融合
   B. 双侧球状突未互相融合
   C. 一侧的上颌突未与下颌突融合
   D. 双侧的侧腭突未相融合
6. 唇裂手术常规给予麻醉前用药的时间是
   A. 术前一日晚上　B. 术前4~6个小时
   C. 术前30分钟　D. 术前10分钟
7. 下三角瓣法修补唇裂的缺点是
   A. 破坏人中凹和人中嵴
   B. 远期效果常有患侧长唇过短
   C. 定点不易掌握
   D. 切开线为直线
8. 腭裂修补术的主要目的是
   A. 封闭裂隙
   B. 延长软腭
   C. 改变语音功能
   D. 达到腭咽闭合,恢复腭咽生理功能

二、名词解释

1. 旋转推进法　2. 下三角瓣法

三、填空题

1. 就最佳手术年龄而言,单侧唇裂为________,双侧唇裂为________。
2. 腭裂的临床分类有________、________、________、________。
3. 按裂隙程度唇裂分为________、________、________。
4. 唇、腭裂的发病环境因素有________、________、________、________、________。

四、问答题

1. 说出下三角瓣法和旋转推进法的优缺点。
2. 列出预防唇腭裂的积极措施。
3. 概述唇裂整复术的步骤和方法。
4. 简述腭裂整复术的手术原则和类型。

第 13 章

牙颌面畸形

学习要点

1. 牙颌面畸形的病因和临床分类。
2. 牙颌面畸形的治疗步骤及术后并发症的防治。

牙颌面畸形主要系指因颌骨发育异常引起的颌骨体积、形态以及上、下颌之间及其与颅颌面其他骨骼之间的关系异常，和随之伴发的牙𬌗关系及口颌系统功能异常及颜面形态异常。以研究和诊治牙𬌗面畸形为主要内容的学科为正颌外科，它是一门新兴的综合性边缘学科，也是口腔颌面外科学的一个分支。

早在 1728 年，Fauchard 即曾尝试用牙钳一次矫正个别牙错位，但以外科手术矫治骨性牙颌畸形，则为 Hulihen 于 1848 年所创立，并于 1849 年首次报道。20 世纪 50 年代后期，随着麻醉学、外科学、应用解剖学等的发展以及特殊手术器械的使用，使牙颌面畸形的外科矫治获得了较为快速的发展。1957 年，Trauner 与 Obwegeser 首次报道并由 Dal Pont(1961 年)改进的经口内途径行下颌支矢状劈开术矫治下颌发育畸形，标志着外科矫治牙颌面畸形进入了新的阶段。近年来，外科-正畸联合治疗原则的确立，使牙颌面畸形的外科治疗更趋完善，真正进入了功能与形态相结合的新时期。

链接

什么是正颌外科？

正颌外科也称外科正畸学，它应用外科和正畸学的方法作为治疗手段，其主要治疗对象是人群中发病率相当高的各种牙颌面畸形，目前正颌外科在欧美各国已广泛开展，成为口腔颌面外科医师必须掌握的技巧，我国正颌外科工作始于 20 世纪 70 年代，近年来逐步推广。随着人民生活水平和文化修养的日益提高，求治病人与日俱增。

第 1 节　病因与临床分类

一、病　　因

颌骨发育畸形是个体生长发育过程中逐渐显现的一类病变，先天因素中，可由基因遗传或胎儿发育期的母体内环境影响，如母体妊娠期营养不良、内分泌紊乱、损伤或感染性疾病，均可影响牙颌系统的正常发育而导致畸形。在后天因素中，从婴儿到少年的生长发育阶段，任何引起牙颌系统发育障碍的因素，如代谢障碍与内分泌功能失调、感染、损伤、营养不良、局部血供障碍以及不良习惯等均可导致牙颌面畸形的发生。

二、临床分类

牙颌面畸形患者必然有错𬌗,且常常存在着颅与颌、𬌗与颌以及上、下颌骨之间的三维空间的关系异常,常见的颌骨发育畸形主要包括发育过度与发育不足两大类,可以单独或同时发生在上颌骨及下颌骨,可以是对称的也可以是不对称的,目前尚无公认的统一分类方法,本文采用包含 Angle 分类标准在内的以颅、颌、𬌗三维空间关系异常为基础的牙颌面畸形分类法。

(一) 颌骨发育过度

1. 前后向发育过度

(1) 上颌前突(Angle Ⅰ或Ⅱ类𬌗)。

(2) 下颌前突(AngleⅢ类𬌗)。

(3) 下颌颏部发育过度(Angle Ⅰ类𬌗)。

(4) 双颌前突(多为 Angle Ⅰ类𬌗)。

2. 上下(垂直)向发育过度

(1) 上颌发育过度(多为 Angle Ⅱ类𬌗)

1) 伴有开𬌗。

2) 不伴开𬌗。

(2) 下颌发育过度。

3. 横向发育过度(宽面综合征) 双侧下颌角发育过度伴咬肌肥大。

(二) 颌骨发育不足

1. 前后向发育不足

(1) 上颌发育不足(多为 AngleⅢ类𬌗)。

(2) 下颌发育不足(多为 Angle Ⅱ类𬌗)。

(3) 下颌颏部发育不足(多为 Angle Ⅰ类𬌗)。

2. 上下(垂直)向发育不足

(1) 上颌发育不足(多为 AngleⅢ类𬌗)。

(2) 下颌发育不足(多为 Angle Ⅱ类𬌗)。

(3) 下颌颏部发育不足(多为 Angle Ⅰ或Ⅱ类𬌗)。

3. 横向发育不足

(1) 上颌发育不足,表现为上颌缩窄。

(2) 下颌发育不足,表现为下颌缩窄。

(三) 牙源性错𬌗畸形

牙源性错𬌗畸形多为 Angle Ⅰ类𬌗,可表现为多种类型,如前牙超突或开𬌗,反𬌗或伴开𬌗,牙排列拥挤、错位等。

(四) 复合性牙颌面畸形

各类畸形在不同个体可形成相互交叉的复合类型。

1. 上颌发育过度伴下颌发育不足

(1) 上颌前突伴开𬌗。

(2) 上颌前突伴深覆𬌗或合并深覆盖。

2. 垂直向上颌发育过度伴下颌发育不足

（1）长面综合征伴开㿻畸形。

（2）长面综合征不伴开㿻畸形。

3. 上颌前后向发育不足伴下颌发育过度

（1）伴开㿻畸形。

（2）不伴开㿻畸形。

4. 垂直向上颌发育不足伴下颌发育不足（如短面综合征）

（1）伴深覆㿻畸形。

（2）伴深覆盖畸形。

（3）伴深覆盖及伴深覆㿻畸形。

（五）不对称性牙颌面畸形

在以上各类牙颌面畸形中均可出现不对称性畸形，某些严重的不对称畸形除骨组织外，尚累及到软组织畸形，如偏面小颌畸形、偏颌前突畸形以及进行性偏面萎缩、偏面肥大。

（六）继发性牙颌面畸形

在生长发育期，因各种疾病或其治疗引起牙颌面发育畸形，如颞下颌关节强直，口腔颌面部损伤，尤其以骨折错位愈合，颞下颌关节损伤，以及因骨肿瘤或骨髓炎症等外科治疗后的颌骨缺损畸形。

临床所见牙颌面畸形只是一种外部表现。外观相似的畸形，却可能是由于根本不同的原因引起。诊断的目的是为了揭示牙颌面畸形的性质、特征及病因；用以指导制定正确有效的治疗计划。根据临床表现及各项测量资料，明确牙、颌、面是否存在异常及其性质、部位和程度。同时确定是骨性或牙源性牙颌面畸形，并列出所有异常的问题，做出最后诊断。

第 2 节　治 疗 设 计

由于牙颌面畸形患者的外科治疗，需按畸形情况和治疗要求，切开并移动牙-骨复合体，重建正常的牙颌面结构的三维空间关系和功能，并获得满意的颜面美容效果。因此，对治疗方案应于术前有精确的考虑和设计，并对选定的预计治疗效果，作出术前预测。

一、治疗设计及预测试验

1. 投影描迹设计。
2. 投影剪裁模拟手术试验。
3. 计算机辅助设计与疗效预测。
4. 石膏模型外科。

二、治 疗 步 骤

在确定牙颌面畸形正颌外科的治疗方案后，必须按照严格的治疗程序进行，可归纳如下：

1. 术前正畸治疗 目的在于矫正错位牙，调整不协调的牙弓与牙殆关系，以使术中切开的骨段顺利地移动至所设计的矫正位置上，并建立良好的殆关系。

2. 确认手术计划 手术前的正畸治疗结束后再对手术计划进行调整、补充，使手术取得最佳效果。

3. 完成术前准备 全麻和输血准备，还需制备好殆引导板和固定移动骨块的装置。

4. 正颌手术 必须严格按手术设计施术，不得在术中随意改动。

5. 术后正畸与康复治疗 通常均需进行术后正畸治疗，旨在从功能及美容效果完善咬合关系，稳定、巩固手术矫正后的效果。术后正畸治疗可在正颌手术3个月后进行。

6. 随访观察 如出现明显复发倾向时，即需要进行相应的处理，术后的随访观察至少应持续6个月以上。

第3节 临床常用的手术治疗

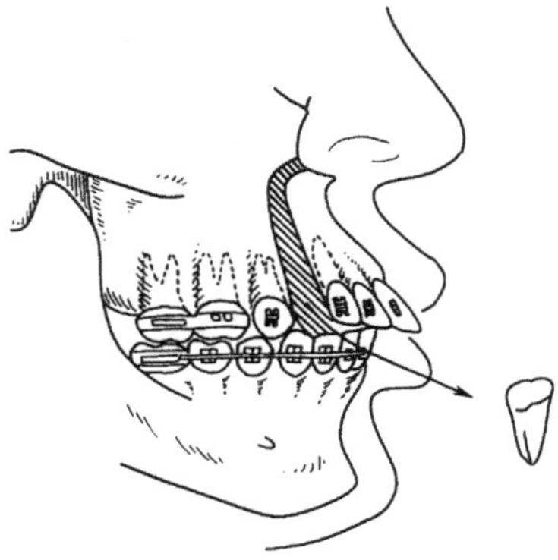

图13-1 上颌前段骨切开术

1. 上颌前段骨切开术 主要适用于牙及牙槽骨前突，临床多采用拔除前突颌的第一前磨牙，将其所占位置的骨质去除，将前段骨切开后退，下颌骨前部也可配合在其根尖下水平切除一定的骨质以达到下门牙下降的目的，然后用固定装置做拴扎固定，缝合软组织创口。术后1~3个月内视愈合情况和稳固程度，拆除固定，必要时再加用术后正畸治疗（图13-1）。

2. 全上颌骨水平向骨切开术 本术也可以称为LeFort Ⅰ型骨切开术，按Ⅰ型骨折线方向切开梨状孔、牙槽骨、上颌结节等各骨质，保留腭侧黏骨膜软组织作为软组织蒂，向前牵引移动的牙-骨块至设计的位置，与下颌牙建立最佳的殆关系后，用微型钢板做内固定，缝合创口后，加用颌间牵引橡皮圈弹性固定，有时在移动后的骨间隙内植入相应的自体骨块或代用品，以预防上颌骨后退回原位而复发（图13-2）。

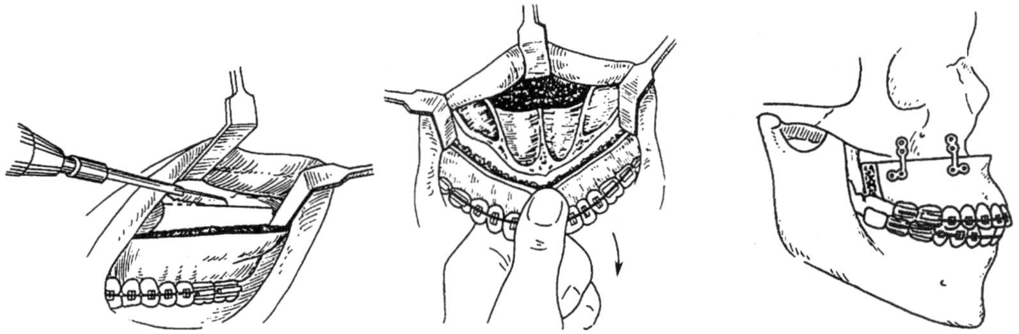

图13-2 LeFort Ⅰ型骨切开术

3. 下颌升支矢状骨劈开术

(1) 从上颌殆平面稍下方的升之前缘斜向前下做切口，至下颌第一磨牙近中龈颊沟偏颊侧 8mm 处。切开黏膜;黏膜下组织和骨膜,用“燕尾”形牵开器沿升之前缘向上剥离颞肌附着。用弯 kocher 钳夹持住喙突根部,大约在上颌殆平面稍上方的位置,在骨膜下剥离升之内侧软组织,直至看见下颌小舌或下牙槽神经血管束。然后向前下剥离显露下颌支前缘及外斜线,以及第一磨牙近中处下颌下缘。

(2) 将下牙槽神经血管束及其周围软组织与骨面隔离,用裂钻或往复锯在下颌小舌上方约 3mm 处作水平骨切开,骨切口从升支前缘开始,越过下颌孔上方至其后方的下颌神经沟,但不必切至升支后缘,切透舌侧骨皮质即可。

(3) 用往复锯或骨钻,从水平骨切口前端开始,沿升支前缘稍内侧和外斜线向下并逐渐向外切割至第一磨牙颊侧骨板,随后转向下颌下缘垂直切开此处的皮质骨,注意骨切口应深至髓腔。

(4) 用 2 ~3 把骨刀交替插入水平与矢状骨切口将下颌骨内外侧骨板逐渐分开。注意将骨刀刀刃紧贴颊侧骨板敲入。当骨切口间隙逐渐增宽,内外侧骨板分离时,仔细观察下颌管或下牙槽神经血管束的位置,若其不在近心骨段,则继续凿入并撬动骨刀直至下颌支被完全劈开。依同法完成另一侧下颌支的劈开术。

(5) 用殆板引导远心骨段至新的矫正位,并用橡皮圈或钢丝行颌间固定。如果用于矫正下颌前突,还须在近心骨段垂直骨切口处截出一段与远心骨段后退距离相当的皮质骨。

(6) 有两种方式固定移动后的骨段,一种是双皮质骨螺钉固定,另一种是钛板与单皮质骨螺钉固定,后者目前更常用。拆除颌间固定并移去殆板,用生理盐水冲洗创口,妥善止血后用间断或连续方式缝合切口(图 13-3)。

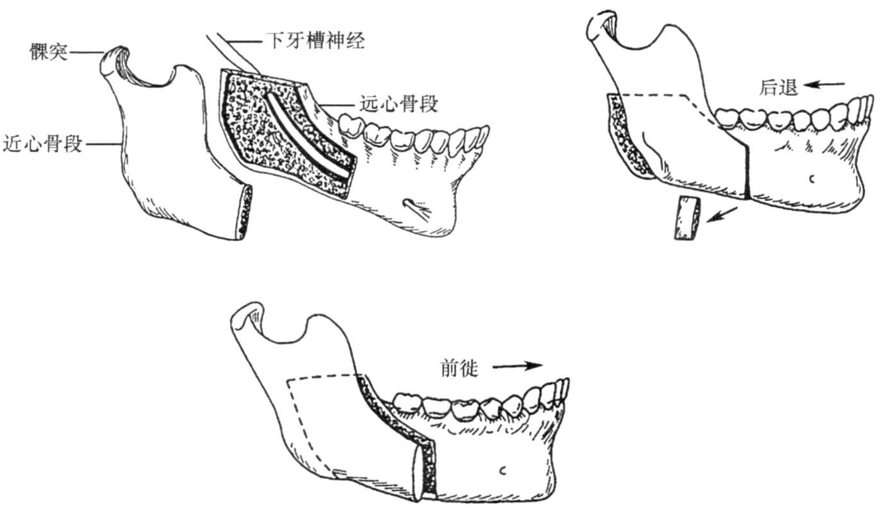

图 13-3　下颌升支矢状骨劈开术

4. 颏成形术　主要是将异常的颏部水平切开,滑行前移或后退,一般在口内前庭沟切开,显露下颌骨,按设计用骨钻或骨锯做骨切开,移动颏部骨段至理想位置后,用钢丝或微型钛板内固定,缝合创口(图 13-4)。

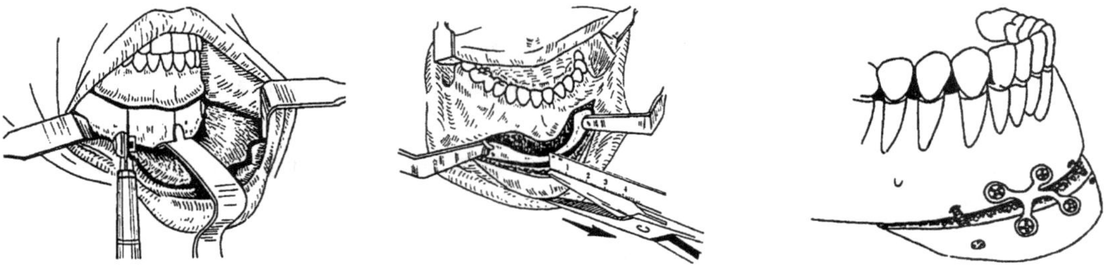

图 13-4　颏部水平骨切开前移术

第 4 节　术后并发症的治疗

随着医疗器械设施的发展更新，以及手术技术的进步和经验积累，原有的危险、复杂的正颌外科从由少数权威医疗单位实施，逐渐成为一种常规手术，但由于各种原因的存在，使正颌外科手术的并发症仍时有发生。

1. 呼吸道梗阻　常见于上颌骨切开及骨块移位术。其原因有：①上颌窦及鼻腔的黏膜水肿、渗血。②因上颌骨段上移而鼻腔通道变小。③下颌支手术引起的咽侧壁肿胀，咽气道变窄。④咽旁口底部血肿。⑤气管插管麻醉后声门水肿损伤，喉道变窄。⑥术中异物未清理等因素或多种因素合并引起，常发生麻醉苏醒期，一旦出现，特别紧急，应尽早发现及时处理，多采用改变体位，清除异物及血块，牵拉舌体，气管内插管。必要时做环甲膜穿刺或切开，争分夺秒地进行针对性的处理。为了预防此类并发症的出现，应尽量减少创伤，充分可靠地止血，仔细检查，去除咽腔纱布或异物。

链接

正颌使人更美丽

正颌外科是人类工程学中的一个分支，是改造牙颌面结构达到功能和美貌统一的理想手段，为人类更美丽做出了贡献，正颌外科目前还是治疗牙颌面畸形的医疗手段，不久的将来它可能是使人类更美丽迷人，改造面形的手段，成为生活的需要。

2. 出血　由于正颌手术的特点，术后早期创口轻度渗血较为常见。上颌手术后的鼻腔渗血可喷滴血管收缩剂，必要时可填塞碘仿纱布或油纱条。其他部位的渗血可用加压敷料，一般均可奏效。术后明显的持续性出血并非罕见，如不进行及时有效的处理，后果严重。严重的出血，除凝血机制障碍者，一般上颌手术发生于 LeFort Ⅰ 型或 Ⅱ 型骨切开术断离或损伤腭降动脉及上颌动脉后，未能有效地结扎血管断端所致。下颌手术则多并发于下颌支矢状劈开，或下颌支斜行（垂直）骨切开术损伤下牙槽神经血管束所致。出血一般在术后立即出现，但下颌支部位出血引流不畅而形成的咽旁或口底部血肿，直至出现呼吸道压迫症状才引起注意。对术后出血病例应尽快找出原因，采取有针对性的止血措施。

3. 感染　由于抗感染技术的进步，特别是抗生素的应用，使正颌手术的术后感染率显著降低。但由于现代正颌手术多经污染的口内途径施行，因此仍有感染的可能。而骨创感染一旦发生，常导致骨切开部位不愈合、错位愈合甚至骨坏死，引起难以处理甚至软硬组织缺损畸形的严重后果。正颌手术的创口感染一般都与下列因素有关：首先是骨切开线设计不妥或术中处理不当，特别是软组织蒂的撕裂甚至是断离，骨瓣附着的软组织剥离过于广泛等原因，引起血供严重障碍使局部抗感染力明显降低；此外骨创部血肿，异物遗留也是引起骨创部感染的因素。避免上述原因，是预防感染的有力措施。如已发生脓性感染，则应积极引流并根据脓培养及细菌药物敏感实验加强抗生素的应用。

4. 牙及骨坏死　随着正颌外科手术生物学基础研究的进展和以此为基础的手术设计科学化，以及手术技术的提高与手术器械的改进，使正颌外科手术的安全性和可靠性有显著的提高，整个骨块的坏死已极为少见，但发生牙或骨坏死的可能性依然存在；骨坏死的病历仍有发生。由于软组织张力过大或覆盖不全引起的小区域骨质暴露，有可能出现局限性骨密质层坏死。单纯牙髓坏死，主要发生于个别牙的牙槽突切开术或节段性骨切开时，损伤切开线两侧的牙周或牙根所致。大块的骨质坏死主要系牙-骨复合体软组织蒂设计不当或手术操作有误，引起蒂部撕伤或断裂以及移位骨块附着软组织蒂分离过度，造成严重的血供障碍所致。如并发感染，将加重骨坏死的形成，因此，正确的手术（特别是软组织蒂）设计和操作，保证牙-骨复合体的血供，预防感染发生，是避免发生骨坏死重要而有效的措施。

5. 骨愈合不良及错位愈合　骨切开线设计及骨块复位不当，骨块断面接触不良，特别是骨块固定不牢是正颌手术后出现愈合不良或错位愈合的常见原因，而血供不良及局部感染也直接影响骨的愈合。目前，采用小型钛板行骨间坚固内固定，大大提高了骨块固定的可靠性，也缩短了颌间固定的时间。此外，在下颌支斜行（垂直）骨切开术时，如骨切开线偏高，且未止于下颌角，则将出现连接下颌髁突的近颅骨段向内前移位，影响愈合。另如，在下颌矢状骨切开术中引起的近心骨段骨折，又未能在手术中进行正确的处理和牢固的固定，则术后出现的骨愈合不良及骨段移位，往往需要再次手术。

6. 神经损伤　正颌手术可能涉及的神经损伤主要是下颌手术可能引起的下牙槽神经及面神经损伤。下牙槽神经损伤可能发生在下颌骨体部骨切开术颏成形术或下颌支垂直（斜行）骨切开术时，但最易引起下牙槽神经损伤的是下颌支矢状骨劈开术。经口外途径的下颌骨切开术则有可能引起面神经下颌缘支的损伤。因此，正确的手术设计及操作，是防止正颌手术引起神经损伤的关键因素。

目标检测

一、A1 型题

1. 以下关于牙颌面畸形的叙述哪项是错误的
   A. 牙颌面畸形患者必然存在错𬌗
   B. 正颌外科是以研究和诊治牙颌面畸形为主要内容的学科
   C. 常见的颌骨发育畸形包括发育过度与发育不足两大类
   D. 畸形可以是对称的或不对称
   E. 错𬌗完全可以反映和代表牙颌面畸形基本的病变特征
2. 上颌前部根尖截骨术适应的𬌗畸形是
   A. 上颌前突前牙开𬌗
   B. 双颌前突，深覆𬌗
   C. 前牙反𬌗
   D. 前牙深覆盖
   E. 下颌后退，前牙深覆𬌗，深覆盖

二、名词解释

牙颌面畸形

三、问答题

1. 概述牙颌面发育畸形的病因及临床分类。
2. 简述正颌外科术前的治疗设计。
3. 说出临床上正颌外科手术常见的并发症。

第 14 章

口腔颌面部后天畸形和缺损

学习要点

1. 口腔颌面部后天畸形和缺损的常见原因。
2. 整复手术技术特点。
3. 皮肤移植的种类与特点。
4. 皮瓣移植的临床应用。
5. 引导骨再生膜技术的概念。
6. 种植赝复体的概念。

第 1 节　概　　论

口腔颌面部后天畸形和缺损是指由于口腔颌面部疾病或损伤等引起的颌面部畸形或组织缺损，亦称后天获得性畸形和缺损。由于畸形或组织缺损，导致严重的功能障碍与容貌缺陷。

一、病　　因

1. 肿瘤　肿瘤已是近年来颌面部获得性畸形或缺损的主要原因。因肿瘤本身造成的颌面部畸形多为良性肿瘤。恶性肿瘤则多系手术治疗后而致不同程度的缺损或畸形。放射治疗也可导致组织缺损，多见于放射性骨坏死或由于放疗而引起的发育抑制即组织萎缩变性。

2. 损伤　由交通事故引起的口腔颌面部畸形与缺损日趋增多。其次是生活外伤，包括儿童期的跌落伤是造成一侧（或双侧）颞下颌关节损伤、偏颌（或小颌）畸形的主要原因。

3. 炎症　颌面骨的炎症，由于骨质坏死、溶解或分离排出，常可造成不同程度的颌面部畸形。畸形除可因骨质缺损本身引起外，也可因颌骨生长发育中心，例如儿童期髁突的破坏使颌骨一侧发育障碍而造成。

特异性炎症包括梅毒、结核等均可引起颌面部软硬组织缺损与畸形。晚期梅毒的树胶肿可导致腭部穿孔；梅毒还可引起下一代鼻发育畸形即典型的鞍鼻。

二、诊断与治疗

了解了病因，后天性口腔颌面畸形与缺损的诊断一般比较容易。

治疗后天获得性口腔颌面畸形与缺损，随着近年来整复手术技术的迅速发展，治疗后天获得性口腔颌面畸形与缺损也有了新的突破。

（一）整复手术技术特点

1. 严格无菌条件　整复手术的无菌条件要求严格，特别是行骨、软骨、筋骨、脂肪、神经等组织游离移植时，尤为重要，因为这些组织血供差，抗菌力弱，易发生感染而导致手术失败。

2. 尽量爱护和保存组织　尽量避免损伤或少损伤组织，也是整复手术的重要原则，手术时要细心操作，用法要细致、轻巧，避免过度牵拉、夹扭、压迫软组织。进行肿瘤切除时，应处理好以肿瘤外科为出发点，以整复外科为配合的辩证关系。

3. 防止或减少粗大的瘢痕形成　力争手术后获得最细、最平，以达到最美观的要求。影响瘢痕形成的因素很多，除本身体质（瘢痕体质）外与手术操作本身关系很大，手术创伤小，切口整齐、细针细线，正确的对样缝合，适当早期（面部无张力可 5 天，颈部无张力可 7 天）拆线，以及术后无感染等都是减少瘢痕形成的重要措施。平行皮肤天然皱纹设计皮肤切口，也可在一定程度上避免粗大瘢痕的形成（图 14-1、图 14-2）。

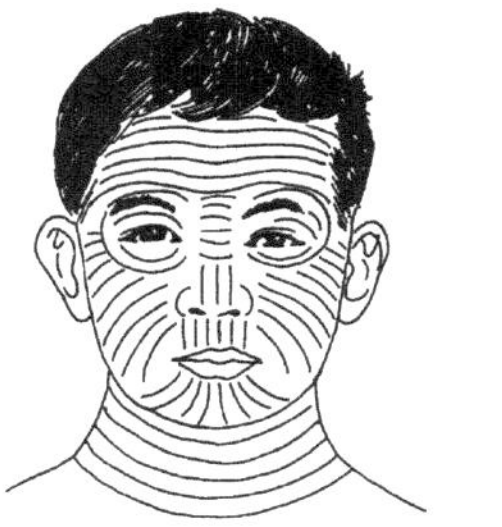

图 14-1　面颈部皮纹走向

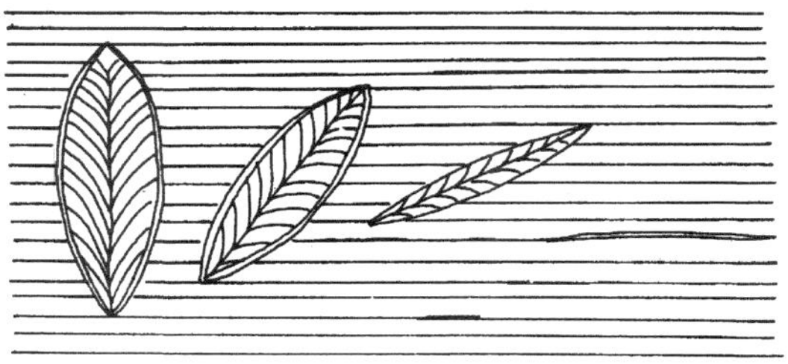

图 14-2　切口张力与皮纹方向的关系

4. 应用显微外科技术　显微外科是指借助手术显微镜，或在放大镜下进行某些外科精细操作的一种技术。应用显微外科技术，使一些以往无法解决的大型缺损以及在感染区、放射区行组织移植等难题也可以迎刃而解，一次修复成功。因此显微外科技术出现，被认为是在外科发展史上一次有深远意义的变革。

（二）制定整复手术计划

在拟订整复手术计划前，还必须确定是以畸形为主还是以组织缺损为主。术前应检查面部畸形或缺损的部位、范围、深浅、瘢痕的粘连、牵拉情况等，特别应估计外貌缺损与实际缺损之间的差距。为此，应以健侧作为对照，最好通过测量数据进行比较更为准确；而且除静态对比之外，还应做动态对比观察，如此拟定的治疗才可获得最好的效果。

在拟订口腔颌面部后天畸形的缺损的治疗计划时，尚应注意以下几点。

1. 患者的健康状况　身体健壮，营养良好，是创口愈合的有利条件；反之严重贫血、肺结核、糖尿病及严重心血管疾病等不宜做整复手术。

2. 手术区及供组织区情况　降低手术区的畸形与缺损情况外，尚应注意面部有无感染及供区组织的质地、色泽及可供利用的组织的大小等进行详细检查。

3. 手术时间　整复手术一般为选择性手术，宜在合适的时机进行。但在处理早期损伤患者时，为了消灭创面，早期恢复功能，常常与损伤的手术同时进行。

整复手术还可分为立即整复与延期整复两类。立即整复，常在肿瘤切除时同期进行，例如下颌骨切除后立即植骨；延期整复多用于因损伤、炎症所引起的继发畸形、缺损以及不适宜立即整复的恶性肿瘤。

4. 年龄 老年及10岁以下的患者其合作程度及对多次手术的耐受性一般较差，宜尽可能选择时间较短、操作简便而效果亦好的方法。

5. 患者的思想准备 整复手术的目的是恢复功能与外形，但在相互不能兼顾的情况下，应以恢复功能为主，故手术前应将治疗计划，包括手术次数、需要时间、固定方法、饮食要求、预防效果等向患者与家属详细耐心地解释清楚，取得患者合作。

链接

整复外科

整复外科是临床医学的一个分科，它与其他医学专业有着广泛的联系和交叉。各个医学专业的很多知识和技术可以应用于整复外科。整复外科的基本理论和治疗原则对其他医学专业也具有一定的指导意义，如能掌握应用将能解决更多伤残患者的治疗问题，使伤残不废，造福于广大伤残患者。

第2节 口腔颌面部后天畸形和缺损整复方法

组织移植是将自体组织或人工材料等移植到身体的某一部位，以恢复由于先天性或后天性因素引起的畸形或组织缺损的一种技术。组织移植包括皮肤移植、骨及软骨移植、真皮及脂肪移植、黏膜移植、筋膜移植、肌移植、神经移植、复合组织移植、生物材料填入以及组织工程化组织移植等。皮肤移植是目前应用得最多的自体组织移植方法之一。

一、软组织畸形和缺损的整复

由于疾病和损伤造成口腔颌面部软组织瘢痕畸形和组织缺损，其整复的方法主要为皮肤移植。皮肤移植可分为游离皮片移植、皮瓣移植两大类，后者又可分为带蒂、游离和管状皮瓣移植三种类型。

（一）游离皮片移植

1. 按皮肤厚度分为三种 表层皮片、中厚皮片、全厚皮片。

（1）表层皮片：也称刃厚皮片或薄层皮片。包括表皮层和很薄一层真皮最上层的乳突层，此种皮片移植后生活力强，抗感染力也强，能生长在有轻微感染经过适当处理过后的肉芽创面上，也能生长在渗血的骨创面、肌肉、脂肪、肌腱等组织上。表层皮片的供皮区一般不形成增厚的瘢痕，因此，在愈合后还可再次切取皮片，缺点是皮片收缩大，极易挛缩，质地脆弱，不耐受外力摩擦与负重，色素沉着严重，在肌腱及筋膜表面等部位生长后，易产生挛缩性功能障碍。

（2）中厚皮片：包括表皮及一部分真皮层。中厚皮片移植后，收缩较表层皮片为小，因皮片内含有弹性纤维，故较柔软而耐受摩擦，色素沉着也轻微，功能恢复与外表均较佳。

（3）全厚皮片：包括表皮及真皮的全层。这种皮片生长成活后，柔软而富有弹性，活动度大，能耐受摩擦及负重，收缩小，色泽变化亦小，特别适合于面部植皮。近年来，保存真皮下血管网的全厚皮片移植已进入临床应用。其主要优点是收缩小，较柔软，适宜在肌腱或肌纤维暴露处移植；其缺点是在皮肤成活后，表面常呈花斑状色素变化。

2. 适应证 游离皮片移植适用于大面积的浅层组织缺损，包括皮肤和黏膜的缺损。一般来说，面颈部植皮应多采用全厚或中厚皮片；口腔内植皮，一般多采用薄中厚皮片；有感染的肉芽创面或骨面，则只能采用表层皮片移植。全厚皮片因含有毛囊，移植后毛发可以再生，故也可用于眉再造等手术。

（二）皮瓣移植

皮瓣移植也称为皮瓣转移。皮瓣是由皮肤的全厚层及皮下组织所构成。与游离皮片移植不同的是，皮瓣必须有与机体皮肤相连的蒂，或行血管吻合，血循环重建后以供给皮瓣的血供和营养，才能保证移植皮瓣的成活。前者称为带蒂皮瓣移植；后者称为游离皮瓣移植，或血循环重建或血管化游离皮瓣移植。

1. 分类与特点

（1）带蒂皮瓣：目前较常用的是按转移形式与血供来源分类。

1）随意皮瓣：也称皮肤皮瓣。此类皮瓣的特点是，由于没有知名的血管供血，故在设计皮瓣时，其长宽比例要受到一定限制。在肢体与躯干部位，长宽之比以 1.5∶1 为最安全，最好不超过 2∶1。在面部，随意皮瓣目前均属近位带蒂转移。按转移形式又可有以下数种：

A. 移位皮瓣：又名对偶三角交叉皮瓣或“Z”字成形术。是由皮肤 3 个切口连接成“Z”字形而构成，相对的三角形皮瓣彼此交换位置后缝合。两皮瓣的侧切口与中切口所形成的角度，一般为 60°，此时三个切口的长度应基本相等，在两个三角形组织瓣交叉转移换位后，可增加其中轴长度的 75%，从而达到松解挛缩恢复功能的目的，故这种皮瓣多应用于狭长形的索状瘢痕挛缩；也可用于恢复错位的组织或器官的正常位置与功能；以及用于预防直线切口术后瘢痕挛缩（图 14-3）。

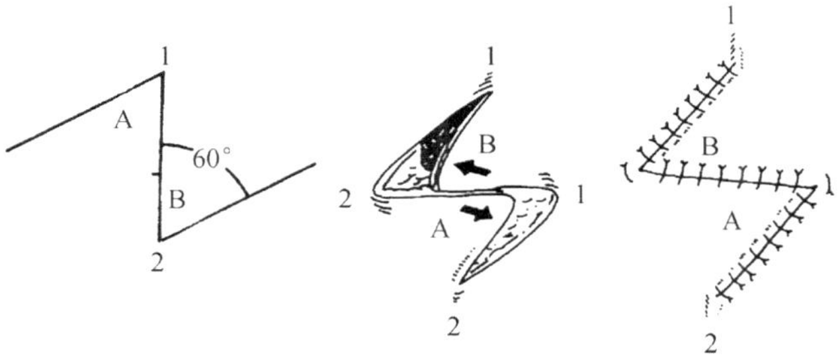

图 14-3　“Z”字成形术

案例　患者，男，24 岁。

主诉：因外伤致右面部条索状瘢痕，右口角上移 2 年。要求手术整复。

现病史：2 年前，患者因外伤所致右面部线条状创口，自口角斜向外上，长 3～4cm，创口较深，到医院清创直线缝合，愈后留有条索状瘢痕，牵拉右侧口角上移，影响美观。

检查：患者体健，全身状况良好。

右面部有一条索状瘢痕，3.5cm×0.5cm，浅红色，略隆起，质地中等硬度。周围皮肤颜色正常，无炎症表现。两侧口角不对称，右侧上移。

诊断：右面部条索状瘢痕挛缩。

治疗设计：手术切除右面部条索状瘢痕，应用对偶三角交叉皮瓣，松解牵拉口角恢复正常位置（图 14-4）。

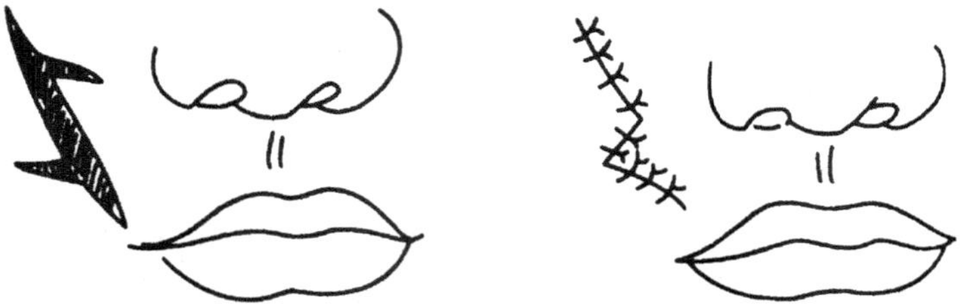

图 14-4 “Z”字成形术

B. 滑行皮瓣：又名推进皮瓣。滑行皮瓣具有一个蒂部，在接近缺损部位设计一个皮瓣，分离后，利用组织的弹性将其滑行到缺损部位，以整复创面（图 14-5）。适用于方形皮肤缺损的整复治疗设计。

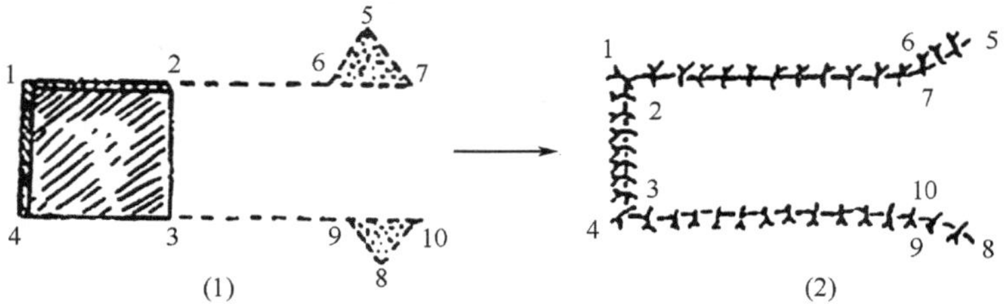

图 14-5 滑行皮瓣

为了增长或缩短某一组织的长度和宽度，而常用“V”、“Y”形皮瓣成形术，也属于滑行皮瓣的一种。“V”-“Y”形皮瓣成形术是在皮肤上做“V”形切口，分离三角形皮瓣及两侧皮下组织，利用组织的收缩性，使三角形皮瓣后退。再将切口缝为“Y”形可使皮肤的长度增加，宽度缩小（图 14-6）。适用于轻度的眼睑外翻或局部唇外翻等情况（图 14-7、图 14-8）。反之，“Y”-“V”形皮瓣成形术是在皮肤上做“Y”形切口，分离三角形皮瓣及对直切口两侧行分离，利用组织的弹性，将三角形皮瓣向前推进，把切口缝合成“V”形则可使皮肤的长度缩短，宽度增加（图 14-6）。可以矫正内眦赘皮，开大眼裂；还可以将内卷组织恢复到正常位置。

C. 旋转皮瓣：选择缺损附近的皮肤组织形成各种形态的皮瓣，利用旋转的方法以整复缺损称旋转皮瓣，设计时应注意皮瓣的旋转点及旋转半径要足够长，否则仍然不能达到满意整复缺损的目的。

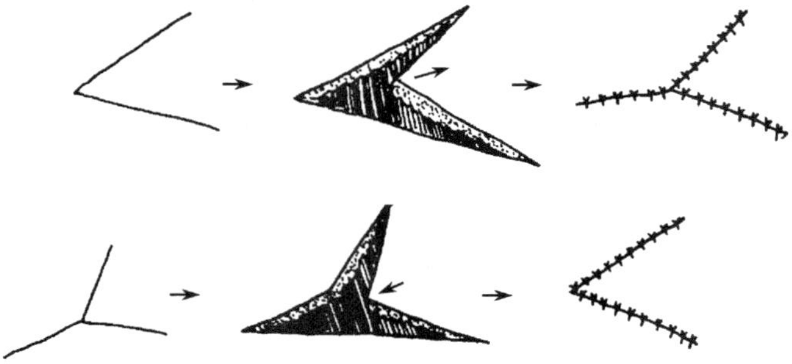

图 14-6 “V”-“Y”形皮瓣成形术

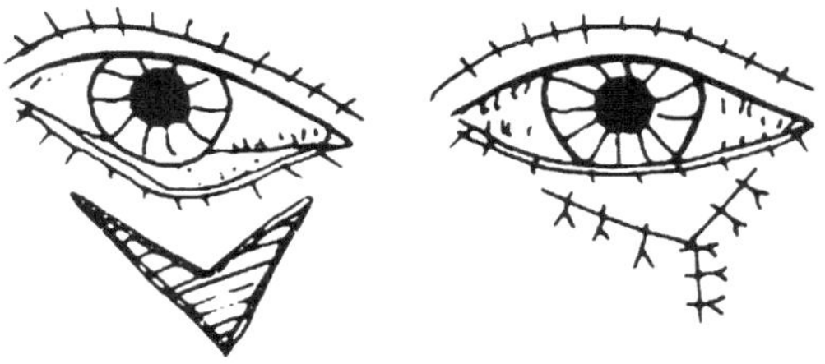

图 14-7　眼睑外翻的“V”-“Y”形皮瓣矫正术

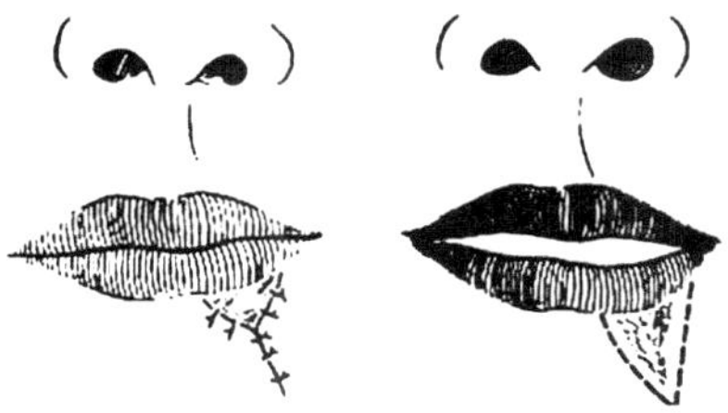

图 14-8　下唇外翻的“V”-“Y”形皮瓣矫正术

①三角缺损的皮瓣修复(图 14-9)

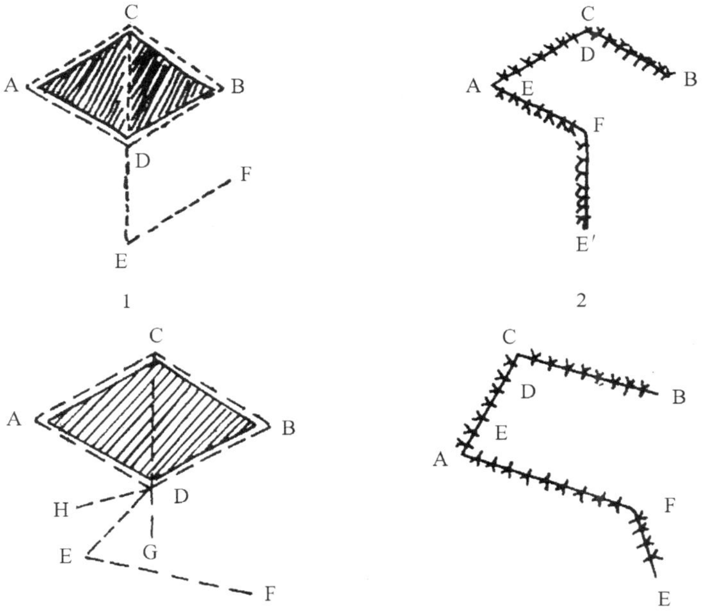

图 14-9　三角缺损的皮瓣修复

②圆形缺损的皮瓣修复(图 14-9)

案例　患者,女,20 岁。

主诉:自幼左侧面部长一圆形黑色胎记,影响美观,要求手术整复。

现病史:患者自幼左侧面部长一圆形黑色胎记,随着年龄的增长逐渐变大,色素变深,偶有痒感,无其他不适。

检查:患者体健,全身状况良好。

左侧面部有一椭圆形黑色斑块,约 2.0cm×1.5cm,比周围正常皮肤略隆起,较粗糙,黑色素不均匀,有毛发存在。周围皮肤颜色正常,无炎症表现。

诊断:左面部圆形黑斑。

治疗设计:手术切除左面部椭圆形黑斑,应用耳后旋转皮瓣修复圆形缺损。(图 14-10)

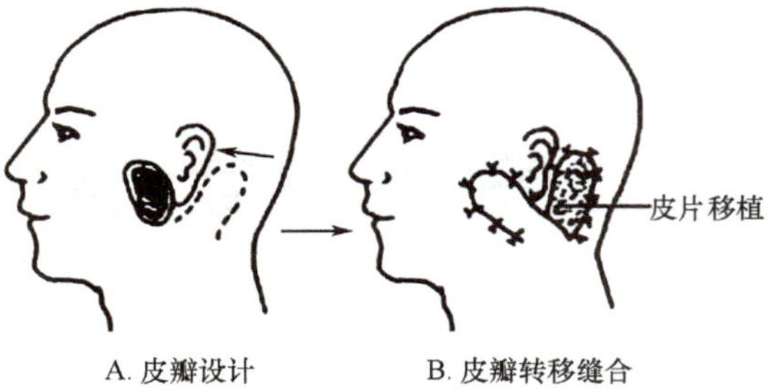

图 14-10　圆形缺损的皮瓣修复

③菱形缺损的皮瓣修复(图 14-9)

2）轴形皮瓣：也称动脉皮瓣，它的特点是有一对知名血管供血与回流，因而只要在血管的长轴内设计皮瓣，一般可不受长宽比例的限制。轴形皮瓣常用的有以下两种类型：

A. 岛状皮瓣：指一块皮瓣仅含有一条血管蒂，它的特点是蒂长，经过皮下转移灵活，由头皮转移行眉再造常用此法。

B. 隧道皮瓣：指皮瓣必须通过皮下或深部组织进行转移。在通过隧道的部分蒂部被去除了表皮，因此，所谓隧道皮瓣实际上是岛状皮瓣与皮下皮瓣的结合与发展。

修复口腔颌面部缺损时，以额部隧道皮瓣应用最多，皮瓣可通过皮下隧道修复面部缺损，也可通过颧弓下隧道修复口腔及口咽缺损，最大优点是手术可一次完成而不需断蒂修整。

(2) 游离皮瓣：将身体远处的轴形皮瓣应用显微血管外科技术移植到颌面或口腔缺损处，游离皮瓣已在国内外广泛应用，并已成为肿瘤术后缺损立即整复的主要手段。根据血供解剖上的不同，目前可将游离皮瓣分为以下 4 种类型：

1）直接皮肤血管皮瓣：其主要特点是营养皮肤的动脉在穿出深筋膜后与皮肤表面平行，走行于皮下组织内，并沿途发出小支以供养皮下组织及皮肤。这种皮瓣即典型的轴形皮瓣如腹股沟皮瓣、胸三角皮瓣等。

2）肌皮血管皮瓣：也称肌皮瓣。主要特点是通过肌组织发出营养支，垂直穿透深筋膜至皮下组织及皮肤。皮瓣在移植时绝不能将皮瓣与其深面肌分离，否则不能成活。因此，这种皮瓣实际上是一种复合组织瓣，如胸大肌皮瓣、背阔肌皮瓣等。

3）动脉干网状血管皮瓣：其主要特点是由动脉干上直接发出许多微细的血管支组成丰富的网状结构，直接营养其所属的皮肤。前臂皮瓣属此类型。

4）肌间隔血管皮瓣：其主要特点是动脉走行于肌间隔内，然后发出分支至皮肤，并于其他皮肤动脉吻合。这类皮瓣常可分离出较长一段血管蒂，且多有两条静脉伴行。上臂内、外侧皮瓣及小腿外侧皮瓣均属这种类型。

(3) 管状皮瓣：也称皮管移植。在游离皮瓣已日趋成熟的今天，管状皮瓣的应用已逐渐减少。

2. 皮瓣移植的适应证

(1) 整复面、颊、颏部等处的软组织缺损，包括肿瘤手术后缺损立即整复。

(2) 某些颌面部器官的再造，如唇、鼻、眼睑、耳郭等的缺损。

(3) 封闭或覆盖深部组织(如肌腱、肌、神经、大血管、骨等)或者暴露的创面。

(4) 整复颊部、鼻部等洞穿性缺损。

(5) 其他：如矫治颈部瘢痕挛缩等。

在皮瓣类型的选择上，应根据组织畸形和缺损的大小、部位、效果，以及患者的要求和医疗技术条件等因素综合决定。原则上应就简不就繁、就快不就慢；能用带蒂皮瓣解决的，即不滥用游离皮瓣。

3. 皮瓣移植的注意事项

(1) 带蒂皮瓣及管状皮瓣：①术前应考虑皮瓣及缺损部位之血液循环情况、部位、大小、长短，必须按需要画出外形，一般应比缺损处稍大。②切取皮瓣时，应按需要厚度注意始终保持在同一水平上切取，操作要轻巧。③皮瓣缝合前要充分止血，适当加压包扎。

（2）游离皮瓣：①必须严格选择适应证。②术者必须熟练地掌握小血管吻合技术。③选择供区时除考虑色泽、质地、厚度与受区近似外，还要考虑尽量避免造成供区的继发畸形或功能障碍。④供区的血管口径和受植区的血管口径应尽可能地相近。⑤应尽量缩短组织瓣的缺血时间。⑥应有足够长的血管蒂。

二、颌骨缺损的修复

颌骨缺损修复的方法主要有骨移植技术，它包括了自体骨移植，异体、异种骨移植以及异质材料种植技术。此外，引导骨再生膜技术，牵张成骨术，种植赝复体修复技术和组织工程技术的运用，为颌骨缺损修复提供了新的方法和思路。

（一）骨移植修复

骨移植可用于颌面缺损以恢复咀嚼、语言等功能；也可用于整复凹陷性缺损从而达到美容的目的。

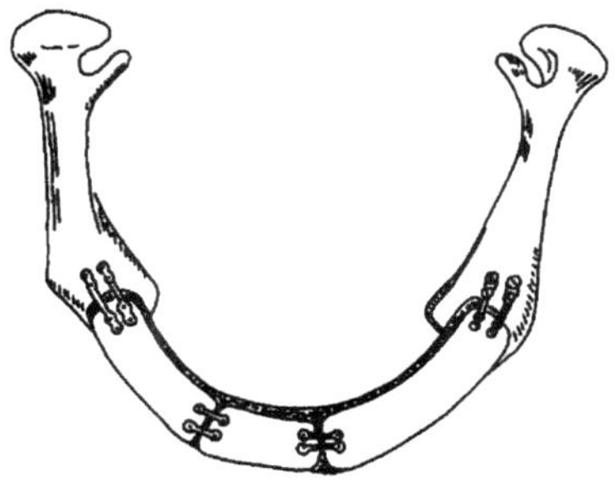

图 14-11　下颌骨缺损植骨

下颌骨缺损常是行骨移植术的主要指征，骨移植一般以自体骨移植为主。骨骼可取自患者本身的第 7、8、9 肋骨、髂骨和颅骨（图 14-11）。骨移植在颌骨缺损修复方面一直发挥着重要作用，技术成熟。特别是自体骨移植，在临床已经取得了很好的治疗效果。但是，由于是取自体骨，必然对患者产生额外的创伤，而且自体骨的骨量有限，无法满足大面积颌骨缺损的修复。近年来诱导性成骨的研究为修复骨缺损提供了另一途径，其中从动物的骨基质中提取的骨诱导活性蛋白——骨形成蛋白已应用于临床，取得了初步效果。

（二）引导骨再生膜技术

引导骨再生膜技术最早来源于牙周病学领域的引导组织再生技术。它与骨移植技术相互配合，弥补了单纯骨移植技术的一些不足。特别是一些生物膜具有一定的骨诱导能力，它是用生物膜维持手术建立的空间，并借此阻挡增值快速的上皮细胞和成纤维细胞长入该空间，以保证成骨细胞及血管的生长。在一定程度上促进了颌骨的再生，加速了颌骨的愈合。该技术多与植骨材料同时应用。随着材料学的发展，各种人工生物膜与植骨材料在临床得到了大量应用。

（三）牵张成骨术

牵张成骨术在临床上的应用也越来越多。特别适用于牙槽骨垂直高度和宽度不足的病例。牵张成骨技术修复节段性骨缺损的基本原理包括张力骨再生和压力骨接合两种生物力学效应：切骨缝被牵开时，骨痂在张力作用下可以膜内成骨方式快速再生延长并逐渐改建成熟；两侧骨断端贴合后在压力作用下可形成纤维修复性组织，逐渐钙化成骨。其修复节段性下颌骨缺损的具体方式可分为 3 种：骨传送、加压-牵引骨形成、骨移植后矫形。

（四）种植赝复体修复

由于肿瘤切除、先天疾病、外伤等所造成的上颌骨缺损是颌面部缺损中常见的类型，其中大型缺损，尤其是上颌骨半侧以上甚至全部缺失时，面中部塌陷，缺损腔巨大，口鼻腔穿通，导致咀嚼、发音、吞咽等生理功能受损甚至丧失。如不修复，会遗留十分严重的面部畸形和功能障碍，严重影响患者的身心健康和生存质量。上颌骨缺损一般不用骨移植修复方法，而应用种植赝复体重建上颌骨缺损。目前，以钛和钛合金为代表的金属材料、合成塑料和生物活性陶瓷类等人工材料被应用于颌骨修复，这些人工材料力学性能好，而且可塑性灵活，能更好地恢复颌骨缺损的形态和功能。植入的种植体可以通过骨结合，并完成种植赝复，修复体固位良好，无论是上颌骨的形态还是功能得到了很好的恢复。

链接

组织工程技术

组织工程是近二十年才提出的新概念。它是运用生命科学和工程学的方法、原理和技术，在体外构建有生物活性的组织，植入体内，修复缺损组织，重建功能的一门新兴科学。组织工程技术的出现，为颌骨缺损修复提供了许多新的思路和方法。

目标检测

一、选择题

A1 型题

1. 以下关于游离皮片移植的叙述哪项是错误的
   A. 按皮肤厚度分为表层皮片、中厚皮片及全厚皮片三种
   B. 中厚皮片包括表皮及真皮全层
   C. 皮片越薄生活力越强，移植后收缩越大
   D. 面颈部植皮多采用全厚或厚中厚皮片
   E. 有感染的肉芽创面或骨面只能采用表层皮片移植
2. 在面部，除血供特别丰富的部位外，随意皮瓣长宽之比通常不超过
   A. 1∶1　B. 2∶1
   C. (2～3)∶1　D. (4～5)∶1
   E. (5～6)∶1
3. 大面积的浅层组织缺损应该选用哪种皮肤移植？
   A. 表层皮片　B. 中厚皮片
   C. 全厚皮片　D. 对偶三角交叉皮瓣
   E. 滑行皮瓣
4. 恢复错位的组织或器官的正常位置选用哪种皮瓣移植？
   A. 管状皮瓣　B. 旋转皮瓣
   C. 全厚皮片　D. 对偶三角交叉皮瓣
   E. 滑行皮瓣
5. 上颌骨缺损常用的修复方法
   A. 骨移植　B. 牵张成骨术
   C. 种植赝复体　D. 组织工程技术
   E. 引导骨再生膜技术
6. 在感染的肉芽创面或骨面进行皮肤移植，应选用哪种方法？
   A. 中厚皮片　B. 表层皮片
   C. 全厚皮片　D. 骨移植
   E. 皮瓣移植

A2 型题

7. 患者左面部有一条索状长瘢痕，牵拉口角上移，预作整复手术，应选用哪种皮瓣移植？
   A. “Z”字成形术　B. 游离皮瓣
   C. 全厚皮片　D. 中厚皮片
   E. 滑行皮瓣
8. 一患者下颌颏部有一小面积瘢痕导致下唇轻度外翻，应采用下列哪种皮瓣移植方法，请你做出手术设计？
   A. 对偶三角交叉皮瓣　B. 游离皮瓣
   C. 岛状皮瓣　D. 隧道皮瓣
   E. “V”-“Y”形皮瓣成形术
9. 一患者面侧部有一类圆形黑斑，面积约 2.0cm×2.0cm 大小，预切除，应采用下列哪种皮瓣移植修复？
   A. 全厚皮片　B. 游离皮瓣
   C. 中厚皮片　D. 旋转皮瓣
   E. 滑行皮瓣
10. 一患儿由于有咬下唇的不良习惯，长大后左侧下唇缘内卷，造成下唇缘厚薄不一。今予整形修复，治疗设计如何？
   A. 旋转皮瓣
   B. 中厚皮片

C. “Y”-“V”形皮瓣成形术

D. 管状皮瓣

E. 游离皮瓣

A3/A4 型题

11～14 题共用题干

患者，男，56 岁，农民。左下颌角部肿胀半年。口腔检查发现，颌面部双侧不对称，左侧以下颌角为中心肿胀。开口度、开口型基本正常，双侧关节区无压痛。触诊感左下颌角骨壁膨隆，压之有乒乓球样感。范围约 5.0cm×3.0cm，边界不清。口腔内检查，舌体居中，活动自如。左侧下颌磨牙区牙槽骨膨隆。双侧颌下及颈部未触及肿大的淋巴结。

11. 结合病史和临床表现，为协助诊断，该患者首选的辅助检查应是

A. CT　　B. MRI

C. 全颌曲面断层片　　D. 超声检查

E. 下颌骨侧位 X 线片

12. 全颌曲面断层片提示：左下颌骨体及升支部有多房性囊状阴影，下颌角处骨质破坏严重，周围边界有切迹，囊内牙根尖有轻度吸收现象。结合病史及临床表现，该病最有可能的诊断为

A. 角化囊肿　　B. 成釉细胞瘤

C. 颌骨骨髓炎　　D. 颌骨中心性癌

E. 含牙囊肿

13. 对该“成釉细胞瘤”患者应考虑选择哪种手术方式？

A. 颌下切口彻底刮除术

B. 口内切口彻底刮除术

C. 颌下切口截骨术

D. 颌下切口截骨+即刻植骨术

E. 颌下切口截骨+缓期植骨术

14. 若采用游离植骨，临床上常用供骨区为？

A. 自体髂骨　　B. 异体髂骨

C. 人工骨　　D. 种植赝复体

E. 牵张成骨术

15～20 题共用题干

患者，女 46 岁，教师。左上颌长一肿物 1 年，伴左眼球突出，复视 4 个月。

检查：左上颌膨隆，上颌骨扪及肿物，质中等硬度，活动度差，眶下区肿物与皮肤粘连，压痛，左眼突出，溢泪，眼球动度尚可，张口Ⅰ度受限，开口型正常，左上颌龈颊沟处可扪及肿物突出，表面黏膜无溃烂。颈部未触及肿大淋巴结。

15. 根据病史和检查，初步诊断为

A. 左上颌窦炎

B. 左上颌窦恶性肿瘤

C. 左上颌骨骨髓炎

D. 左上颌骨骨纤维异常增生

E. 左上颌骨囊肿

16. 下列 X 线检查方法中最有价值的是

A. 华氏位片　　B. 薛氏位片

C. 后前位片　　D. 曲面断层片

E. 咬合片

17. X 线片显示：上颌骨肿物，充满上颌窦，上颌骨前壁骨质破坏，边界不清，为进一步了解肿瘤的位置与边界，下列哪项检查最有意义

A. 全身骨扫描　　B. SPECT

C. 上颌骨 CT　　D. DSA

E. 头颅 CT

18. 哪项辅助检查对于明确诊断最具价值

A. CT　　B. 体层摄影

C. MRI　　D. 穿刺活检

E. X 线片

19. 经病理诊断为中分化鳞癌，正确的治疗方法是

A. 上颌窦根治术　　B. 上颌骨扩大切除术

C. 上颌骨次全切除术　　D. 上颌骨部分切除术

E. 肿瘤剜除术

20. 患者上颌骨缺损后的修复方法是

A. 自体骨移植　　B. 异体骨移植

C. 人工骨移植　　D. 种植赝复体

E. 牵张成骨术

二、名词解释

1. 中厚皮片　2. 对偶三角交叉皮瓣

三、填空题

1. 游离皮片移植的分类包括：________、________、________。

2. 皮瓣移植可分为两类：________、________。带蒂皮瓣又分为：________、________。

3. 目前骨移植可分为：________、________、________、________。

4. 引导骨再生膜技术最早来源于________的引导组织再生技术。

5. 种植赝复体的修复材料是________、________、________。

四、问答题

简述游离皮片移植的适应证。

第 15 章

口腔颌面部 X 线技术及诊断

学习要点

1. 牙片的拍摄技术，包括投照角度，曝光时间。
2. 阅读识别牙体、牙周和根尖周的正常影像和病理影像。
3. 全景片和 CBCT 的拍摄技术和阅片技巧、各种分析软件利用。
4. X 线防护，监测和诊所牙片机的保养。

口腔医学应用 X 线的范围非常广泛，应用形式也日趋多元化。随着数字系统的应用使解剖软件操作变得越来越简单。X 线成像技术能使人体结构的影像，清晰地显示在胶片或屏幕上，用来确定有无病变和病变性质、程度与范围，从而协助诊断和制定治疗计划。

第 1 节　X 线在口腔医学的应用范围

X 线检查技术在口腔颌面部应用较广，不仅用于了解牙和颌骨在生长发育过程中的正常形态，而且对它们的病理损害的检查很有意义。

1. 生长发育及正常解剖形态

(1) 了解乳、恒牙生长发育情况。

(2) 了解阻生牙的位置与形态。

(3) 头部及颌面部摄片，了解骨的发育状况，预测正畸效果及制定治疗步骤。

2. 治疗的需要

(1) 种植手术需要，测量种植区牙槽骨高度，距离神经管和上颌窦底的距离。

(2) 根管治疗，术前、术中、术后的评估和跟踪。

(3) 牙周手术的需要。

(4) 义齿修复前，了解基牙的牙周、根尖周情况。

(5) 正畸结束评估和跟踪。

3. 病理损害的检查

(1) 检查龋齿的龋坏部位、深度以及与髓腔的关系，观察邻间隙龋坏等。

(2) 了解牙槽骨的吸收程度，牙周膜宽窄及牙周袋形成的情况。

(3) 判断髓腔大小，有无髓石，根管充填前的测量及根管充填的效果判断。

(4) 确定根尖周病变程度，范围和性质。

(5) 了解牙折的位置及折断线的方向。

(6) 检查上、下颌骨骨折的部位和骨折线的方向以及骨折愈合情况。

(7) 了解异物的位置与数目。

（8）了解口腔颌面部肿瘤及囊肿的损害范围，破坏程度和性质。

（9）了解唾液腺涎石，上颌窦感染，下颌关节强直、脱位、种植体周围炎等情况。

第 2 节　口腔颌面部 X 线投照技术

口腔颌面部使用的 X 线机，一般是指口腔科专用 X 线牙片机、口腔全景 X 线机和牙科锥形束 CT，包括普通型和数字型两种。其结构原理及主要组成与普通 X 线机大致相同，只是在投照信息处理上完全不同，目前绝大多数使用数字系统。

一、胶片种类及投照技术

（一）口内片

口内片是将数字感应片或胶片放置于口腔内，X 线自口腔外向胶片投照。临床上常用的口内片有根尖（牙）片、咬翼片、𬌗片三种。

1. 根尖片　应用最广，适用于检查牙体、牙周及根尖周病变。成人用胶片或感应片规格 3cm×4cm，儿童用胶片规格 2.5cm×3.5cm。投照方法：

（1）患者体位：患者应正坐椅位上，枕部稳靠在头托上，矢状面与地面垂直。投照上颌后牙时，鼻尖外耳道连线与地面平行；投照下颌后牙时，鼻尖口角连线与地面平行；投照上颌或下颌前牙时，上颌或下颌前牙唇面与地面垂直。

（2）感应片或胶片放置及固定：数字感应片或胶片置于固有口腔内，其感光面对准受检牙的舌面，投照前牙时，数字感应片或胶片竖着放，边缘要稍微超出切缘；投照后牙时，如横着放，边缘超出咬合面稍多些。焦点与数字感应片或胶片距离一般为 20cm，X 线机多已设定。用手指固定好胶片，尽量避免使胶片弯曲，特别是沿牙长轴方向弯曲时，会使影像变长或模糊。

（3）X 线角度：由于牙根部被牙槽骨和牙龈所覆盖，数字感应片或胶片放入口内时，就不可能与牙体长轴平行，无论 X 线垂直于牙体或垂直于胶片进行投照，都不能得到牙的正确长度影像。因此，X 线的中心线需倾斜一定的角度，使 X 线的中心线与牙长轴和胶片之间的假想分角线（简称分角线）相垂直，称为垂直角，这样牙和所成的影像大小才能趋于一致。若 X 线中心线与分角线的交角小于 90°，则影像变长；若 X 线中心线与分角线的交角大于 90°，则影像变短。另外，牙弓为一弧形，为避免牙影像重叠，X 线中心线应与被检查牙的邻面平行，称水平角度（图 15-1 ~ 图 15-4）。

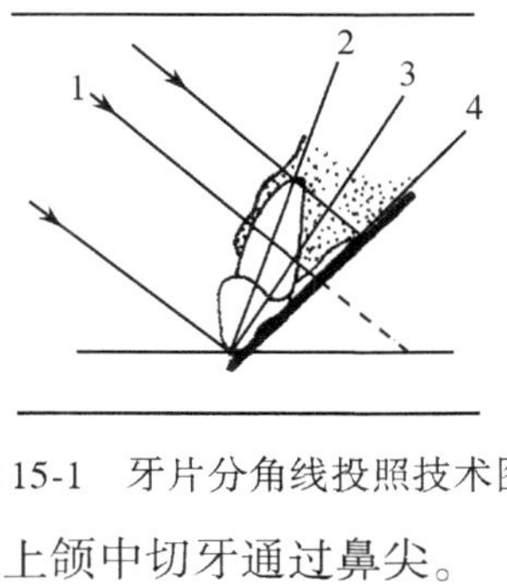

图 15-1　牙片分角线投照技术图

（4）X 线中心线在体表的位置：投照根尖片时，X 线中心线需通过被检查牙根的中部，其在体表的位置关系如下（图 15-5）：

投照上颌牙时，以外耳道上缘至此鼻尖连线为基准。投照上颌中切牙通过鼻尖。

投照上颌一侧中切牙及侧切牙时通过鼻尖与投照侧鼻翼连线的中点。投照上颌尖牙时，通过投照侧鼻翼。

投照上颌前磨牙、第一磨牙时，通过投照侧自瞳孔向下的垂线与外耳道上缘和鼻尖连线的交点，即颧骨前方。

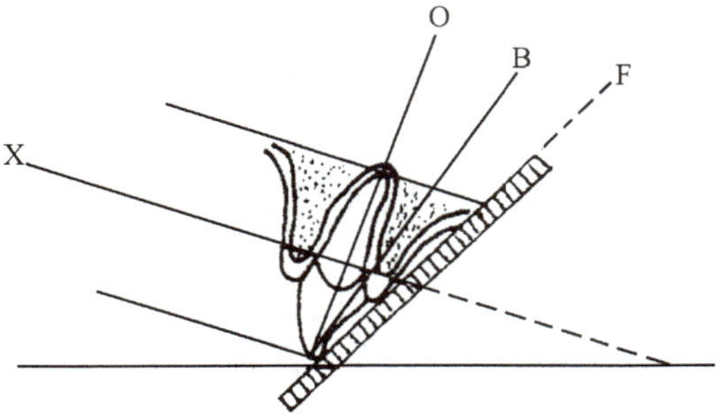

图 15-2　X 线中心线与分角线的交角小于 90°，影像变长

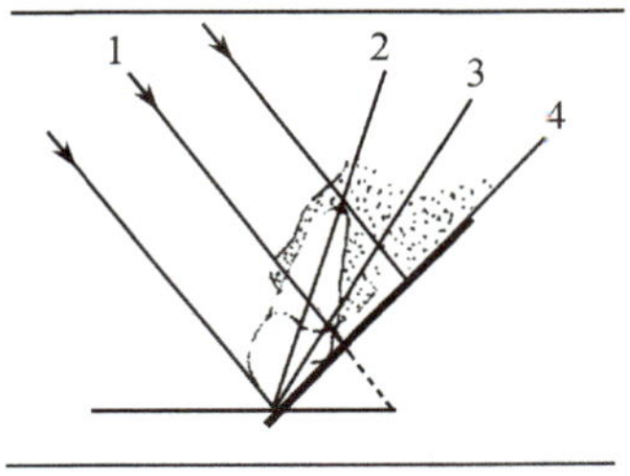

图 15-3　X 线中心线与分角线的交角大于 90°，影像变短

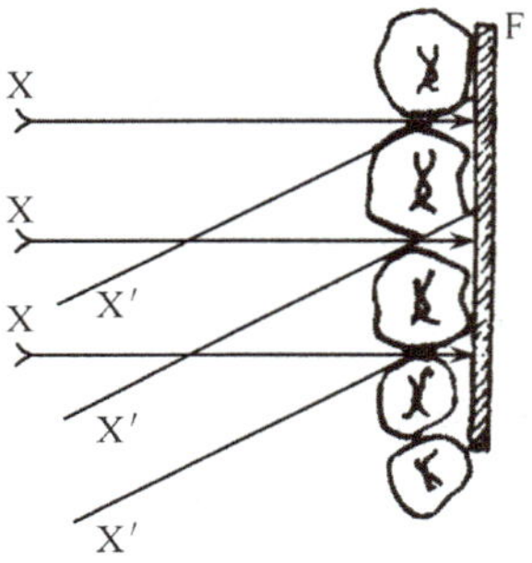

图 15-4　X 线中心线与患牙的邻面平行

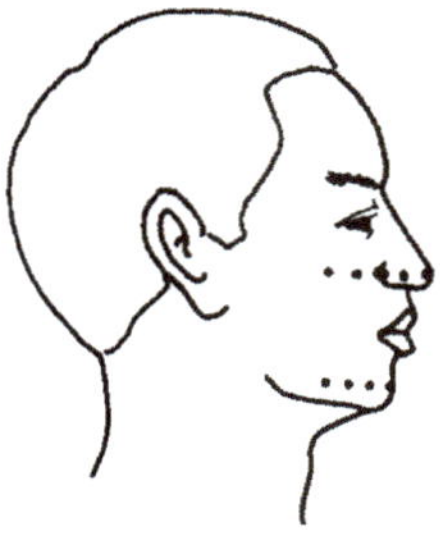

图 15-5　X 线中心线在体表的位置

投照上颌第二、三磨牙时，通过投照侧自外眦向下的垂线与外耳道上缘和鼻尖连线的交点，即颧骨下缘。

表 15-1　上、下颌各部位的 X 线投照角度

投照区	倾斜方向	角度
21 | 12	向足侧	+42°
3 | 3	向足侧	+45°
546 | 456	向足侧	+30°
87 | 78	向足侧	+28°
321 | 123	向头侧	−15° ~ −20°
654 | 645	向头侧	−10°
87 | 78	向头侧	−5°

投照下颌牙时，X 线中心线均在沿下颌骨下缘上 1cm 的假想线上，然后对准被检查的部位射入。

X 线投照角度和曝光时间：患者投照上颌牙时，X 线向足侧倾斜，称为正角度，以“+”表示；投照下颌牙时，X 线向头侧倾斜，称为负角度，以“−”表示。

上、下颌各部位的 X 线投照角度见表 15-1。曝光时间随不同的 X 线机型号和明室、暗室冲洗而不同。

2. 咬翼片　适用同时检查上下颌牙的冠部、颈部、邻面龋、髓腔及牙槽嵴的情况。

投照方法：在一般牙片外面利用厚纸、软塑料或橡胶等做一翼瓣，再在牙片的长轴中线或短轴中线外套一乳胶圈，将翼瓣放入胶片感光面的乳胶圈内并使翼瓣与胶片垂直，将翼瓣拉紧后把胶片置入固有口腔内，使胶片紧贴于上下颌牙的腭侧，翼瓣放在咬合面间，并嘱患者轻轻咬住。其投照条件及患者头位与上颌牙片相同。X 线球管倾斜+8° ~ +10°，X 线中心线对准胶片中心，曝光即可（图 15-6、图 15-7）。

3. 𬌗片　适用于检查上下颌骨区域较大的病变，不仅可以检查牙体及牙周，还可以显示部分骨。成人用胶片规格 6cm×8cm，儿童胶片规格 5cm×7cm。投照方法：

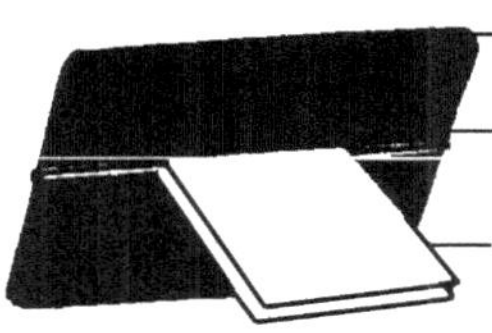

图 15-6　咬翼片的包装形式

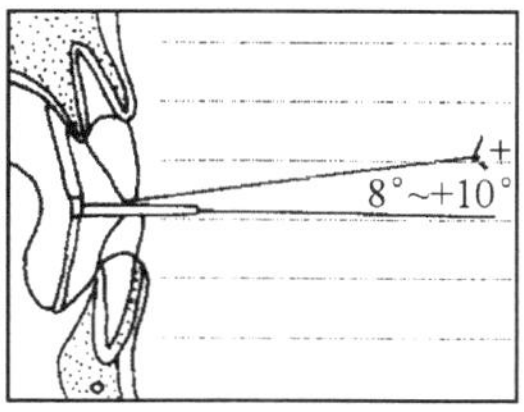

图 15-7　咬翼片的投照

(1) 上颌前部殆片：用以观察上颌前牙及骨质的结构。患者体位与牙片投照相同，将胶片放置于口内上下颌之间，嘱患者轻轻咬住固定，X 线中心线以 65°角，自鼻根部射入胶片中心，焦点胶片距离为 30cm。曝光时间比牙片适当延长(图 15-8)。

(2) 上颌后部殆片：常用于观察一侧上颌后牙与骨质的结构。患者位置与牙片投照相同，将胶片放于被检查侧咬合面上，位置尽量向后，其长轴与腭中缝平行，嘱患者轻轻咬住。X 线中心以 60°角，自被检查侧眶下孔的外侧射入胶片中心，焦点胶片距离为 30cm，曝光时间同上(图 15-9)。

(3) 下颌颏部殆片：常用于观察下颌颏部骨折及颏部病变。患者头部后仰，矢状面与地面垂直，胶片放置咬合面上嘱患者轻轻咬住，胶片与地面成 55°角，X 线中心线与地面平行从颏部以 0°角射入，焦点胶片距离为 30cm，曝光时间同上(图 15-10)。

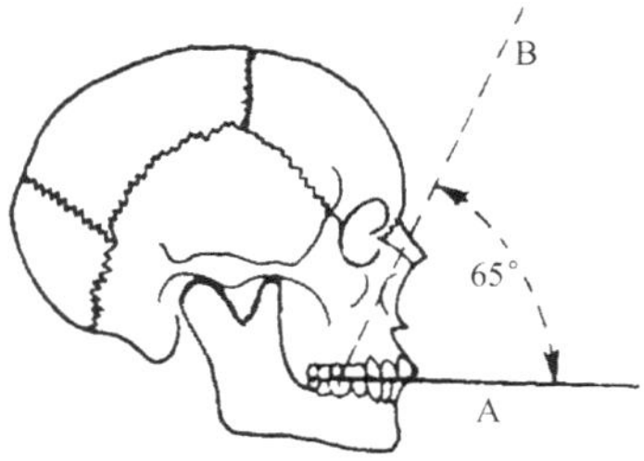

图 15-8　上颌前部殆片

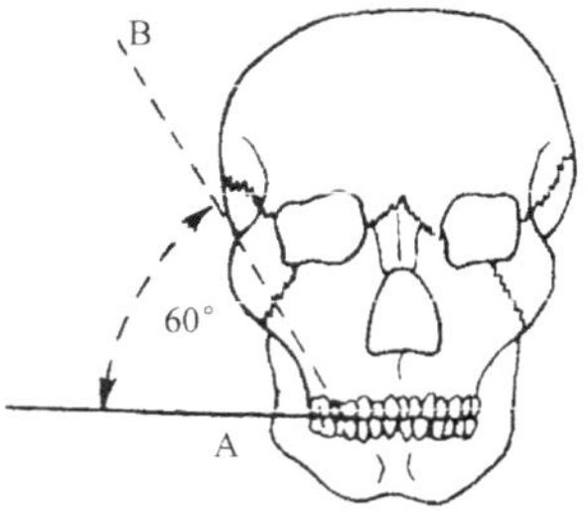

图 15-9　上颌后部殆片

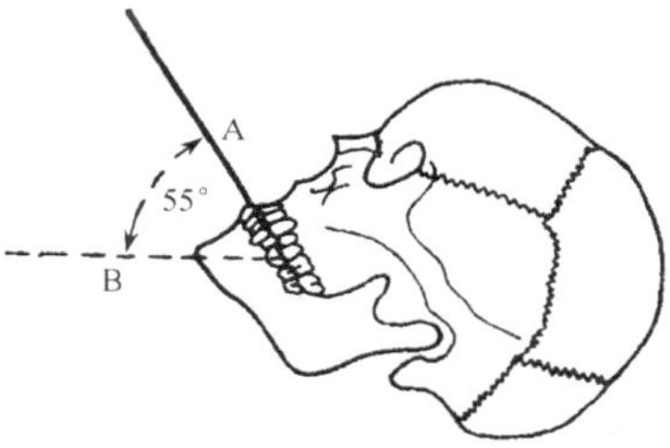

图 15-10　下颌颏部殆片

(4) 下颌横断殆片：常用于观察下颌下腺导管结石与异物定位等。患者头后仰，咬合面与地面垂直，胶片置于咬合面上，嘱患者轻轻咬住，使胶片与地面呈 90°角，X 线中心线与地面平行对准胶殆片，以 0°角从颏下舌骨上射入。焦点胶片距离为 30cm，曝光时间同上(图 15-11)。

4. 上颌前部埋伏牙定位片　用于确定上颌前部埋伏牙、阻生牙的位置是否偏唇侧或腭侧，从而决定是否需要拔除及拔除时手术切口的位置及进路。X 线胶片仍用根尖片投照。

投照方法：先投照一张通常的根尖片，根据该胶片上埋伏牙的位置选择一个邻近牙作为标记牙，再投照一张改变水平角度的定位片。X 线中心线向近中或远中倾斜使其与标记牙的邻面呈现 20°角，对向标记牙射入。根据投影学原理物体距 X 线源近距胶片远的移动距离大，反之物体距 X 线源远距胶片近的移动距离就小，由此来证明埋伏阻生牙的位置是在标记牙的唇侧或腭侧(图 15-12)。

(二) 口外片

口外片适用于检查颌面诸骨、颞下颌关节、涎腺等部位，常用的投照位置有以下几种。

1. 下颌骨侧位片　是临床上常用的检查方法。常用于观察下颌骨体、升支及髁突的病变。使用暗盒胶片为 12.5cm×17.5cm。

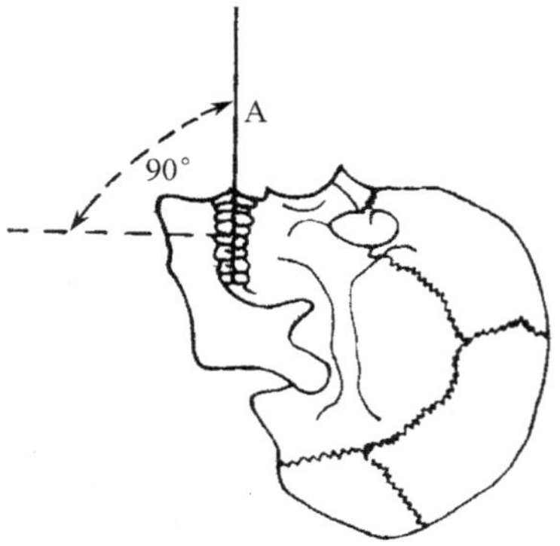

图 15-11　下颌横断殆片

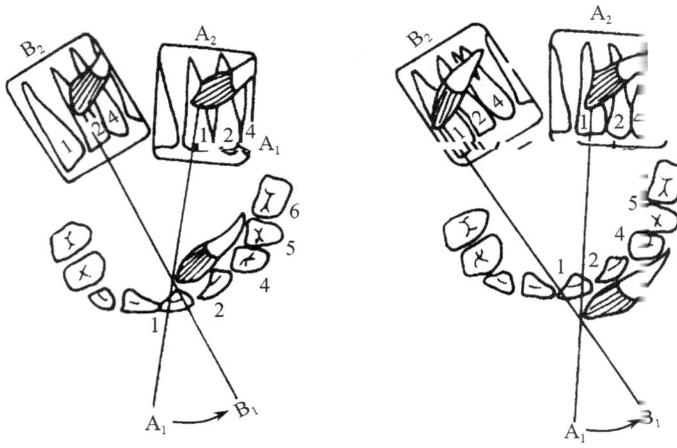

(1)　(2)

图 15-12　上颌前部埋伏牙定位片

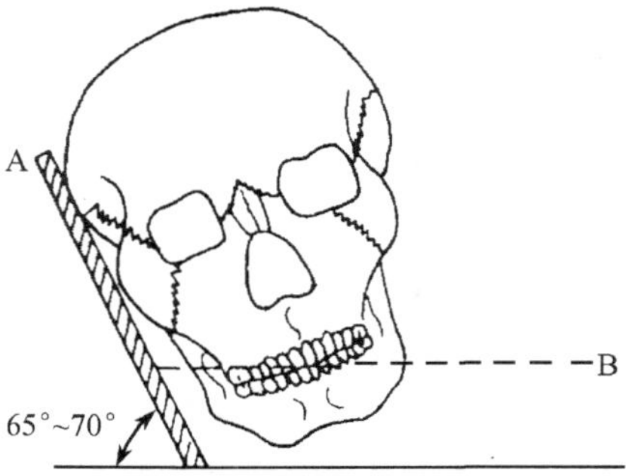

图 15-13　下颌骨侧位片

投照方法：患者侧坐椅子上，头后仰，颏部尽量前伸，下颌体部紧贴暗盒中心使暗盒与地面成 65°～70°角。X 线中心线自对侧下颌角下方 1cm 处射入，焦点胶片距离 40cm，用遮线筒，滤线器（图 15-13）。

眼见为实吗？

拍摄下颌骨侧位片时，由于投照角度的偏差，曾经出现过将舌骨影像整体重叠在下颌骨体的影像上。于是，胶片上出现了下颌骨体部的卵圆形异性阴影，一时被怀疑为“肿瘤”。

2. 下颌骨后前位片　常用于双侧对比观察下颌升支各部位病变。使用暗盒胶片为 12.5cm×17.5cm。若用下颌骨张口后前位片，则适用于观察双侧髁突内外径向的病变。使用暗盒胶片 20cm×25cm。

投照方法：患者坐于摄像架前，头矢状面与暗盒垂直，前额和鼻尖紧靠暗合，上唇置于暗盒中心。X 线中心线对准上唇与暗盒垂直，焦点胶片距为 60cm。用遮线筒和滤线器。若投照下颌张口后前位片时，患者取俯卧位，其他位置同上，嘱患者尽量张大口。X 线中心向头侧倾斜 25°角，对准枕骨隆突下方，通过鼻部射入暗盒中心，焦点胶片距为 100cm，用遮线筒和滤线器（图 15-14）。

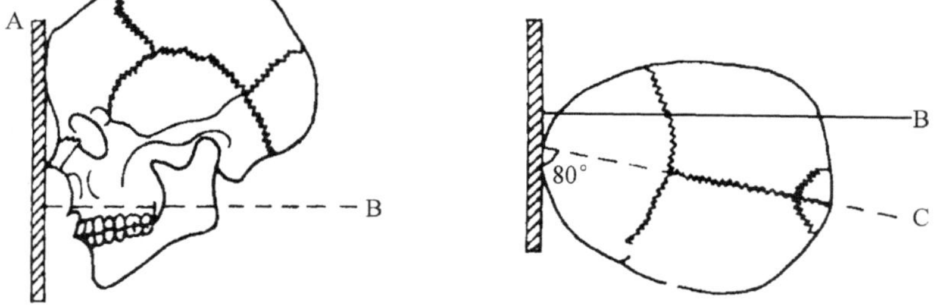

(1)　(2)

图 15-14　下颌骨后前位片

3. 鼻颏位片　主要用来观察鼻旁窦的情况，特别是上颌窦影像最佳。同时也可观察眼眶、颧骨、颧弓和上颌骨的病变。使用暗盒胶片为 12.5cm×17.5cm。

投照方法：患者头矢状面与暗盒垂直。使颏部靠暗盒下缘，头后仰，使外耳道上缘与外眦连线与暗盒呈 37°角，鼻尖与上唇间的中点放于暗盒中心。X 线中心线对准上唇与鼻尖间的中点，垂直摄向暗盒中心，焦点胶片距离为 100cm，用遮线筒和滤线器。

4. 颞下颌关节侧位片　主要用于髁状突骨折、脱位、先天性畸形、肿瘤及颞下颌关节疾病等。使用暗盒胶片为 20cm×25cm。

投照方法：在同一胶片上拍摄左、右侧，张、闭口位共 4 张，以便两侧对比读片。为了使两侧位置角度相同和节约胶片，在一张胶片上 4 次曝光，要使用颞下颌关节摄片固定架投照。把暗盒放进换片器内，可以上下推移，每曝光一次，依一定顺序露出暗盒的 1/4。患者呈俯卧位，头部矢状面与暗盒平行，投照侧靠片盒，X 线中心线向足侧倾斜 25°角，自对侧外耳道上方射入至投照的关节。焦点胶片距离为 75cm，用遮线筒和滤线器。

5. 曲面断层摄影　又称口腔全景摄影。常用于观察上下颌骨的肿瘤、外伤、炎症、畸形等病变及其与周围组织的关系。一次摄片可获得上下颌骨、上颌窦、颞下颌关节及全口牙列的体层影像，对 X 线诊断具有许多优点。所以在口腔医学领域内，尤其在种植外科和正畸科使用曲面体层摄影越来越广泛。曲面断层摄影根据人体颌骨和牙列呈弓形，利用体层摄影和狭缝摄影原理而设计的固定三轴连续转换体层摄影机来完成的。通过连续不断地进行各段颌骨的体层摄影，旋转完毕，即获得一张连续不断的颌骨和全口牙列的体层 X 线片（图 15-15、图 15-16）。

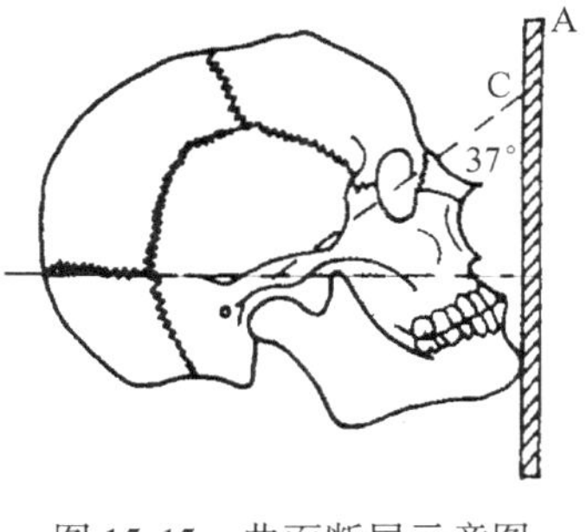

图 15-15　曲面断层示意图

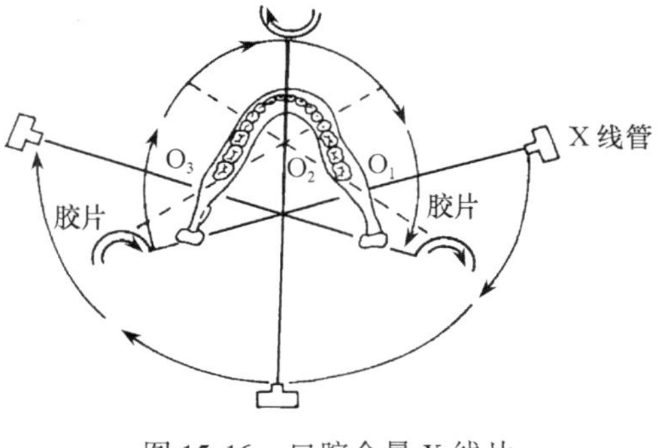

图 15-16　口腔全景 X 线片

6. 电子计算机 X 线体层摄影（CT）　该摄影是近年来新发展的技术，与传统的 X 线摄影不同，它不是将摄影投照在胶片上，而是借助计算机用 X 线对检查部位进行扫描，能显示以往 X 线摄影中最困难的横断影像。因此，CT 在口腔颌面部的应用价值将越来越大。

7. 锥形束 CT　英国工程师 Godfrey N Hounsfield 在 1972 年发明了 CT 机，目前，CT 检查已成为口腔颌面部疾病影像学诊断的常用方法。但全身 CT 机机体大、设备昂贵、射线辐射量大，不适于口腔颌面部检查使用。1997 年日本学者 Arai 开发了口腔颌面部专用的锥形束 CT 机（cone beam CT，CBCT）。

（1）锥形束 CT 的工作原理和结构：传统的扇形束 CT 采用扇形 X 线束连续旋转获取图像，而锥形束 CT 采用锥形 X 线束和面积探测器，只需要围绕受检查旋转 360 度，获取容积重建所需数据，即可重建出各向同性的三个维度上的断层影像。

目前的锥形束 CT 机多为坐位投照，由旋转部分（球管和探测器）立柱和座椅构成，外观结构与曲面体层类似。也有卧位投照者，由机架和扫描床构成，与全身 CT 机相似，探测器分为 CCD 和平板技术两种，各种机型的曝光范围、曝光的时间、图像生成时间等参数有所不同。锥形束 CT 可同时显示平行于牙弓方向、垂直于牙弓方向和垂直于身体长轴方向的断层影像，可以根据临床需要显示曝光范围内任意部位、任意方向的断层影像。

（2）锥形束 CT 的优点：与全身 CT 相比，锥形束 CT 具有许多有点：①锥形束 CT 的体素小，空间分辨率高，图像质量好；②锥形束 CT 机辐射剂量小，有研究表明，4 层探测器 CT 单次检查的平均皮肤剂量是 458mSv，而锥形束 CT 的平均剂量是 1. 19mSV，只是多层探测器 CT 的 1/400。北京大学口腔医院 2001 年开始引入锥形束 CT 技术，临床应用结果表明，锥形束 CT 适于口腔颌面部硬组织的检查，曝光范围较大的机型可用于颌骨肿瘤、创伤、畸形等疾病的诊断。

（三）涎腺造影

涎腺是软组织，为了检查涎腺组织内的病变或涎腺附近病变是否侵及涎腺，将吸收 X 线的造影剂注入涎腺中以显示腺体及导管的方法称涎腺造影。涎腺造影主要用于腮腺及颌下腺，因为腮腺及颌下腺有较大的导管开口可供注射造影剂。

1. 禁忌证 碘过敏者、涎腺为急性炎症者禁用涎腺造影。

2. 适应证 涎腺的慢性炎症、肿瘤和确定涎腺周围组织病变是否已侵及腺体及导管。

3. 造影技术 常用的造影剂为 60% 泛影葡胺或 40% 碘化油。注射造影剂时应将腺体导管开口处用碘伏消毒，用圆钝的弯针头缓慢插入导管内。腮腺注入量一般为 1. 5ml，下颌下腺一般用量为 1ml，但需根据病变性质及患者年龄和反映情况加以调整。如使用油剂造影时，在注射完毕后，用纱布压住导管口即可投照。如使用水剂造影时，则注射造影剂后须保留针头投照。临床上诊断为腮腺炎症性疾病时，可只拍侧位片，如临床上诊断占位性病变，投照方法见下颌骨侧位片和下颌骨后前位片。

二、X 线检查工作中的防护

（一）防护的意义

由于 X 线对人体的生物效应，当照射过量时可产生各种不同程度的反应，导致组织的损伤和生理功能的障碍。轻者称为放射反应，重者称为放射线病。因此，对从事 X 线工作者和受检者都应重视防护问题。

（二）防护方法与措施

1. 对工作者的防护

（1）摄影机房：X 线机房面积不应小于 $24m^2$，对拍摄牙片的 X 线机不应置于临床检查诊断室内，机房按照规定设置防护屏蔽墙，防护的屏蔽墙可用铅或钢筋混凝土或其他材料砌成，但要求有一定铅当量厚度，以保证屏蔽室内确实安全。

（2）摄片过程：X 线工作者必须在屏蔽室内进行曝光。一般的铅屏风、铅围裙用做防护是不安全的。因此，透视检查最好采用隔室操作法。

（3）时间防护：人体接受 X 线照射剂量与照射时间成正比，照射时间越长，吸收的 X 线越多。因此，在不影响工作的情况下，尽量减少曝光时间和避免不必要的曝射，减少重照率。

2. 对受检者的保护 应尽可能地使用有增感屏的胶片，可减少照射剂量。摄片时最有效的防护方法是缩小照射野，尽量地减少摄片的数量和次数，应避免不必要的重复检查。

如需要重复摄片，应考虑延长两次检查间隔的时间。由于胎儿、婴幼儿和儿童对 X 线非常敏感，所以应尽量少用 X 线检查。进行对孕妇和儿童全口一次多张拍片时最好穿戴铅围裙等防护，因为所谓安全照射剂量并不保证对遗传因子也是安全的。

第 3 节　正常 X 线影像

一、读片的基本知识

口腔颌面部各组织结构不同，因此，X 线穿透程度也不同，而显示 X 线影像的密度各异。阅读 X 线片时，应根据胶片上显示出的不同组织的密度来区分组织种类和判断病变。X 线不同组织密度影像，可分以下三种。

1. 白色影像　表示组织密度高，含矿物质多，通过并投射于胶片上的 X 线较少，如牙、骨组织、涎石、金属、造影剂等。

2. 黑色影像　表示组织密度低，通过并投射于胶片上的 X 线较多，如腔洞、鼻旁窦、下颌管、牙周膜等。

3. 灰白色影像　为界于以上两者之间的影像，如软骨、窦腔内的液体等。

应当指出，当某一部分组织显示的 X 线影像密度低于或高于该组织的正常范围时，则表示有病理改变。因此，必须首先熟悉各个部位组织的正常 X 线影像，才能对有病理变化的部分做出正确的诊断。

二、牙体与牙周组织

1. 牙体组织

（1）牙釉质：是机体钙化最坚硬的组织，含矿物质多而致密，X 线透过度弱，影像为白色。形状在前牙切缘及后牙咬合部最厚，牙颈部最弱。

（2）牙本质：矿物质含量较釉质少，X 线透过较釉质稍强，呈灰白色影像。

（3）牙骨质：含矿物质量与牙本质相差不大，其 X 线透过度与牙本质相似，故 X 线影像也呈灰白色，二者不易区别。

（4）牙髓：牙髓为软组织，X 线透过度强，为不透明的黑色洞腔；髓室与根管形状随年龄增长而使髓腔变窄、根管变细。原因是逐渐形成继发性牙本质造成的。

2. 牙周组织

（1）牙周膜：X 线片上显示为包绕牙根周围连续不断均匀的黑色线条状影像。

（2）牙槽骨：为松质骨，其骨小梁呈交织状，X 线片上显示呈网状结构。

（3）固有牙槽骨：为牙槽内壁致密的骨组织。X 线片上显示固有牙槽骨及牙周膜应是连续的、宽度均匀的白色线条状影像，这在诊断牙周疾病上有重要意义（图 15-17）。

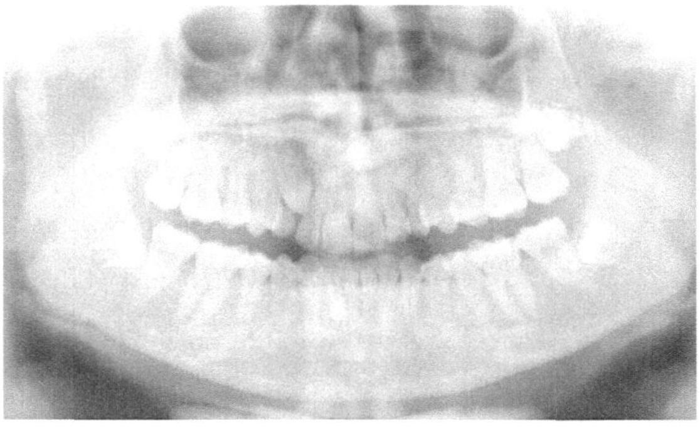

图 15-17　正常牙体、牙周及牙槽骨组织影像

三、牙的发育与萌出

儿童时期颌骨中的牙胚，其X线片上的影像随其发育各个时期的不同而有所异同。早期牙囊内牙釉质及牙本质未钙化前，X线影像显示为边缘清晰锐利的圆形密度减低区，其外周有一致密白色线条状影像，为牙囊周围的骨质边缘。以后随着牙胚的发育，可见牙囊内很小的白色三角形的影像，此为开始钙化的牙尖。钙质沉积逐渐增多，形成黑色影像，此时切勿误认为根尖周病变(图15-18)。

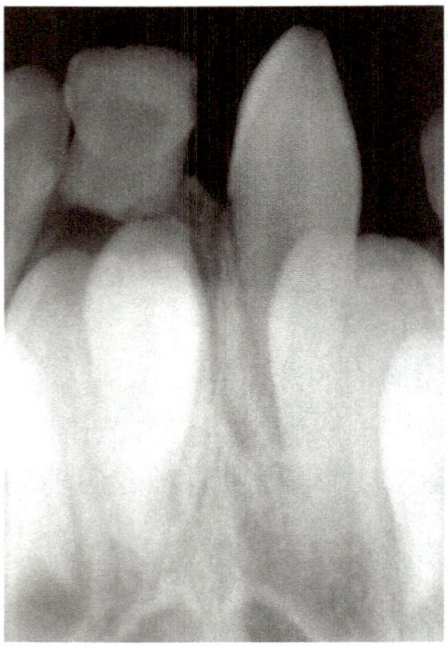

图15-18　牙胚、乳牙牙根吸收影像

混合牙列时期，X线片上显示恒牙胚居于乳牙根部以下，随着恒牙的萌出，可见乳牙根有残缺不全的吸收。即将脱落时，则乳牙根完全吸收。

四、颌面骨区

1. 上颌骨区

(1) 切牙孔：两中切牙之间稍上方在两中切牙根尖中间，X线片显示呈圆形或椭圆形黑色影像。有时因投照角度的改变，可在一侧中切牙根尖部显示黑色影像，切勿误认为根尖周围病变。

(2) 鼻中隔：位于鼻腔中央，X线片显示为一白色线条状影像，将鼻腔分为左右两部。

(3) 鼻腔：X线影像呈一较大的黑色区域，在上颌切牙根部上方，由密度高的鼻中隔分为两部分。

(4) 上颌窦：X线影像呈一较大的黑色区域位于上颌前磨牙和磨牙上方，周围绕以密度增高的白色线条，为上颌窦的致密骨壁，正常情况下，牙根不突入上颌窦中，X线片显示连续不断的牙周膜和骨硬板影像，这一点是区别于牙根是否突入上颌窦的鉴别要点。

(5) 腭大孔：X线影像呈圆形的黑色影像，在上颌第二、三磨牙腭侧根尖上方。

(6) 腭中缝；X线影像显示在两中切牙之间呈线状的黑灰色影像，由牙槽突自前向后延伸，两侧是为高密度的灰白色影像，系两侧上颌骨的致密骨层。儿童时期因上颌骨发育未完成，呈现为较宽的黑色条状影像。

(7) 上颌结节；X线片呈灰白色影像，位于上颌第三磨牙远中。

2. 下颌骨区

(1) 营养管：为容纳进入牙槽骨的小血管，常见于下颌中切牙和侧切牙之间的牙槽骨上。X线片显示为与牙长轴平行的黑色线条影像。

(2) 颏棘：位于下颌骨两中切牙下方的舌侧，下颌正中联合处。X线片显示为小圆形密度高白色影像，其周围骨小梁稀少，为正常骨松质区。

(3) 颏嵴：位于下颌中切牙下方，向后延至前磨牙区之条状白色影像。

(4) 外斜线：位于下颌升支前缘下部斜向下前方，X线片显示为密度增高的白色带状影像，常重叠在第二、三磨牙冠部、颈部或根部，此重叠与投照时的垂直角度大小有关。

(5) 下颌管：位于下颌磨牙根尖下方。X线片显示为横行带状密度降低的黑色影像，宽约0.3cm，其两侧有密度高的灰白色线条状影像，为下颌管的致密骨层。由于投照垂直角度的影响,下颌管可与磨牙牙根相重叠,为此可观察牙周膜及其骨硬板的连续不中断来判断根尖并非突入下颌管中。

(6) 颏孔:位于下颌前磨牙根尖区域下方,X 线片显示为一清晰圆形的黑色影像。如位于下颌前磨牙根尖部,应注意与根尖肉芽相区别。

(7) 下颌骨下缘:骨质致密,X 线片显示为密度均匀增高的白色带状影像。

五、颞下颌关节

颞下颌关节的张闭口侧位片上可显示髁突、关节窝、关节结节、关节间隙、乳突蜂窝及内、外耳道,读片时通过两侧对比观察髁突形态是否对称,有无肿瘤、畸形等。闭口位时,髁突位于关节窝中间,二者间有一半圆形条状黑色影像,为关节间隙,两侧基本对称;张口时,髁突移下方,位于关节结节下方,两侧移动距离相等。X 线片显示髁突骨质表面有光滑整齐的边缘,关节窝和关节结节骨质结构完整,表面有均匀整齐密度增高的白色条状影像。

六、涎　　腺

1. 正常腮腺影像　X 线片显示可见导管口位于上颌相对的颊黏膜上。主导管长 5 ~ 8cm,直径 0.1 ~0.3cm,在腺体内呈多极分支如树枝状。腺泡充盈时,腺管细小分支将不显示。

2. 正常下颌下腺影像　X 线片显示导管开口于舌下肉埠,主导管长 5 ~7cm,管径 0.2 ~ 0.4cm。腺体位于下颌下三角内,主导管分支呈树枝状,腺泡充盈时,细小分支同样不显示。

第 4 节　口腔常见典型病变的 X 线影像

一、牙　病　变

1. 龋病　X 线影像显示为龋坏区密度降低,为大小、深浅不同的牙体硬组织缺损形成凹陷性窝洞状破坏,中心密度低,边缘密度逐渐增高,洞缘不清晰(图 15-19)。

2. 牙折　X 线片显示为不整齐的锯齿状或线状透射影像,牙体的连续性中断。陈旧性牙折,两断面吸收变平滑,X 线片显示明显整齐较宽的线状透射影像(图 15-20)。

3. 髓石　X 线片显示髓室内有大小不等的圆形或卵圆形致密影像。髓石可游离于髓腔中,也可附于髓腔壁。

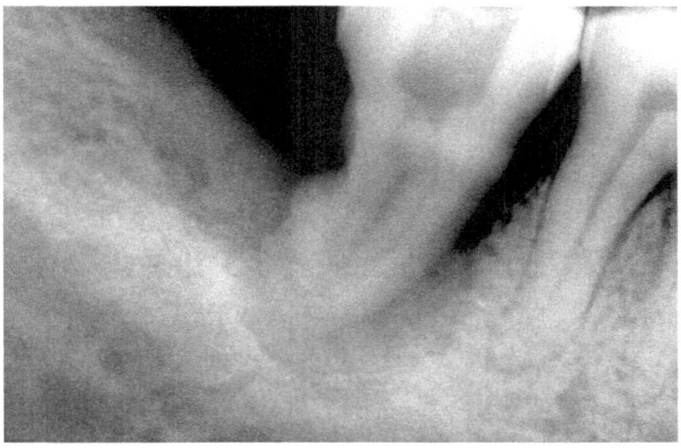

图 15-19　龋病影像图

4. 牙发育异常

(1) 畸形中央尖:常见于前磨牙,X 线片显示髓室高,根管粗大,根尖常有吸收,常合并根尖周病变。

(2) 额外牙:临床上多见于上颌切牙及下颌前磨牙区,X 线片显示额外牙比正常牙体积小,如为埋伏额外牙,还需通过定位摄片法,确定额外牙是位于唇侧或腭侧,以决定手术的进路(图 15-21)。

(3) 牙根异常:常见于下颌第一、二前磨牙,尤其以下颌第三磨牙牙根的形态和数目多变。X 线片显示牙根的数目及形态异常。

(4) 阻生牙:下颌第三磨牙阻生最常见。通过X线检查,可以确定阻生牙的位置、方向、形态、牙根数目与弯曲分叉情况以及与邻牙和周围组织的关系,有利于对阻生牙拔除。但应注意,因摄片角度及胶片安放位置不准确,所投照的阻生牙位置可有改变,因此需结合临床检查作全面的分析,以指定正确手术方法。

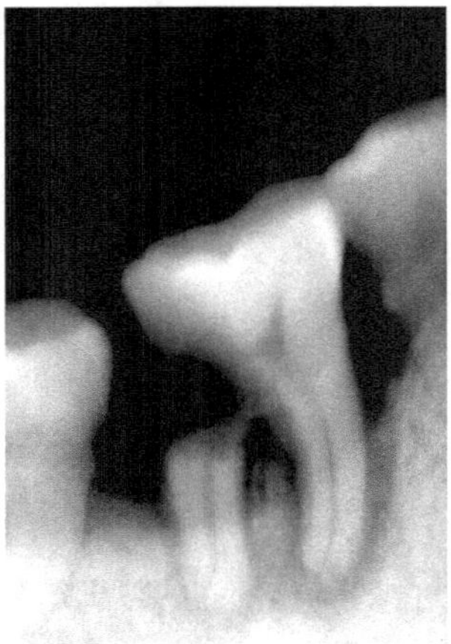

图 15-20 牙根折断

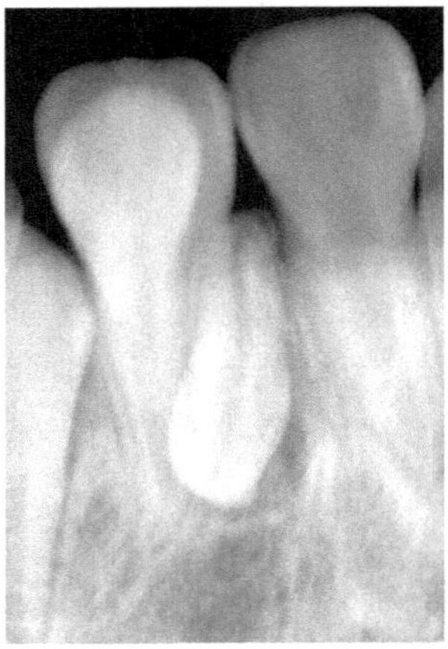

图 15-21 额外牙

二、根尖周病变

1. 根尖周脓肿 慢性根尖周脓肿在X线片显示根尖的骨组织破坏,根尖周区有边缘不整齐近似圆形密度减低的影像。病变急性期,X线片常不显示根尖周骨质有明显改变。

2. 根尖周肉芽肿 患牙根尖周为肉芽肿病变,X线片显示为圆形或卵圆形的密度减低区,病变形状较规则,周界清晰,无致密线条围绕,但边缘密度较中心稍高。一般范围较小,直径多不超过1cm。

3. 根尖周囊肿 X线片显示囊腔呈均匀黑色影像,在囊肿周围有密度较高的白色线条包绕,称骨化环。若囊肿合并感染,则囊肿密度增高,呈灰色影像,骨化环可消失。

三、牙 周 疾 病

1. 水平型牙槽骨吸收 常见于成人牙周炎和青少年牙周炎。X线片显示牙槽嵴顶吸收,牙间隙增宽,硬板消失,骨纹排列紊乱,牙松动移位,特别是上前牙,多向前呈扇形突出。

2. 垂直型牙槽骨吸收 多见于成人复合性牙周炎。X线片显示患牙一侧之牙槽骨,顺牙侧纵轴方向,垂直向根尖吸收形成楔形骨质缺损,牙周膜间隙增宽,骨硬板消失或中断,根尖也可见吸收。严重创伤,牙槽骨吸收成环状,称环状吸收。

3. 混合型牙槽骨吸收 X线片显示牙槽嵴广泛水平吸收,同时伴有个别或多数牙槽嵴的垂直吸收。这常是牙周病的晚期表现,因为牙槽嵴水平吸收严重者牙多松动明显,松动的牙会给牙槽骨带来侧方创伤。

四、颌骨常见疾病

(一) 颌骨骨髓炎

1. 中央性颌骨骨髓炎

(1) 弥散性:X线片显示为点状阴影,骨小梁破坏增多骨髓腔融合时,则呈现为斑状阴影。这种破坏的特点是以病原牙为中心,逐渐移行于正常骨组织。

(2) 局限型:有大量骨质破坏及死骨形成,病灶边缘比较整齐。死骨的密度一般较高,这是因为死骨周围的肉芽组织密度较低,两者对比而至。

2. 边缘性颌骨骨髓炎

(1) 溶解型:X 线片显示为骨膜增厚,骨密质变粗糙,骨小梁稀疏不匀,颌骨有局限密度降低区,无明显死骨形成。常见于下颌升支部。

(2) 增生型:常见于青年人,病变特点以骨质增生为主,溶解破坏少。X 线片显示骨密质增生。骨质呈致密影像。

(二) 颌骨骨折

骨折线在 X 线中主要显示为密度低的裂隙状影像;骨折线宽窄的清晰度与断骨的裂开程度有关;骨折线的边界一般都清晰而锐利,可呈直线状、锯齿状或不规则状影像。上颌骨骨折易发生于骨缝连接处,故应与正常骨缝区别。

下颌骨骨折易发生于颏正中联合、颏孔、下颌角、髁突颈等生理薄弱部位。

(三) 颧骨及颧弓骨折

颧骨骨折可以鼻颏位显示,骨折常在骨缝处裂开,使颧骨与相邻的骨缝分离,颧弓骨折以颧弓轴位置显示最佳。X 线片显示颧骨或颧弓骨折及移位,还可以显示眶、上颌窦等结构有无异常。

(四) 颌骨肿瘤

1. 颌骨囊肿 各类颌骨囊肿 X 线片显示它们有相同之处,但又有各自特点,如单囊型,在颌骨内有圆形或卵圆形、大小不等的黑色影像,周围绕以致密的骨化环;多囊型,形状很不规则,囊腔内可见分隔,边缘清晰,轮廓鲜明,周围有致密完整的骨化环包绕。含牙囊肿可见牙冠,囊壁多连于交界处,上颌者容易侵及上颌窦及鼻腔,下颌则常使下牙槽神经因受压移位。

2. 颌骨良性肿瘤

(1) 成釉细胞瘤:常发生于下颌,而又以下颌骨磨牙及升支区多见。成釉细胞瘤可分为实质性与囊性两种。

实性:X 线片显示影像相互重叠,密集似蜂房状,中心的密度大。

囊性:以多囊型为主,X 线片显示囊状影像大小不等,交错排列,似蜂窝或皂泡状,一般中心部位的囊腔较大,囊腔间相互重叠,形成半月形切迹,腔内常有钙化点,有时可见含牙。病变边缘清楚但不整齐,呈切迹或波浪状。位于囊腔区内的牙有牙根吸收,在临床上有重要的诊断价值。

(2) 牙骨质瘤:X 线片显示与牙根相连续、界限清楚,呈密度增高不均匀的团块状影像,周围可见一窄条密度减低的带状影像,为其包绕的结缔组织。

(3) 牙瘤:有混合性和组合性牙瘤两种。前者 X 线片显示颌骨骨质膨胀,有相当于牙硬组织密度增高的团块状影像,分不出牙的形态,团块边界清晰,有较规则的透光带,为牙瘤的包膜;后者 X 线片显示为多数大小不等、形态不定、类似发育不全的小牙堆积在一起的影像。

3. 颌骨恶性肿瘤

(1) 下颌骨癌:X 线片显示为,自牙槽部向下呈扇形破坏的密度减低影像,病变区无死骨,边缘呈浸润性破坏而参差不齐,如蚕食状,口大底小。破坏严重时可引起病理性骨折。

(2) 颌骨肉瘤:X 线片显示肿瘤无明显界限,骨结构紊乱,有明显的骨质破坏区同时也有骨质增生。病变区瘤骨可表现为日光放射状影像，边缘不规则，呈侵蚀性破坏。

五、颞下颌关节常见疾病

1. 纤维性关节强直 X线片显示关节间隙模糊不清并变窄，解剖结构紊乱，髁突与关节窝的表面呈不规则破坏。

2. 骨性关节强直 X线片显示关节间隙完全消失，髁突与关节窝骨质融为一体，为一致密的团块状影像，病变广泛者，髁突及其颈部与颧弓、颅底粘连，冠突与上颌结节粘连，下颌切迹变窄或完全消失。下颌升支变短，可出现角前切迹。

六、涎腺常见疾病

1. 涎石病 涎石最常见于下颌下腺及其导管，可分为单个和多个涎石，在下颌横断咬合片上，显示大小不等的圆形或卵圆形的密度增高影像，钙化不好的结石，在X线片上可不显影。

2. 涎腺炎 通过涎腺造影X线摄片进行诊断。若为导管炎症，X线片显示导管边缘不整齐，扩张与狭窄相间，呈腊肠状影像。若为腺体的炎症，则显示为腺体末梢导管扩张，呈现类似支气管扩张的囊状或泡状影像。

3. 涎腺肿瘤

（1）良性肿瘤：涎腺造影X线片显示主导管移位、拉长或被推成屈曲状；分支导管移位而包绕肿瘤，但边缘整齐，无中断现象，呈抱球状或被肿瘤压迫至一侧呈线束状；腺泡充盈缺损处，系肿瘤所在之位置，即占位性病变。

（2）恶性肿瘤：通过涎腺造影，X线片显示。导管系统有缺损中断，腺体被破坏时，碘油外溢，出现不规则的阻射区（碘油池）。

X线影像技术是医学影像学的重要组成部分，已广泛应用于临床，主要用于辅助检查以帮助诊断，也已用作治疗。在基层的口腔科，牙片多由医生自己拍摄，所以要学会牙片的拍摄和X线的防护常识。口外片的拍摄方式也应有所了解以利于读片。

目标检测

一、A1型题

1. 在X线片上影像为白色的区域为
   A. 密度增高区　B. 密度减低区
   C. 软骨或窦腔积液区　D. 肌肉区
2. 牙科X线片中，最阻射X线的组织是
   A. 牙髓　B. 牙骨质
   C. 牙本质　D. 牙釉质
   E. 牙槽骨
3. 投照根尖片时，患者位置哪项是错误的
   A. 患者口角与术者腋部相平行
   B. 患者以直立姿势坐在牙椅上，矢状面与地面垂直
   C. 投照上颌后牙时，外耳道上缘至鼻翼之连线与地面平行
   D. 投照上颌前牙时，前牙的唇侧面与地面垂直
   E. 投照下颌前牙时，头稍低，前牙的唇侧面与地面成60°锐角

二、名词解释

1. 垂直角　2. 水平角　3. 曲面断层摄影

三、填空题

1. 口内片的类型有________、________、________。
2. 在线片上，密度大的组织显示________色，密度小的组织显示________色，密度中等的组织显示________色。

四、问答题

1. 简述牙片拍摄时垂直角的确定方法。
2. 叙述口腔全景X线片的显示范围及临床应用。
3. 简述根尖囊肿的X线表现。
4. CBCT的特点是什么？

目标检测选择题答案

第 2 章

1. A　2. A　3. C　4. C　5. C　6. A　7. D　8. B　9. D

第 3 章

1. C　2. A　3. B　4. A　5. C　6. A

第 4 章

1. E　2. C　3. D　4. A　5. B

第 5 章

1. A　2. B　3. C　4. A

第 6 章

1. A　2. E　3. D　4. D　5. C　6. D　7. D　8. D　9. E

第 7 章

1. D　2. D　3. C　4. D　5. A　6. A　7. D　8. A　9. A　10. C　11. A　12. D　13. C　14. C　15. B

第 8 章

1. E　2. E　3. C　4. E　5. E　6. D　7. C　8. D　9. B　10. B　11. D　12. A　13. C　14. B　15. E　16. D

第 9 章

1. D　2. D　3. B　4. C　5. E　6. B

第 10 章

1. B　2. D　3. E　4. A　5. D　6. A　7. B

第 11 章

1. E　2. D　3. C　4. D　5. A　6. A　7. D

第 12 章

1. C　2. B　3. C　4. B　5. A　6. C　7. A　8. D

第 13 章

1. E　2. A

第 14 章

1. B　2. B　3. A　4. D　5. C　6. B　7. A　8. E　9. D　10. C　11. C　12. B　13. D　14. A　15. B　16. A
17. C　18. D　19. B　20. D

第 15 章

1. A　2. D　3. E

附录 《口腔颌面外科学》教学基本要求

一、课 程 简 介

口腔颌面外科学是研究口腔器官（牙、牙槽骨、唇、颊、舌、腭、口咽等）、面部软组织、颌面诸骨（上颌骨、下颌骨、颧骨等）、颞下颌关节、唾液腺等某些疾病，如炎症、囊肿、肿瘤、发育畸形等疾病的防治为主要内容的学科。口腔颌面外科学是在长期的临床实践中逐步形成和发展的一个医学分科，它既是口腔医学的重要组成部分，是口腔医学专业的一门重要的专业临床课，也是临床医学的一个重要分支。

本课程的内容包括口腔颌面外科基本知识与基本操作、局部麻醉、牙及牙槽外科、种植外科、口腔颌面部感染、损伤、肿瘤、涎腺疾病、颞下颌关节疾病、口腔颌面部神经疾病、口腔颌面部畸形、颌骨发育畸形、颜面部后天畸形和口腔 X 线投照技术及诊断。其中心任务是使学生运用所学的知识和技能，对口腔颌面部常见疾病进行诊断和防治。

教学活动以讲授、自学、实验实习、电教等形式进行，并安排教学见习和毕业实习，在实践中加强专业操作技能的训练和工作能力的培养。通过病历讨论、技能考试、实习记录和测验等进行评价。

本课程在第三、四学期开设，总时数为 144 学时，其中理论 96 学时，实验实训 48 学时。

二、课 程 目 标

通过口腔颌面外科学的学习，要求学生能够：

1. 描述口腔外科常见疾病的临床症状，运用口腔外科检查方法识别异常体征，说出鉴别诊断要点，并作出诊断。

2. 综合口腔外科常见疾病的病因、发病机制、转归规律；制定防治计划和完成口腔外科防治措施，并能指导病人进行口腔保健。

3. 能说出口腔外科常用手术的适应证、禁忌证，进行手术前准备和手术后处理。

4. 按照操作规程，正确进行口腔外科手术的常用局部麻醉、一般牙拔除术、牙槽外科小手术、口腔颌面部表浅脓肿切开引流术、绷带包扎术、清创术、颌骨骨折简单的复位固定术、活检术、颞颌关节脱位手术复位术、牙片投照等技术操作，并说出技术操作步骤和要领。

5. 能对口腔外科病人的急重情况作出初步应急处理。

6. 牢固地树立良好的职业道德，在工作中尊重、关心、体贴病人和具有认真、严谨、热情、细致的工作作风。

三、单元目标

单元	学习要点	学习内容	学时		教学活动	评价
			理论	实践		
一、绪论	1. 口腔颌面外科学的定义、任务、内容及其地位。 2. 口腔颌面外科学的历史和发展动态。 3. 口腔颌面外科学与其他学科的关系和学习方法。	1. 口腔颌面外科学的任务与内容。 2. 口腔颌面外科学的简史和发展动态。 3. 口腔颌面外科学在口腔医学中的地位和与其他学科的关系。 4. 学习口腔颌面外科学的方法与要求。	2		讲授自学	提问
二、口腔颌面外科基本知识与基本操作	1. 口腔颌面外科的检查方法。 2. 口腔颌面外科病历的书写格式和要求。 3. 口腔颌面外科消毒灭菌的方法进行消毒灭菌。 4. 口腔颌面外科手术的基本操作技术。 5. 口腔颌面部创口处理方法。	1. 口腔颌面外科检查:口腔检查;颌面部检查;特殊检查。 2. 口腔颌面外科病历的书写格式和要求。 3. 口腔颌面外科手术的特点。 4. 口腔颌面外科手术的消毒与灭菌。 5. 口腔颌面外科手术的基本操作。 实训:见《口腔医学实验实训教程》	6	6	讲授实习	提问病历书写操作考核
三、口腔颌面外科局部麻醉	1. 常见局麻醉药物的药理特点。 2. 常见局麻醉药物的常用浓度和剂量。 3. 口腔颌面部常用局部麻醉的操作和效果评判。 4. 局部麻醉常见并发症的发生原因、防治手段及处理措施。	1. 常用局部麻醉药物和血管收缩药物的使用浓度、剂量与禁忌证。 2. 常用局部麻醉方法:表面麻醉;浸润麻醉;阻滞麻醉;穴位麻醉。 3. 局部麻醉常见并发症的发生原因、临床表现和防治方法。 实训:见《口腔医学实验实训教程》	8	6	讲授自学讨论电教实习	提问测验实习记录操作考核
四、牙与牙槽外科	1. 牙拔除术的适应证、禁忌证、手术前准备和手术后处理。 2. 牙、牙根、阻生牙拔除术。 3. 牙拔除术常见并发症的发生原因、临床表现和防治方法。 4. 牙槽外科小手术(牙槽突修整术、系带矫正术等)的适应证和手术方法。	1. 牙拔除术的基础知识:适应证;禁忌证;术前准备;手术器械;拔牙创处理;创口的愈合。 2. 牙拔除术的基本步骤和方法;各类牙拔除术的特点。 3. 阻生牙的定义、分类、手术指征、阻力分析及手术方法。 4. 牙拔除术常见并发症的发生原因、临床表现和防治方法。 5. 牙槽外科小手术:牙槽突修整术;系带矫正术;前庭沟加深术;牙槽嵴增高术;口腔上颌窦修补术。 实训:见《口腔医学实验实训教程》	16	8	讲授电教实习	提问测验实习记录操作考核

续表

单元	学习要点	学习内容	学时		教学活动	评价
			理论	实践		
五、种植外科	1. 种植手术的适应证和禁忌证。 2. 种植的生物学基础和应用解剖。 3. 种植手术的基本步骤和成功标准。 4. 种植区骨量不足的处理和骨增量技术。 5. 受植区软组织的丰满度和美学的关系。	1. 种植学的发展史。 2. 种植体的分类及种植体材料。 3. 种植的生物学基础和应用解剖。 4. 种植手术适应证和禁忌证。 5. 种植手术的方法步骤。 6. 种植区骨增量技术。 7. 受植区软组织美学的关系分析。 临床见习。	4	2	讲授电教实习	提问测验实习记录病例讨论
六、口腔颌面部感染	1. 口腔颌面部结构特征及口腔颌面部感染的特点。 2. 口腔脓肿的切开引流术的指针及操作。 3. 指导病人进行口腔保健,防止牙源性和腺源性感染的发生。	1. 口腔颌面部感染的临床特点:感染与解剖生理特点的关系;致病微生物;感染来源与扩散途径;临床表现;诊断;鉴别诊断及防治方法。 2. 常见的口腔颌面部感染:下颌第三磨牙冠周炎;口腔颌面部间隙感染;颌骨骨髓炎;颜面部疖痈;面颈部淋巴结炎。 实训:临床病例示教及病例讨论。	8	2	讲授电教实习	提问测验实习记录病例讨论
七、口腔颌面部损伤	1. 口腔颌面部损伤的特点。 2. 窒息的原因、诊断及急救措施。 3. 口腔颌面部损伤清创缝合术的操作步骤。 4. 特殊部位(颊、舌、腭等)的处理原则。 5. 牙损伤的分类、诊断要点及治疗原则。 6. 牙槽突损伤的诊断要点及治疗原则。 7. 上、下颌骨骨折的分类、诊断要点及治疗原则。	1. 口腔颌面部损伤的临床特点:损伤与解剖生理特点的关系。 2. 口腔颌面部损伤并发症的急救处理:窒息;出血;休克;颅脑损伤。 3. 口腔颌面部软组织损伤:分类;临床表现;清创术的特点、原则与基本方法;不同部位软组织损伤的处理原则。 4. 牙损伤、牙槽骨骨折、颌面骨骨折:类型;临床表现;诊断;治疗原则;与复位固定方法。 实训:临床病例示教及病例讨论。	10	6	讲授电教实习	提问测验病例讨论操作考核
八、口腔颌面部肿瘤	1. 肿瘤的概念。 2. 口腔颌面部良、恶性肿瘤的诊断和治疗原则。 3. 口腔颌面部囊肿、良性肿瘤和瘤样病变的临床表现、诊断、鉴别诊断及治疗原则。 4. 口腔颌面部恶性肿瘤的临床表现、诊断和治疗原则。	1. 口腔颌面部肿瘤概论、发病率、分类、命名、发病因素、临床表现、诊断、预防、治疗原则。 2. 口腔颌面部囊肿:软组织潴留性囊肿与发育性囊肿,颌骨牙源性囊肿与非牙源性囊肿。 3. 口腔颌面部良性肿瘤、瘤样病变与癌前病变,乳头状瘤、纤维瘤、牙龈瘤、淋巴管瘤、牙瘤、成釉细胞瘤、多形性腺瘤。 4. 口腔癌。 5. 活组织采取术。 6. 口腔颌面部肿瘤的预防原则与措施。 实训:临床病例示教及病例讨论。	12	4	讲授电教实习	提问

续表

单元	学习要点	学习内容	学时		教学活动	评价
			理论	实践		
九、唾液腺疾病	1. 涎石病临床表现、检查方法、涎石病的好发部位及原因。 2. 慢性化脓性腮腺炎的临床表现及治疗原则。 3. 急性化脓性腮腺炎与流行性腮腺炎的鉴别要点。 4. 常见唾液腺囊肿及唾液腺肿瘤的诊断及治疗要点。	1. 涎腺炎:腮腺炎;颌下腺炎。 2. 涎石病。 3. 涎瘘。 4. 唾液腺肿瘤及瘤样病变 5. 舍格伦综合征 实训:临床病例示教及病例讨论。	4	2	讲授电教实习	提问
十、颞下颌关节疾病	1. 颞下颌关节紊乱病的病因、临床表现及防治方法。 2. 颞下颌关节脱位的复位方法。 3. 颞下颌关节强直的原因,描述其临床表现及治疗原则。	1. 颞颌关节脱位。 2. 颞颌关节紊乱征。 3. 颞颌关节强直。 4. 颌间疤痕挛缩。 实训:临床病例示教及病例讨论。	4	2	讲授电教实习	提问
十一、口腔颌面部神经疾病	1. 三叉神经痛病因、临床表现及治疗方法。 2. 面神经麻痹的临床表现和治疗方法。	1. 三叉神经痛。 2. 周围性面神经麻痹。 实训:见《口腔医学实验实训教程》	4	2	讲授电教实习	提问
十二、唇裂与腭裂	1. 唇裂与腭裂的形成。 2. 唇裂及腭裂的分类,术前准备和术后护理。 3. 唇裂与腭裂的手术步骤及方法。	1. 唇与腭的发育和发育畸形。 2. 唇腭裂的发病因素、分类、畸形特点、术前准备、术后护理。 3. 唇、腭裂修复术。 实训:见《口腔医学实验实训教程》	8	4	讲授电教实习	提问
十三、牙颌面畸形	1. 牙颌面畸形的病因和临床分类。 2. 牙颌面畸形的治疗步骤及术后并发症的防治。	1. 牙颌面畸形的病因;临床分类:颌骨发育过度、颌骨发育不足、牙源性错畸形、复合性牙颌面畸形、不对称性牙颌面畸形、继发性牙颌面畸形。 2. 牙颌面畸形的治疗设计。 3. 临床常用的牙颌面畸形手术治疗方法。 4. 术后并发症的治疗。	4		讲授电教	提问
十四、口腔颌面部后天畸形和缺损	1. 口腔颌面部后天畸形和缺损的常见原因。 2. 整复手术技术特点。 3. 皮肤移植的种类与特点。 4. 皮瓣移植的临床应用。 5. 引导骨再生膜技术的概念。 6. 种植赝复体的概念。	1. 口腔颌面部后天畸形和缺损概论:病因;诊断与治疗;整复手术技术特点。 2. 组织移植:皮肤移植(游离皮片移植、皮瓣移植);骨及软骨移植。	2		讲授电教	提问

续表

单元	学习要点	学习内容	学时		教学活动	评价
			理论	实践		
十五、口腔颌面部X线技术及诊断	1. 牙片的拍摄技术，包括投照角度，曝光时间。 2. 阅读识别牙体、牙周和根尖周的正常影像和病理影像。 3. 全景片和CBCT的拍摄技术和阅片技巧、各种分析软件利用。 4. X线防护，监测和诊所牙片机的保养。	1. X线在口腔医学的应用范围。 2. 口腔X线投照技术：口内片（根尖片、咬合片）；口外片（下颌骨侧位片、下颌骨后前位片、鼻颏位片、颞颌关节侧位片、曲面体层片、涎腺造影片）。 3. 口腔X线片的正常X线影像。 4. 口腔颌面常见疾病的X线典型影像。 实训：见《口腔医学实验实训教程》	4	6	讲授实习	提问操作考核

四、学时分配

单元	学时		
	理论学时	实践学时	学时合计
1. 绪论	2		2
2. 口腔颌面外科基本知识与基本操作	6	6	12
3. 口腔颌面外科局部麻醉	8	6	14
4. 牙与牙槽外科	16	8	24
5. 种植外科	4	2	6
6. 口腔颌面部感染	8	2	10
7. 口腔颌面部损伤	10	6	16
8. 口腔颌面部肿瘤	12	2	14
9. 唾液腺疾病	4	2	6
10. 颞下颌关节疾病	4	2	6
11. 口腔颌面部神经疾病	4	2	6
12. 唇裂与腭裂	8	4	12
13. 牙颌面畸形	4		4
14. 口腔颌面部后天畸形和缺损	2		2
15. 口腔颌面部X线技术及诊断	4	6	10
	96	48	144